요가의 뇌과학

요가와 명상의 놀라운 효과를 증명하는 뇌과학 이야기

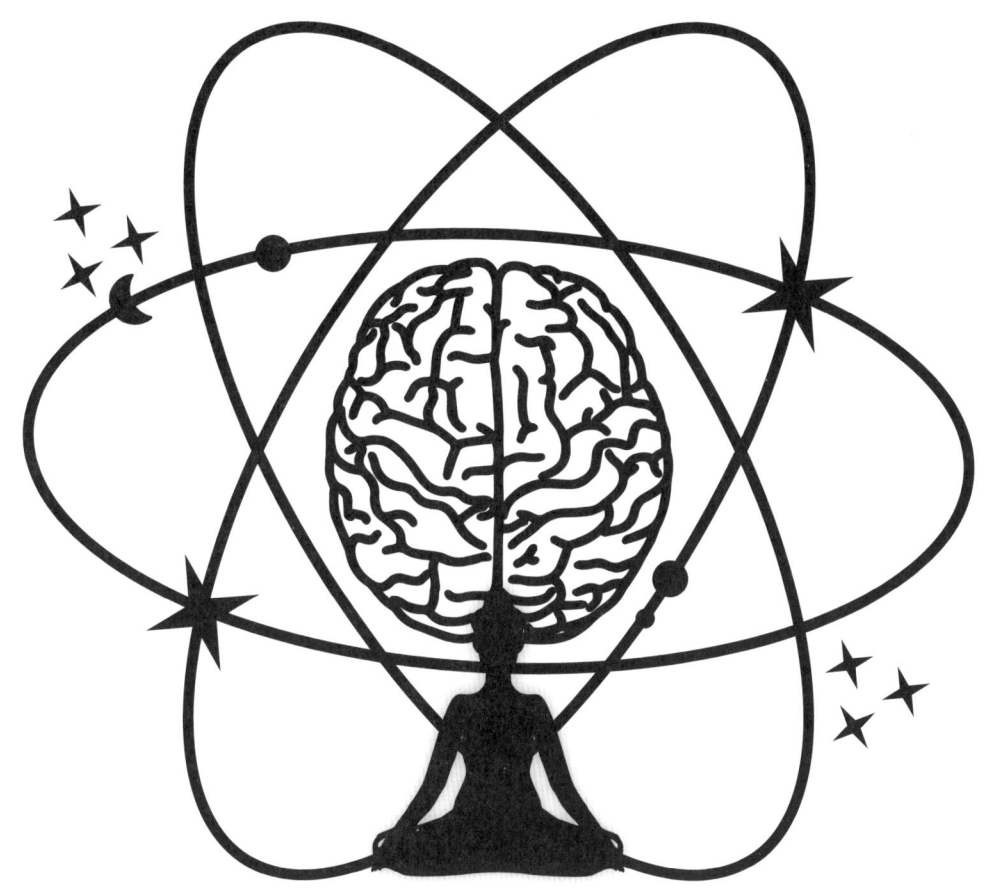

요가의 뇌과학

The Neuroscience of Yoga and Meditation

동글디자인

- 목차 -

추천사	6
감사의 말	8
머리말	9
❋ CHAPTER 1 ❋ 요가 및 명상 연구 개론	11
❋ CHAPTER 2 ❋ 신경계	22
❋ CHAPTER 3 ❋ 뇌의 해부학적 특징	37
❋ CHAPTER 4 ❋ 요가와 명상의 감각적 경험	53
❋ CHAPTER 5 ❋ 움직임의 근원	77
❋ CHAPTER 6 ❋ 호흡의 신경 생리	94
❋ CHAPTER 7 ❋ 명상과 뇌	113
❋ CHAPTER 8 ❋ 스트레스, 외상 그리고 회복 탄력성	137
❋ CHAPTER 9 ❋ 신경 장애, 만성 통증 그리고 중독과 관련해서 요가와 명상이 뇌에 미치는 영향	163
❋ CHAPTER 10 ❋ 건강한 노화, 요가 그리고 뇌	195
용어 사전	224

추천사

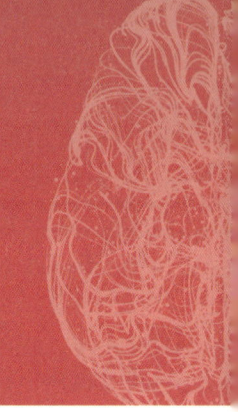

매년 열리는 요가 치료 연구 학술 대회에서 브리타니를 만나게 되어 기뻤다. 요가 수행의 효과가 매우 뛰어난 이유를 과학적 관점에서 더 분명하게 이해하기 위해 늘 그랬듯이 학술 대회에 참석했던 참이었다. 점심을 함께 먹는 친구로부터 브리타니가 신경 과학자라는 사실을 전해 듣고 얼마나 기뻤는지 모른다. 요가 치료 학원의 이사이자 지도 교사로서, 움직임, 호흡, 챈팅, 명상에 뇌가 왜 그렇게 반응하는지 나의 학생들(과 나 자신)에게 가르쳐 줄 객원 강사를 찾고 있었기 때문이다.

많은 사람이 그렇듯 나도 고통스러운 일을 겪으며 요가 치료를 시작하게 되었다. 자가 면역 질환이 내 삶에 뿌리를 내렸을 때 육체적, 정신적, 영적으로 내 건강을 회복시켜 준 것은 다름 아닌 요가 수행이었다. 난 요가 치료사가 되었지만, 어떤 점은 여전히 이해하기가 너무 어려웠다. 한마디로, 왜 그런지 알 수 없었다. 왜 쿠션 위에 앉아야 하며, 왜 챈팅이 불안증에 도움이 되는지, 매일 20분씩 호흡에 집중하면 왜 만성 통증이 줄어드는지, 학원에서 운동과 호흡을 하면 왜 수강생의 집중력이 좋아지는지 설명할 방법이 없었다. 어떤 고객들은 무언가에 시간을 투자하기 전에 왜 그것이 유효한지 조금이라도 알길 원했다.

뇌는 사람들에게 미스터리한 영역이다. 우리는 뇌를 가지고 있고 얼마나 중요한지도 알지만, 어떻게 작동하는지는 전혀 모른다. 요가 치료 수행자들은 기본적인 뇌의 작용과 더불어 몸의 유익을 위해 효과적으로 뇌 기능에 영향을 줄 방법을 교육받을 필요가 있다.

해가 지남에 따라, 요가 수행의 효과, 특히 정신 건강과 관련해서 더 많이 받게 되는 '왜'라는 질문에 재치 있게 대답하는 나 자신을 발견했다. 수행 효과를 단순하게 받아들이는 수동적인 모습에서 벗어나 요가 치료의 과학과 연구, 더 정확히 말해 신경 과학과 요가에 깊은 관심이 생겼다. 뇌세포는 재생될 수 있는가? 요가와 명상은 어떤 식으로 뇌를 변화시킬 수 있는가? 어떻게 몸과 마음을 더 회복 중인 상태로 만들 수 있는가?

지난 10년간 요가에 대한 연구는 폭발적으로 증가했다. 그러나 신경계와 일부 뇌 영역에 미치는 영향에 관해 효율적이고 통찰력 있는 관점으로, 이 진화하는 방대한 주제를 농축시킨 안내서는 그동안 보지 못했다.

이 책이 바로 그 책이다. 뇌란 무엇인가? 뇌는 몸, 호흡, 감각과 어떻게 상호 작용 하는가? 우리는 무엇을 알고 무엇을 알지 못하는가? 치료 계획을 비교하기 위한 것이든 단순히 요가 및 명상 수행을 깊이 이해하려는 것이든 요가 수행자이자 교사 그리고 치료사로서 우리는 요가가 어떻게 뇌에 영향을 미치는지 알기를 원한다.

이러한 탐구심을 가진 사람이라면 이 책은 서재에 추가할 만한 가치 있는 선물이 될 것이다. 브리타니는 이 복잡한 주제를 이해하기 쉬운 방식으로 다룰 기회를 우리에게 제공한다.

이 책이 성공을 거두기를, 요가에 관심 있는 온 세상 사람들의 손과 서가에 이 책이 자리 잡기를 바란다.

공인 요가 치료사, 심호흡 요가 테라피(Breathing Deeply Yoga Therapy) 이사

브란트 파살라쿠아(Brandt Passalacqua)

감사의 말

쌍둥이를 임신한 가운데 이 책을 쓰기로 계약한 것은 지금껏 했던 일 중에 가장 무모한 일이었다. 엄마로서 처음 맞이한 1년 동안, 밤새 잠을 자지 않는 두 아기를 데리고 본업과 균형을 맞춰가면서 이 책의 대부분을 써야 했다. 훌륭한 나의 남편 더스틴이 없었다면 절대 불가능한 일이었다. 남편은 이 책의 모든 장을 여러 차례 수정했고, 쌍둥이를 돌보았고, 내가 조금이라도 더 글을 쓸 수 있도록 잠잘 때 나를 깨우지 않았다. 나의 영웅인 남편에게 임신 중에는 또 다른 책을 계약하지 않기로 약속했다.

항상 내 꿈을 지지해 주는 엄마 비키와 아빠 데이비드께도 감사를 드린다. 두 분은 이 책을 이 잡듯 뒤져서 문법 오류나 모순이 없는지 몇 번이고 확인해 주셨다.

각 장들을 훑어보고 조언해 준 나의 멋진 요가 친구 필과 애슐리에게 감사 인사를 전한다. 친구들의 사려 깊은 말들이 이 책을 한층 나아지게 했다. 마지막으로, 케이틀린, 세라, 리아, 셰릴, 앨리, 그 외에 내가 여기까지 오도록 도와준 모든 사람에게 감사를 전한다. 이 꿈이 현실이 될 수 있었던 것은 그들의 사랑과 지원이 있었기에 가능했다.

머리말

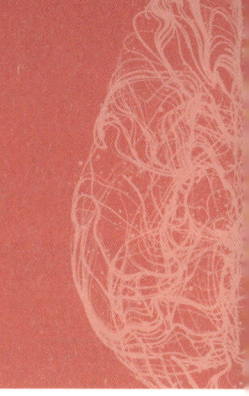

처음 요가에 입문한 것은 대학생 때 즉흥적으로 파워 요가 강좌에 등록하면서였다. 운동도 잘하고 튼튼하다고 자부했지만, 나는 가장 단순한 자세조차 유지하지 못할 만큼 체력이 약하다는 사실을 알게 되었다. 하지만 졸업하고 나서야 나의 수행은 깊어지기 시작했다.

버몬트 대학교(University of Vermont)의 로버트 라너 의대(The Robert Larner College of Medicine) 신경 과학 대학원생으로서, 나는 아침마다 해부 실험실에서 메스를 사용하여 사람의 주검을 세심하게 절개하는 방법을 익히며 시간을 보냈다. 오후와 저녁에는 도서관에 앉아 인간으로서 가능한 한 많은 정보를 뇌에 집어넣으려 애쓰며 시간을 보냈다. 나의 세상은 이 활동들로 한정되었다. 일과 삶의 균형 따위는 없었다.

대학원생 2년 차에 접어들면서 이런 생활 방식이 결국 나의 발목을 잡았다. 학습과 강의 그리고 연구 진행은 스트레스와 불안 수치를 높였다. 기분 전환을 위해 요가를 다시 시작했고 머지않아 요가는 내가 열정을 쏟는 일 중 하나가 되었다. 그 후 버몬트주 벌링턴에 있는 상가 스튜디오(Sangha Studio)라는 현지 요가 강습소에서 200시간의 요가 지도자 훈련에 등록하기로 결심했다. 이곳에서 나의 명상 수행 여정이 시작되었다.

훈련에 참여하기 전에는 요가를 운동과 같은 의미로 여겼지만, 곧 나는 해부학, 역사, 영성, 호흡 등 요가에서 수행처럼 중요한(그 이상은 아니더라도) 다른 측면들에 대해서도 빠르게 배워 나갔다. 또한 정기적인 명상 수행을 시작했고, 샴발라 불교 수행 센터인 카르메 쵤링(Karmê Chöling)에서 진행하는 명상 수행에도 참여했다. 매일 명상을 하는 것은 지금껏 했던 일 중에서 가장 힘들었다. 몇 시간 동안 조용히 무릎 꿇고 앉아서 생각을 받아들이고 조심스럽게 그 생각이 흘러가도록 두었다. 감정적으로나 정신적으로나 버거웠지만, 한편으로는 후련했다. 오랜만에 명료한 기분을 느꼈다.

대학원에서 인격의 신경적 기반에 대해 배우기는 했지만, 내 진정한 꿈은 요가와 명상 이면의 과학을 이해하는 것이었다. 호흡처럼 단순해 보이는 무언가가 어떻게 뇌를 바꿀 수 있을까 하는 궁금증에 마음을 빼앗겼다. 요가와 명상의 과학에 대한 깊은 관심 덕분에, 읽기 쉬운 학술 논문 리뷰로 가득한 온라인 연구 도서관인 '요가 리서치 앤드 비욘드(Yoga Research & Beyond)'의 고정 기고자가 되었다.

또한 요가와 명상에 관한 최신 연구 결과를 분석하는 뉴로플로(NeuroFlow)라는 이름의 요가 워크숍을 개최했다. 나의 첫 워크숍이 열린 곳은 지도자 훈련을 이수했던 장소인 상가 스튜디오였다. 워크숍이 되도록 상호적으로 이뤄지기를 바라는 마음에 실제 뇌를 가져갈 필요가 있다고 판단했다. 버몬트에서는 목양업자가 밤마다 양을 한 마리씩 잡기 때문에 뇌를 구하는 건 하나도 어렵지 않았다. 다만 연약한 조직에 조금도 손상을 입히지 않으면서 조심스럽게 뇌를 추출하기 위해 약간의 기술이 필요했을 뿐이다. 다음 날 열린 워크숍에서 나는 그 작고 완벽한 뇌를 가지고 뇌 구조를 설명할 수 있었다. 양의 뇌는 워크숍에 활기를 불어넣었다.

이 책이 실제 양의 뇌를 다루지는 않지만, 이 책을 통해 요가 및 명상과 관련된 여러 흥미진진한 신경 과학적 주제가 밝혀지기를 기대한다. 이 책은 모든 유용한 연구들이 총망라된 백과사전이라기보다는, 요가와 명상이 어떻게 몸에 영향을 주고 마음을 바꾸며 세포 기능 방식에 변화를 줄 수 있는지에 대해 호기심을 불러일으킬 내용들로 구성되었다.

내가 의도한 바는 이 책을 통해 요가와 명상이 정신적, 육체적으로 건강상의 수많은 유익을 가져다주는 이유를 함께 나누고, 뇌를 쉽게 이해하도록 도움을 주는 것이다. 이 분야의 연구는 비교적 새롭다. 분야 전반에 걸쳐 연구가 급속히 늘어나고 엄격해지는 과정을 목격할 수 있는 흥미로운 시기이기도 하다. 앞으로도 요가와 명상이 뇌에 유익을 주는 방식을 뒷받침하는 근거가 계속해서 늘어날 거라고 믿는다.

이 프로젝트를 당신과 함께 나눌 수 있어서 기쁘다. 재밌게 읽어 주기를 바라며.

브리타니 페어

CHAPTER 1
요가 및 명상 연구 개론

요가 및 명상 수행은 점점 과학 연구계의 주목을 받게 되었다. 관련 연구들은 건강상의 유익을 입증하는 것을 목표로 한다. 요가와 명상은 효과적으로 스트레스를 줄여 주는가? 특정 상태나 질병을 개선할 대안적 접근법을 제시하는가? 수면과 기분 장애에 도움이 되는가? 요가 및 명상 연구 이면의 과학을 자세히 살펴보고 이해하기란 어려울 수 있다. 많은 연구는 그 질이 떨어져서 문제가 되기도 했다. 작은 표본 크기에 기반을 두거나 생물학적 자료 대신 자가 보고된 설문지에 의지한 것이다. 이번 장에서는 주요 연구를 평가하는 데 중요한 고려 사항들을 검토하고, 결과를 가늠할 때 무엇을 살펴야 할지 논할 것이다.

개론

수 세기 동안, 수행자들은 요가와 명상을 행하면 차분하고 상쾌하고 중심이 잡힌 느낌이 든다고 전해 왔다(그림 1.1). 고고학자들과 역사가들은 최초의 명상 수행 연도를 대략 기원전 1,500년경으로 추정한다. 하지만 명상 수행의 정확한 기원을 아는 사람은 아무도 없다. 최근에 와서야 과학자들은 이러한 명상 수행이 뇌에 어떠한 영향을 미치는지 이해하기 시작했다.

인간의 뇌는 유연하다. 새로운 연구에 따르면 규칙적인 요가 및 명상 수행은 다양한 방법으로 뇌에 변화를 줄 수 있다고 한다. 예를 들어 감정 이입과 관련된 뇌 영역은 자애 명상(loving-kindness meditation) 수행을 통해 활성

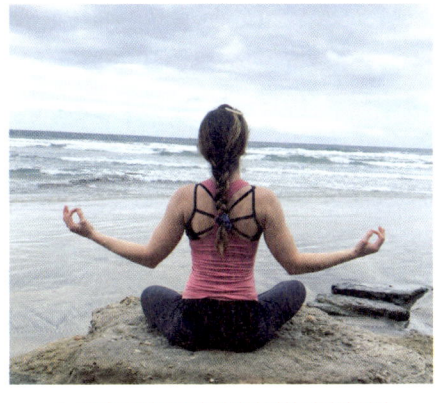

▲ 그림 1.1 이완을 촉진하기 위한 바닷가 명상

화되고 강화될 수 있다(Lutz et al., 2008). 이러한 활동은 신경 경로를 변화시켜 더 친절하고 인정이 넘치게 할 뿐 아니라 수명을 연장하고 건강한 삶을 살게 한다.

신경 영상(brain imaging)이 없어도 요가와 명상이 건강에 긍정적인 영향을 미친다는 사실은 알 수 있다. 이러한 수행이 심신 건강에 유익하다는 사실이 널리 퍼지자 서구권에서도 수행자가 급증하고 있다. 모든 국가를 대표하는 것은 아니지만, 실제로 최근 미국에서 요가를 하는 사람은 3,200만 명이 넘는다(Schmalzl, Powers and Henje Blom, 2015). 미국의 가장 크고 광범위한 보건 조사인 2017년도 국민 건강 설문 조사(National Health Interview Survey)에 따르면, 여성이 요가를 할 확률은 남성의 두 배가 넘고, 18~44세 비라틴계 백인 사이에서 가장 인기가 있다고 한다(Clarke et al., 2018; CDC, 2018; NCCIH, 2020).

명상 수행에 대한 급격한 관심은 이 수행이 몸과 마음에 어떤 영향을 주는지 알아보려는 연구계의 호기심으로 이어졌다. 요가 및 명상 분야의 연구는 최근 10년간 폭발적으로 증가했다. 1950년에는 간행물도 거의 없었지만 현재는 기하급수적으로 늘어서, 수행과 관련된 수천 개의 원고가 쏟아질 정도다. 과학적 연구의 어려움도 개선되고 있는 만큼 이 분야는 더욱 합리성을 갖추게 될 전망이다. 현재 주요 대학과 병원의 연구진은 요가와 명상이 뇌에 주는 변화를 포함해서 건강에 어떤 영향을 미치는지 조사하고 있다.

요가의 정의

요가는 인도의 정신 수련에서 비롯되었다. 최초 요가 문헌 중 하나는 《파탄잘리 요가 수트라(Yoga Sutras of Patanjali)》로, 연대는 기원후 초반 수 세기경으로 추정된다(Schmalzl, Powers and Henje Blom, 2015). '요가'라는 단어는 '결합하다' 또는 '정신적 결합법'을 의미하는 산스크리트어 '유그(yug)' 또는 '유즈(yuj)'에서 파생되었다(Van Aalst et al., 2020). 전통적 수행의 목적은 몸과 마음 사이뿐 아니라 개인과 더 큰 선(善) 사이의 균형 상태를 추구하는 것이었다.

오늘날 요가는 주로 명상 운동 수련으로 여겨진다. 서구 사회에서 수행자와 관심의 증가는 빈야사(vinyasa), 하타(hatha), 아헹가(iyengar), 회복(restorative) 요가 등 수많은 요가 방식의 과잉으로 이어졌다. 파워 요가(power yoga)와 같은 일부 방식에서는 신체 자세를 강조하는 반면, 또 다른 요가 방식에서는 명상과 호흡 기법에 더 집중한다. 서양권에서 요가는 일반적으로 신체 수행으로 여겨지는 데 반해, 동양권에서는 호흡과 명상 수행을 강조하는 경향이 있다(Schmalzl,

Powers and Henje Blom, 2015).

    요가라 불릴 수 있는 수행들이 너무 많다 보니 조사 연구에서 무엇을 검사하고 있는지 판단하기 어려울 수 있다. 이러한 연구에서 사용된 요가나 명상의 형태는 대개 불확실하거나 명쾌하게 밝혀지지 않아 다른 요가 방식에 관한 판단을 어렵게 만든다. 대신 모두를 아우르는 용어인 '요가' 또는 '명상'에 기초해서 통상적으로 판단이 이루어지며, 이러한 일반적 수행이 어떻게 스트레스를 줄이고 건강을 개선하며 자기 조절을 잘하게 하는지 연구가 이루어진다.

    최근에 과학자들은 조사 연구에 사용하기 위해 요가를 더 분명하게 정의할 필요성을 느꼈고, 미국 국립 보건원(National Institutes of Health)은 추후 진행될 연구에서 사용될 설문지를 만드는 데 자금을 댔다. 캘리포니아 대학교 샌디에이고 캠퍼스(University of California San Diego, UCSD)의 과학자들이 개발한 '요가의 본질적 속성에 관한 설문지(The Essential Properties of Yoga Questionnaire)'에는 자비, 호흡 요법, 신체 지각, 요가 철학 등의 요소를 포함해, 요가 수업의 14가지 특성에 관한 62개의 질문이 담겨 있다(Park et al., 2018). 과학자들은 이제 이 설문지를 이용해 연구에 사용 중인 요가 치료의 형태를 더 잘 명시할 수 있게 되었다(그림 1.2).

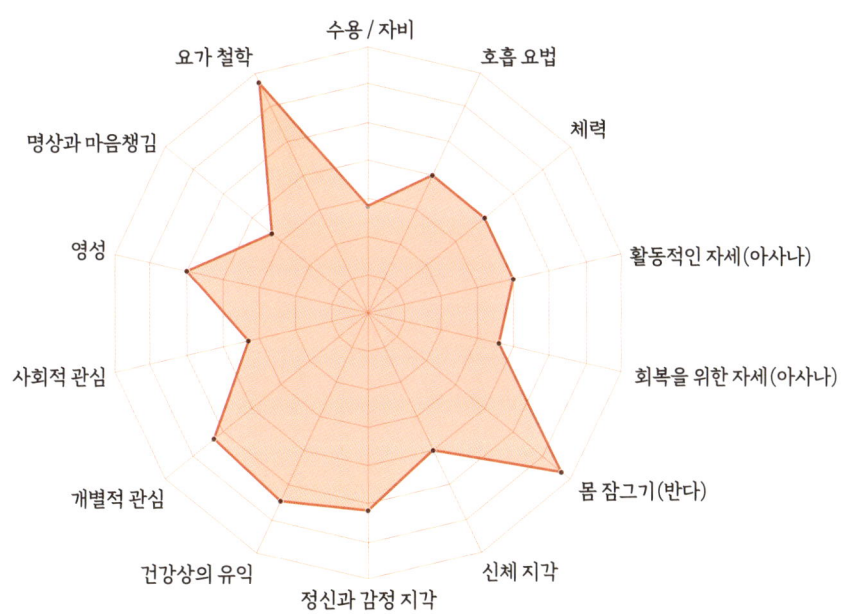

▲ **그림 1.2** 요가의 본질적 속성(14가지 특성)에 관한 설문
Image courtesy of Erik Groessl from the University of California,
San Diego. From: https://epyqview.ucsd.edu

요가 및 명상 연구의 난제

많은 요가 및 명상 연구는 작은 표본(일반적으로 20명이 안 되는) 크기와 동질의 참가자 집단(보통 백인 중년 여성)으로 인해 어려움을 겪다 보니 그 결과가 모든 사람에게 적용된다고 말하기 어렵다. 또한 많은 연구가 자가 보고된 설문지와 편향되기 쉬운 방법으로 이루어진다. 이러한 한계에도 불구하고 요가 및 명상 연구는 신경 영상 기술과 분자 장치의 발전과 더불어 수많은 가능성에 열려 있다. 해당 분야가 발전함에 따라 연구의 어려움도 개선될 것이다.

과학적 증거란 무엇인가?

과학적 증거(scientific evidence)는 가설이나 이론을 통계적으로 뒷받침하거나 반박하는 연구가 올바른 통제하에 이루어졌을 때 도출된다.

변인이란 무엇인가?

변인(variable)이란 과학자가 어떤 면에서 변화를 주거나 측정하고 있는 모든 요소이다. 요가 및 명상 연구에서는 다양한 변인이 측정될 수 있는데, 예를 들어 요가 수행의 유형이나 양, 스트레스 호르몬, 정신 건강 상태 등이다.

일반 연구 방법론과 연구 설계

모든 조사 연구가 동일하게 이루어지는 것은 아니다. 연구로 제시될 수 있는 다양하고 많은 형태의 과학적 증거가 존재한다. 예를 들어 한 과학자가 연구 잡지에 견해나 사설을 쓸 수도 있을 것이고 연구진이 무작위 대조 임상 시험을 행할 수도 있을 것이다. 이러한 형태의 접근법 사이에 주요 차이점은 무엇이며, 그것이 왜 중요한가?

견해와 사설(perspective and editorial)은 특정 연구에서 나온 자료 대신 누군가의 주장에 의존한다. 엄밀히 말해 과학적 증거로 여겨지지는 않지만, 앞으로 더 잘 설계된 연구를 장려하는 데 도움을 줄 수 있다.

사례 연구(case study)는 요가 연구에 거의 사용되지 않지만, 의학 연구에서는 흔히 사용된다. 사례 연구란 한 개인, 집단, 상황에 대한 면밀한 분석이다. 이 3가지 특정 대상에 대하여 증거를 제공할 수 있지만, 표본 크기가 작아서(보통 한 사람) 그 결과를 다른 사람, 집단, 상황에 광범위하게 적용할 수 있을지는 추정할 수 없다. 그 결과는 후향적이며 전향적이지 않다.

코호트 연구(cohort study)는 요가 및 명상 연구에서 흔히 이루어진다. 일반적으로 연구자는 시간이 지남에 따라 개입(intervention) 전후로 참가자 그룹을 장기간 추적한다. 예를 들어 과학자는 요가가 호르몬 수치에 미치는 영향을 더 잘 이해하기 위해서 요가 수행 전후로 참가자의 호르몬 수치를 검사할 수 있다. 또한 코호트 연구는 장기간 지속될 수 있다. 심장병 위험 인자를 조사하는 프레이밍햄 연구(The Framingham Study)는 1948년에 시작된 이래로 지금껏 지속되고 있는 가장 길고 거대한 규모의 코호트 연구 중 하나이다.

무작위 대조 임상 시험(randomized control trial)은 연구의 기본이다. 실험 참가자들은 무작위로 실험군(요가 및 명상 수행을 하는 그룹)이나 대조군에 배정된다. 그 후 두 그룹은 비교를 받는다. 무작위 대조 임상 시험은 의학 연구에서 상용되며, 종종 연구자와 참가자 모두 약을 받은 것인지 위약을 받은 것인지 알지 못하는 이중 맹검 연구(double-blind study)로 진행된다. 요가 연구에서는 연구 참가자들 자신이 요가를 수행하는 실험군인지, 요가를 하지 않는 대조군인지 쉽게 추측할 수 있어서 맹검 연구 또는 이중 맹검 연구가 이뤄지기란 거의 불가능하다. 즉, 편향성 여지가 있으므로 결과를 살펴볼 때 고려해야 한다.

리뷰 또는 검토(review)는 다양한 조사 연구에서 나온 증거들을 종합한다. 체계적인 리뷰는 특정 연구를 포함하기 위해 미리 정해진 명확한 적격성 기준을 사용해서 규정된 연구 질문에 답한다. 리뷰 논문에 종종 포함되는 메타 분석은 통계 자료를 사용하여 연구 결과를 요약한다. 리뷰를 진행하는 과학자는 물리적 연구를 수행하지 않으며, 연구 질문에 답하기 위해 오히려 이전 연구를 분석한다. 이 방법은 한 가지 연구보다 훨씬 많은 자료를 검토하기 때문에 큰 그림을 이해하기 위한 강력한 수단이 된다(Ahn and Kang, 2018).

어떤 종류의 글을 먼저 읽어야 할까?

당신이 이 연구 분야에 초보라면 리뷰 논문으로 시작하는 것이 좋다. 마치 기린에게만 초점을 맞춘 다큐멘터리 대신 아프리카 동물들을 다루는 영화 한 편을 고르는 것과 같다. 만약 정말 기린에만 관심이 있다면 모르겠지만, 그렇지 않다면 일부 배경지식부터 얻은 후에 깊게 파고드는 것이 좋다.

Jeremiah Del Mar on Unsplash.

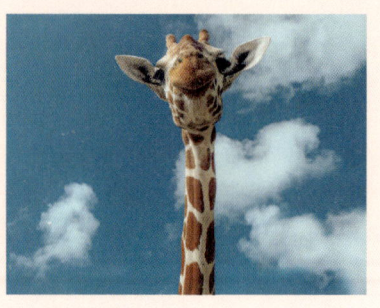

▲ 그림 1.3 필리핀 팔라완주 코론의 기린

양적 연구법 대 질적 연구법

요가와 명상이 몸과 마음에 어떤 영향을 미치는지 조사하는 데에는 양적 연구법과 질적 연구법 모두 사용될 수 있다. 양적 자료는 숫자를 기반으로 한다. 질적 자료는 서술적이고 개념적이다.

양적 자료(quantitative data)는 계산하거나 측량할 수 있는 정보를 말한다. 요가 연구에서 과학자들은 한 사람의 혈압이 요가 수행으로 얼마나 많이 변하는지 측정할 수 있다. 혈압 변화는 쉽게 분석하고 비교할 수 있는 숫자이다. 생물학 분야에서 수집된 자료 대부분은 양적 자료이다.

질적 자료(qualitative data)는 본질적으로 서술적이며 숫자 대신 언어로 표현된다. 일부 과학자들은 '왜'나 '어떻게'와 같이 수량화하기 힘든 것을 조사하기 위해 질적 자료를 사용한다. 예를 들어 연구원은 참가자가 어떻게 요가 수행을 통해 공동체에 더 녹아드는 느낌을 받았는지 물어보기 위해 세심하게 면담할 수 있다.

그렇다면 각 방법이 가진 장단점은 무엇일까? 다른 과학자 그룹은 같은 결과가 나오는지 알아보기 위해 양적 자료를 분석하거나 재현할 수 있다. 만일 많은 연구 결과가 같다면 그 결과는 정확하다는 증거가 된다. 하지만 양적 자료가 항상 전체 내용을 보여 주지는 못하는데, 이는 숫자와 수치가 느낌이나 감정과 같은 것들을 쉽게 담아내지 못하기 때문이다. 더 큰 관련성을 놓치거나 간과할 수 있다는 말이다.

반면 질적 자료는 관련성에 대한 풍부하고 서술적인 통찰을 제공하여 탐구 목적에 들어맞을 수 있다. 다만 질적 관찰은 해석이 필요하므로 편견 없이 분석하기가 어려울 수 있다. 비록 일부 과학자들은 가장 잘 설계된 연구란 앞선 2가지 형태의 자료를 모두 가진 것이라고 생각하지만, 일반적으로 신경 과학 연구에서는 구조적이고 구체적인 질적 자료를 선호한다.

표본 크기의 중요성

표본 크기(sample size)란 실험을 위해 선택한 대상의 수를 의미한다. 본질적으로 결과에 영향을 줄 수 있어서 조사 연구를 설계하는 데 가장 중요한 요소다. 적은 표본은 연구의 합리성에 부정적 영향을 줄 수 있는데, 그 이유는 그 결과를 또 다른 그룹이나 사람들에게 일반화할 수 없기 때문이다. 반대로 극히 많은 표본은 작은 변화를 통계적으로 중대한 차이점으로 변화시킬 수 있어서 연구의 편향성을 증폭시킬 수 있다(Faber and Fonseca, 2014; Kaplan, Chambers and Glasgow, 2014). 따라서 연구의 표본 크기는 다른 어떤 변인만큼이나 중요하게 고려되어야 한다.

타당도란 무엇인가?

외적 타당도(external validity)란 연구에서 얻은 결과를 연구 밖의 더 폭넓은 대상에게 일반화할 수 있는 정도를 말한다. 예를 들어 인(yin) 요가를 일주일에 3번 하면 코르티솔 수치가 줄어든다는 사실을 연구자가 발견했다면, 다른 과학자도 다른 집단의 사람들을 데리고 그 연구를 재현해서 같은 결과를 얻을 수 있어야 한다. 이는 그 연구가 높은 외적 타당도를 가졌음을 의미한다.

내적 타당도(internal validity)란 연구 내 한 집단으로부터 얻은 결과를 연구 내 다른 집단에도 일반화할 수 있는 정도를 말한다. 이는 그 방법이 확실하게 같은 결과를 만들 수 있으며 그 결과가 다른 요소들로는 설명되지 않는다는 것을 입증한다. 잘 설계된 연구는 그 결과가 집단을 초월해서 일관되기 때문에 높은 내적 타당도를 가질 것이다.

요가 및 명상 연구는 표본 크기가 작거나 표본이 같으면 어려움을 겪는 경향이 있다. 일반적으로 표본 참가자는 대략 12~25명가량인데, 이는 사람을 대상으로 하는 연구치고는 적은 것으로 여겨진다. 그렇게 적은 대상으로 의미 있는 결과를 끌어내는 것은 거의 불가능하다. 15명의 중년 여성이 2분 동안 물구나무를 선 뒤 스트레스 수치가 더 낮아지는 것을 과학자들이 발견했다고 가정해 보자. 노인들에게도 같은 결과가 적용될 수 있을까? 결과를 도출하기 위해서는 더 다양한 집단을 동반한 더 큰 실험이 이뤄져야 할 것이다. 민족성, 나이, 전반적 건강 상태가 다양한 100명의 사람이 2분 동안 물구나무를 선 뒤 스트레스 수치가 개선되었다면, 물구나무가 스트레스를 줄이는 데 도움이 된다는 의미로 해석될 수 있다. 만일 더 많은 참가자로 추가적인 연구를 해서 같은 결과가 나온다면 그 결과는 훨씬 더 설득력이 있을 것이다.

인과 관계와 상관관계의 차이점

연구계에서 상용되는 언어인 '인과 관계'와 '상관관계'는 실제로 어떤 의미일까?

인과 관계(causation)는 한 변인이 다른 변인과 직접적으로 연관되거나 그 변인을 야기할 때 발생한다. 과학에서 인과 관계를 증명하기란 극히 어렵다. 요가 연구는 종종 '스트레칭은 유연성을 증대시킨다'라고 주장할 것이다. 스트레칭과 유연성에 대한 기계론적인 이해 없이는 스트레칭이 유연성을 증대시킨다는 것을 실제로 증명하기는 어렵다. 대신 스트레칭과 유연성은 큰 연관성이 있거나 상호 연관되어 있다. 만약 과학자가 스트레칭이 유연성을 증대시킨다고 생각해서, 내면에서 무엇이 변하여 이런 강력한 관계를 야기하는지 정확히 알아보기 위해 사지를 해부한다면 인과 관계가 증명될지도 모른다. 그러나 우리는 스트레칭이 유연성을 증대시킨다는 것을 확실히 증명하기 위해 요가 대상자의 사지를 절개할 생각이 없다. 단지 이들 사이의 인과 관계 가능성이 농후하다는 것을 판단하기 위해 동물의 스트레칭과 유연성에 관한 상식과 기계론적인 이해에 의지해야 할 것이다.

통계적 유의성이란?

통계적 유의성(statistical significance)이란 두 변인이 어떤 점에서 서로 연관되며, 그 결과가 우연히 발생한 것이 아니라는 확신의 정도를 말한다.

상관관계(correlation)는 두 변인이 얼마나 깊게 관련되었는지에 대한 정도를 말하지만, 한 변인이 다른 변인을 야기하지 않을 수도 있다. 거의 모든 요가 및 명상 연구는 상관관계를 보여 주지만, 인과 관계는 아니다. 두 변인은 서로 상관성을 보일 수 있지만 이것이 인과성을 띤다는 의

미는 아니다. 때때로 변인들은 서로 매우 상관될 수 있지만 인과 관계가 전혀 없거나 혹은 공통의 원인이 있을 수도 있다.

두 변인이 서로 큰 상관성을 띠면서도 인과적으로 관련되지 않을 때 이를 허구적 상관관계(spurious correlation)라고 한다. 예를 들어, 전미 영어 철자 맞추기 대회 우승 단어의 글자 수는 매년 독거미에 물려 죽은 사람의 수와 상관관계를 가진다(Vigen, 2022). 분명한 점은, 우승 단어 글자 수가 사람들을 독거미에 물려 죽게 하지 않는다는 것이다. 이 상관관계는 그저 우연의 일치일 뿐이다(그림 1.4).

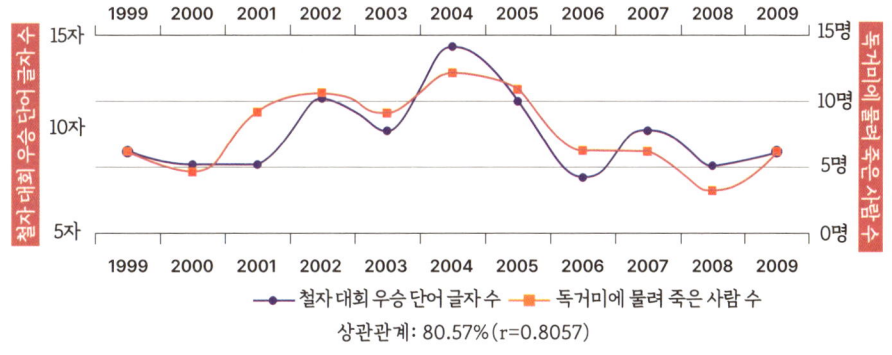

그림 1.4 허구적 상관관계의 예시

Image courtesy of Tyler Vigen, CC BY 4.0. From: http://www.tylervigen.com/spurious-correlations

조사 연구 분석 방법

조사 연구 접근 방식은 다양하다. X(트위터)에서 투표에 참여한 다수의 과학자는 결과 항목부터 추가해 시작하는 것을 선호했는데, 주제에 대해 이미 잘 알고 있고 가능한 한 빨리 주요 결과를 얻고자 하기 때문으로 보인다. 주어진 연구 분야가 낯선 독자들에게는 주제의 배경지식을 알려 주는 소개란을 만들어 시작하고 그 후 나머지 연구로 넘어가는 것이 가장 용이할 수 있다.

- **서론**(introduction): 서론은 연구진이 이전 결과물을 검토하고 그 분야의 부족한 부분을 지적해서 연구를 통해 중요한 빈틈을 어떻게 채울지 언급하는 부분이다. 주제에 대해 잘 알지 못하는 사람은 서론을 읽고 무엇에 관한 연구인지 기초적인 개념을 얻을 수 있다.

- **방법**(method): 이 부분에서 연구진은 연구 질문에 답하기 위해 사용된 실험을 서술하고 결과가 어떻게 분석되었는지를 설명한다. 방법은 연구 참여 인원수, 참가자들의 인구 구조, 대조군 또는 비교 조건에 관한 정보, 감손율(즉, 이탈자) 등에 대한 정보를 포함한다.
- **결과**(result): 이름에서 드러나듯 결과 항목은 게재된 논문의 주요 결과물을 나타낸다. 일반적으로 해석되지 않은 자료와 숫자들이 많이 포함된다.
- **고찰**(discussion): 이 부분에서 연구진은 연구의 영향뿐 아니라 결과의 의미를 탐구한다. 학자들은 종종 그들 연구가 학술 문헌의 더 큰 맥락과 어떻게 어울리는지를 설명하고 향후의 연구 가능성을 시사한다.

고려해야 할 다른 요소

요가 및 명상 수행에서는 조사 연구에서 설명되지 않은 이점이 추가로 보고되고 있다. 예를 들어 명상 수행에서는 보통 개개인이 자신과 마음이 맞는 공동체 사람들을 만나게 된다. 이를 통해 더 많이 운동을 하고 건강한 음식을 먹는 등 생활 방식이 바뀌면서 요가와 명상의 유익이 커지고, 긍정적 순환 고리를 형성할 수 있게 된다.

또한 참가자의 편향성도 있을 수 있다. 요가나 명상 관련 연구에 기꺼이 참여하는 많은 사람은 이미 건강한 생활 방식을 따르고 있을 수 있다. 따라서 그들의 기초 건강 상태는 처음 요가나 명상을 시도하는 참가자와는 다를 수 있다.

이러한 변인들은 측정이 어려우므로 조사 연구에서 종종 간과된다. 과학자들은 요가와 명상이 육체 및 정신 건강에 미치는 즉각적이고 직접적인 영향에 초점을 맞추는 경향이 있다. 따라서 도출된 결론은 명상 수행이 건강에 미치는 전체 영향을 오롯이 담아내지 못한다.

이 책에서 논의된 많은 연구는 잘 설계되었지만, 독자로서 당신이 이 연구의 더 큰 맥락을 이해하려면 이러한 요소들을 반드시 고려해야 한다.

핵심 요점

- 요가는 연구에서 종종 명상 활동 수련으로 정의된다.
- 코호트 연구, 무작위 대조 임상 시험, 리뷰 등을 포함해 연구로 제시할 수 있는 과학적 증거의 유

- 형은 매우 다양하다.
- 양적 자료는 계산하거나 측정할 수 있는 정보를 말한다. 반면 질적 자료는 본질적으로 서술적이며 언어로 표현된다.
- 거의 모든 요가 및 명상 연구는 인과 관계가 아닌 상관관계로 나타난다.
- 요가 및 명상 연구는 해당 분야가 발전함에 따라 틀림없이 더욱 엄격해질 것이다.

참조

Ahn, E.J., & Kang, H., 2018. Introduction to systematic review and meta-analysis. *Korean Journal of Anesthesiology*, 71(2), pp.103-112.

Centers for Disease Control and Prevention (CDC), 2018. Use of yoga and meditation becoming more popular in U.S. Available at: https://www.cdc.gov/nchs/pressroom/nchs_press_releases/2018/201811_Yoga_Meditation.htm

Clarke, T.C., Barnes, P.M., Black, L.I., Stussman, B.J., & Nahin, R.L., 2018. Use of yoga, meditation, and chiropractors among U.S. adults aged 18 and over. NCHS Data Brief, no. 325. Hyattsville, MD: National Center for Health Statistics. Available at: https://www.cdc.gov/nchs/data/databriefs/db325-h.pdf

Faber, J., & Fonseca, L.M., 2014. How sample size influences research outcomes. *Dental Press Journal of Orthodontics*, 19(4), pp.27-29.

Freeman, R.C. Jr., Sukuan, N., Tota, N.M., Bell, S.M., Harris, A.G., & Wang, H.L., 2019. Promoting spiritual healing by stress reduction through meditation for employees at a Veterans Hospital: a CDC framework-based program evaluation. *Workplace Health & Safety*, 68(4), pp.161-170.

Kaplan, R.M., Chambers, D.A., & Glasgow, R.E., 2014. Big Data and large sample size: a cautionary note on the potential for bias. *Clinical and Translational Science*, 7(4), pp.342-346.

Lutz, A., Brefczynski-Lewis, J., Johnstone, T., & Davidson, R.J., 2008. Regulation of the neural circuitry of emotion by compassion meditation: effects of meditative expertise. *PLoS ONE*, 3(3), e1897.

National Center for Complementary and Integrative Health(NCCIH), 2020. Yoga for Health. Available at: https://files.nccih.nih.gov/s3fs-public/Yoga-eBook-2020_06_FINAL_508.pdf

Park, C.L., Elwy, A.R., Maiya, M., Sarkin, A.J., et al., 2018. The Essential Properties of Yoga Questionnaire (EPYQ): psychometric properties. *International Journal of Yoga Therapy*, 28(1), pp.23-38.

Schmalzl, L., Powers, C. & Henje Blom, E., 2015. Neurophysiological and neurocognitive mechanisms underlying the effects of yoga-based practices: towards a comprehensive theoretical framework. *Frontiers in Human Neuroscience*, 9, p.235.

van Aalst, J., Ceccarini, J., Demyttenaere, K., Sunaert, S., & Van Laere, K., 2020. What has neuroimaging taught us on the neurobiology of yoga? A review. *Frontiers in Integrative Neuroscience*, 14, p.34.

Vigen, T., 2022. Spurious Correlations. Available at: http://www.tylervigen.com/spurious-correlations

CHAPTER 2
신경계

요가와 명상은 몸의 모든 기관과 조직을 연결하는 복잡한 신경 세포망인 신경계에 영향을 미친다. 이 수행들이 호흡, 운동, 스트레스 해소를 통해 교감 신경계와 부교감 신경계에 어떤 영향을 줄 수 있는지 알아보기 위해 이번 장에서는 신경계의 기초를 자세히 살펴볼 것이다. 또한 뇌세포에 대한 기초 해부학 및 소통을 목적으로 뇌세포가 사용하는 분자인 신경 전달 물질에 대해 다룰 것이다.

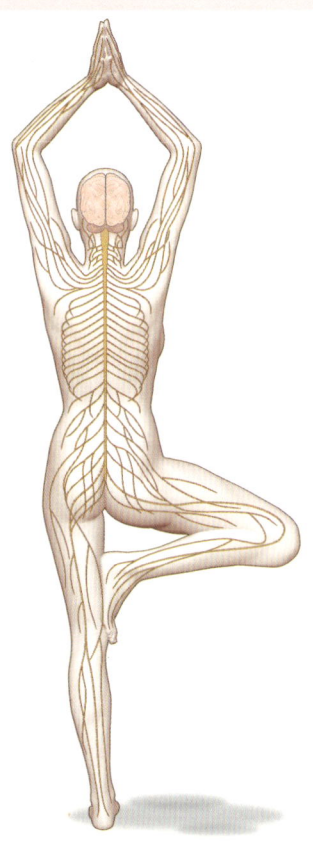

▲ 그림 2.1 뇌, 척수 및 신경으로 이루어진 신경계

개론

신경계(그림 2.1)는 중추 신경계(Central Nervous System, CNS)와 말초 신경계(Peripheral Nervous System, PNS)라는 두 주요 줄기로 나뉜다. 중추 신경계는 뇌와 척수를 포함하는 반면, 말초 신경계는 전신에 퍼져 있는 신경 조직으로 이루어져 있다(그림 2.2).

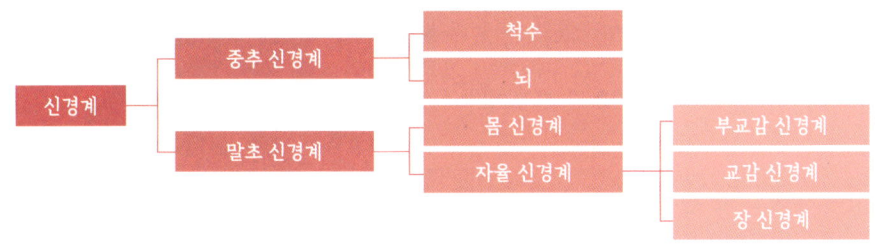

▲ **그림 2.2** 신경계 구조

말초 신경계는 더 나아가 **몸 신경계**(somatic nervous system)와 **자율 신경계**(autonomic nervous system)라는 2가지 주요 하부 신경계로 나뉜다. 몸 신경계는 수의 운동에 관한 정보를 전달하는 반면, 자율 신경계는 반사적 또는 불수의적 반응에 관한 정보를 전달한다. 자율 신경계는 인체의 자동 조정 장치로서 무의식적으로 작동할 수 있다. 호흡, 심박수 및 소화 조절 기능도 일부 포함된다(그림 2.3).

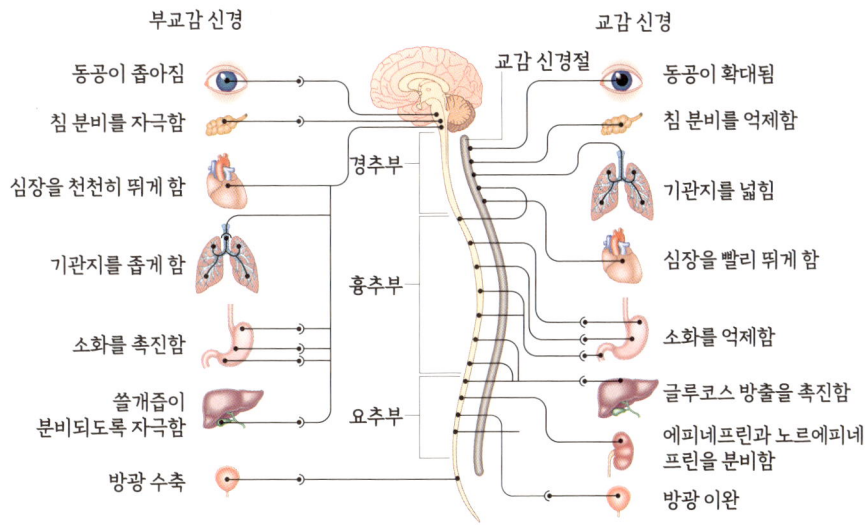

▲ **그림 2.3** 부교감 신경계와 교감 신경계의 차이점. 각 신경계는 신체를 조절하기 위해 서로 다른 방식으로 작동한다

요가 및 명상 연구는 흔히 자율 신경계에 초점을 맞추는데, 이 신경계는 교감 신경계, 부교감 신경계, 장 신경계를 포함한다. **교감 신경계**(sympathetic nervous system)는 거친 활동을 하거나 스트레스를 받을 때 발동한다. 일반적으로 위험한 상황에 처했을 때 투쟁이나 도피, 경직 반응을 조절하는 것으로 여겨진다. 예를 들어, 사자와 마주치면 싸우거나 도망치거나 주의를 끌지 않기 위해 가만히 있는 것이 자연스러운 반응일 것이다. 요가, 명상 및 다른 이완 요법은 교감 신경계 활동을 줄여 주는 것으로 나타났는데, 이를 통해 직접적인 스트레스 요인에 직면했을 때 의사 결정 능력이 향상될 수 있다(Vempati and Telles, 2002; Starcke and Brand, 2012). 그에 반해서

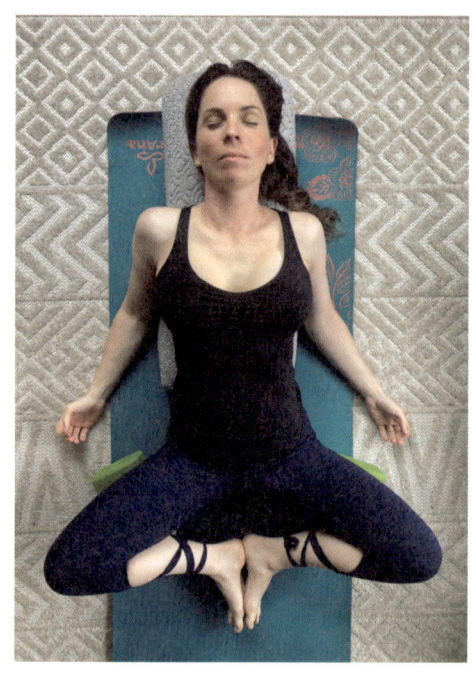

▲ 그림 2.4 볼스터와 블록 2개를 이용하여 비스듬히 기댄 나비 자세

부교감 신경계(parasympathetic nervous system)는 이완 반응을 조절한다. 몸을 안정시키고 근육의 긴장을 풀어 주며 음식이 소화되도록 돕는다. 또한 부교감 신경계는 부드러운 움직임이나 호흡 운동, 명상을 하는 동안 더욱 활성화된다(Anasuya, Deepak and Jaryal, 2021). 교감 신경계와 부교감 신경계는 몸의 균형이나 항상성(homeostasis)을 유지하기 위해 협력한다.

회복 요가는 부교감 신경계를 활성화하고 교감 신경계의 활동을 낮추는 편리한 수단이다(그림 2.4). 감정 상태, 신진대사, 피로를 개선하는 동시에 스트레스를 줄이고 심박수를 낮출 수 있다(Danhauer et al., 2009; Kanaya et al., 2014; Leong, 2019). 이 기법은 B.K.S. 아헹가(B.K.S. Iyengar)의 가르침을 기반으로 만들어졌으며, 1970년대에 그의 제자 주디스 라사터(Judith Lasater)에 의해 대중화되었다(Leong, 2019). 회복 요가는 블록, 볼스터(긴 원통형 쿠션), 담요와 같은 소품의 도움을 받아 더 오랫동안 편안한 요가 자세를 유지하는 등의 활동이다. 깊은 이완 상태로 나아가기 위해 호흡이나 음악에 집중한다. 소품의 도움을 받아 천천히 이루어지는 이 수행은 스트레스를 받아서 몸의 회복과 치유를 바라는 이들에게 이상적이다.

이완을 촉진하는 회복 요가 수업 예시

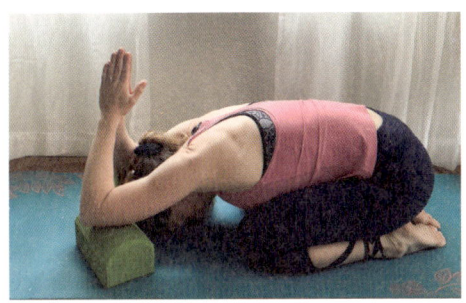

▲ 그림 2.5 블록 2개를 이용한 아기 자세 변형

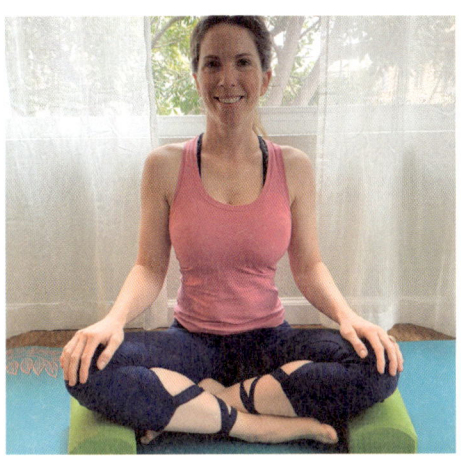

▲ 그림 2.6 블록 2개에 의지한 쉬운 자세

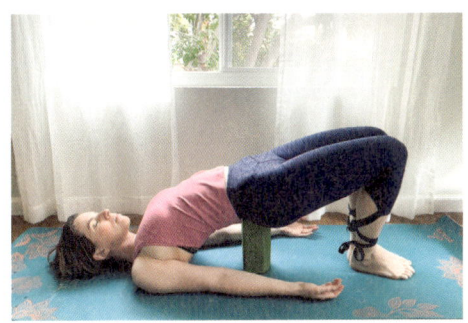

▲ 그림 2.7 블록에 의지한 다리 자세 변형

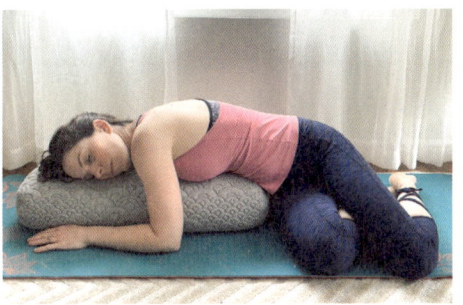

▲ 그림 2.10 볼스터에 의지한 척추 비틀기

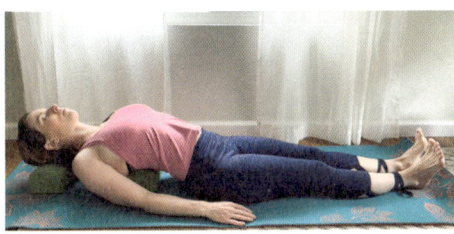

▲ 그림 2.8 블록 2개에 의지한 물고기 자세

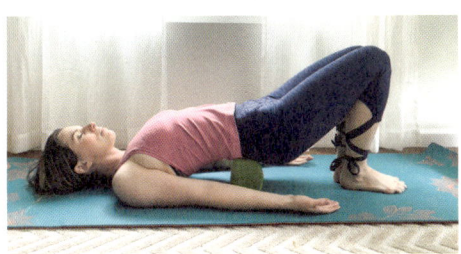

▲ 그림 2.9 블록에 의지한 다리 자세 변형

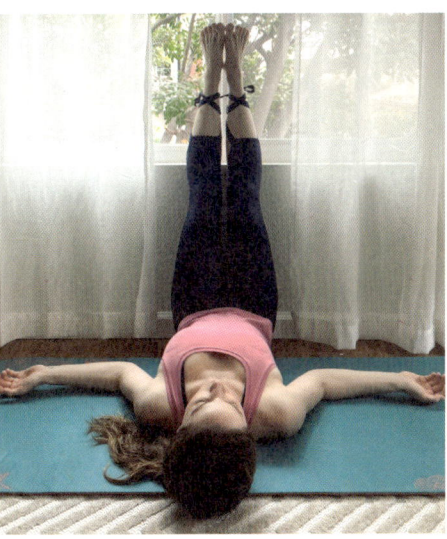

▲ 그림 2.11 벽에 다리 올린 자세

신경계

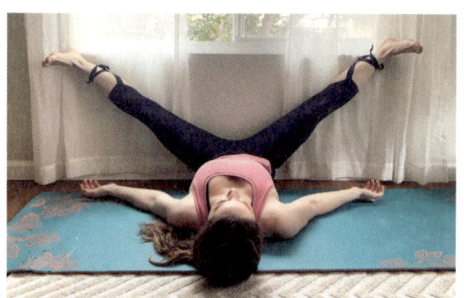

▲ 그림 2.12 벽에 다리 올린 자세 변형

미주 신경(The vagus nerve)

10번 뇌신경(CN X)으로도 알려진 미주 신경은 부교감 신경계의 주요 신경이다. 뇌간에서 나와 큰창자로도 알려진 대장까지 뻗어서 심장, 폐, 소화관을 조절하는 데 도움을 준다. 내장과 뇌 사이의 핵심 연결 고리로 여겨진다.

명상 수행은 미주 신경을 자극하여 부교감 신경계의 활동을 증가시킴으로써 이완을 촉진한다. 부교감 신경계는 스트레스 반응을 늦춰 몸에서 염증이나 스트레스 호르몬을 줄이는 데 도움을 준다(Streeter et al., 2012; McCall, 2013). 미주 신경 자극은 전기 자극을 발생시키는 장치를 사용하여 병원에서도 시행된다. 최근에는 미국 식품 의약품 안전처(US Food and Drug Administration, FDA)로부터 간질과 우울증 치료에 대한 승인을 받았다. 또한 항염증 효과가 있어서 외상성 뇌 손상, 류머티즘성 관절염, 뇌졸중 등 다른 질환을 치료하기 위한 연구도 진행되고 있다(Johnson and Wilson, 2018).

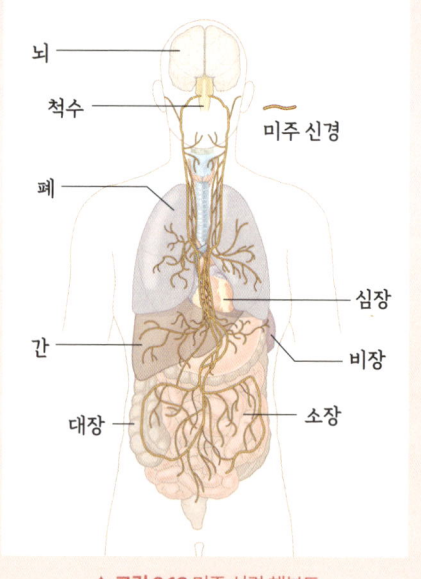

▲ 그림 2.13 미주 신경 해부도

> **재밌는 사실**
>
> 내장은 몸에서 만들어지는 세로토닌의 약 95%를 생산한다(Kim and Camilleri, 2000). 세로토닌은 기분, 수면, 식욕을 조절하는 데 도움을 주는 신경 전달 물질 또는 신호 전달 분자이다. 나머지 5%는 솔기핵(raphe nuclei)이라 불리는 뇌간의 작은 영역에서 생성된다(Berger, Gray and Roth, 2009).
>
>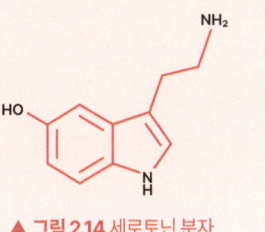
> ▲ 그림 2.14 세로토닌 분자

3번째 자율 신경계는 **장 신경계**(enteric nervous system)이다. 위장관 움직임과 같은 대부분의 소화 기능을 관리하고, 소화액과 호르몬 분비를 조절한다. 또한 면역계를 자극한다(Fleming et al., 2020). 장 신경계는 독립적으로 기능할 뿐 아니라 중추 신경계에 신호를 보내거나 받을 수도 있다. 장 신경계에는 4억~6억 개의 뉴런이 있으며, 뇌 활동에 영향을 주고 기분과 관련된 신경 전달 물질인 세로토닌의 대부분을 생산하는 것으로 추정된다(Fleming et al., 2020). 따라서 장 신경계는 '두 번째 뇌'라고도 불린다.

장 신경계에 관한 연구에 따르면 변화된 장내 미생물군이 정신 건강에 영향을 줄 수 있으며 알츠하이머병이나 파킨슨병과 같은 신경 퇴행성 질환과 연관되어 있다고 한다(Rao and Gershon, 2016; Rieder et al., 2017; Fleming et al., 2020). 반대로, 요가 및 명상과 같은 묵상 수행은 장내 미생물군 및 과민성 대장 증후군과 같은 내장 관련 장애의 증상을 개선하는 것으로 알려져 왔다(Tavassoli, 2009; Asare, Storsrud and Simren, 2012; Wenrui et al., 2020). 과민성 대장 증후군은 스트레스, 염증과 관련되는데 이 수행들이 이러한 요인들을 줄여 장에 긍정적인 영향을 주고 낮게 할 수도 있다.

> **핵심 요점**
>
> - 신경계는 중추 신경계와 말초 신경계라는 2가지 주요 줄기로 나뉜다.
> - 교감 신경계와 부교감 신경계는 몸의 균형을 유지하기 위해 협력한다.
> - 이완 수행은 교감 신경 활동을 줄이고 부교감 신경 활동을 늘릴 수 있다.
> - 요가와 명상은 스트레스와 염증을 줄여 장 건강을 증진하고 장내 미생물군을 개선한다.

뇌에 대한 소개

뇌는 중추 신경계의 지휘관이다. 의식적인 생각, 움직임, 감정을 불러일으킨다. 이러한 중요한 역할에도 불구하고 무게는 겨우 1.3kg이다. 대략 감자 한 봉지 무게와 같다. 꽉 채워진 뇌 조직에는 뉴런(neuron)이라 불리는 특수한 뇌세포가 약 860억 개 담겨 있고, 추가로 신경 교세포(glia)라 불리는 비신경 지원 세포가 약 850억 개 있다(Herculano-Houzel, 2012).

860억 개 뉴런은 각기 다른 뉴런과 수천 개의 연결을 이루고 있다(Hawkins and Ahmad, 2016). 이 연접 부위를 시냅스(synapse)라 하며 이를 통해 일반적으로는 신경 전달 물질(neurotransmitter)이라 불리는 화학 물질을 방출함으로써 다른 뉴런에 신호를 보낸다. 뉴런들은 뇌 구석구석까지 100조 개가 넘는 연결을 형성한다(Parhi and Unnikrishnan, 2020).

뉴런은 몸과 뇌 전체에 정보를 전송하는 특별한 종류의 세포이다. 다른 세포들과 같이 내부에 핵이 있고, 세포막으로 덮인 세포체(cell body)가 있다[소마(soma)라고도 한다]. 세포체 근처에는 가지돌기(dendrite)라는 돌출부가 있는데 가지가 나와 있어 다른 세포 및 뉴런과 연결된다(그림 2.15). 이 가지돌기는 수백 개 또는 심지어 수천 개의 다른 세포들로부터 화학 신호를 받는다.

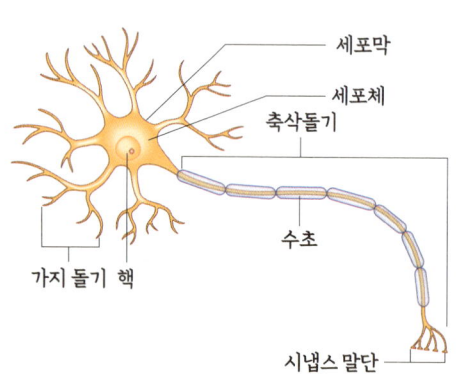

▲ 그림 2.15 뉴런의 구조

세포체 반대편에는 길고 얇은 축삭돌기(axon)가 있다. 축삭돌기에서는 한 뉴런이 다른 뉴런의 가지돌기와 연결되는 부위인 시냅스 말단까지 전기 신호가 전도된다.

뉴런끼리 어떻게 소통할까?

뉴런은 신경 전달 물질을 통해 서로 소통하여 뇌의 신호 체계를 조절한다. 신경 전달 물질은 흥분성 또는 억제성을 띨 수 있어서(이어질 '신경 전달 물질 개론' 참조) 수용 뉴런의 활동 전위를 자극하거나 억제할 수 있다.

뇌의 모든 뉴런은 끊임없이 신호를 받고 있다. 흥분성 신호 입력이 억제성 신호 입력보다 더 커

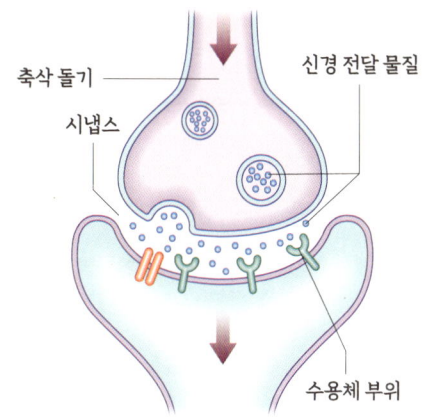

▲ 그림 2.16 시냅스와 신경 전달 물질의 방출

지면 활동 전위가 일어난다. 활동 전위란 축삭돌기로 내려가서 다른 뉴런으로 향하는 전기 신호를 말한다. 활동 전위가 시냅스 틈(synaptic cleft)이라 불리는 두 뉴런 사이의 작은 틈에 이르면, 신경 전달 물질을 그 틈 사이로 방출시킨다(그림 2.16). 신경 전달 물질은 수용 뉴런의 가지돌기 위에 있는 수용체 부위에 결합한다. 그 후 첫 번째 뉴런은 재흡수(reuptake)라 불리는 과정을 통해 일부 신경 전달 물질을 회수하면서, 세포 신호가 다시 발생할 수 있게 한다.

신경 전달 물질 개론

신경 전달 물질은 한 뉴런에서 다른 뉴런으로 신호를 전달하는 분자다. 100가지가 넘는 다양한 종류가 있는 것으로 여겨진다(Si and Song, 2018). 일부 잘 알려진 신경 전달 물질로는 아세틸콜린, 도파민, 노르에피네프린, 세로토닌, 감마아미노부티르산, 글루탐산염이 있다.

- **아세틸콜린**(acetylcholine)은 근육의 수축, 각성, 주의력, 기억력, 학습, 회상 등 다양한 기능과 관련이 있다.

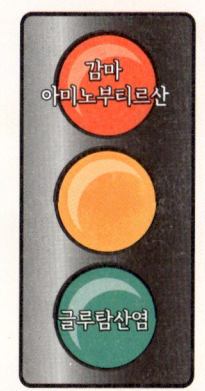

그림 2.17 감마아미노부티르산과 글루탐산염은 뉴런의 활동 전위를 조절한다. 감마아미노부티르산은 억제성 신경 전달 물질로, 활동 전위를 멈춘다. 글루탐산염은 흥분성 신경 전달 물질로, 활동 전위를 시작하거나 유지해 줄 수 있다

- **도파민**(dopamine)은 뇌 보상 시스템에서 사용되는 주요 신경 전달 물질이다. 상을 타는 것과 같은 보상을 기대할 때 뇌에서 도파민 수치가 올라간다. 이러한 뇌 경로를 통해 도파민은 중독이나 약물 남용과도 관련되어 있다. 또한 운동에 중요한 역할을 하는 분자이다. 도파민 경로는 파킨슨병과 같은 질환에서는 적절하게 기능하지 않는다(Segura-Aguilar et al., 2014).

- **노르에피네프린**(norepinephrine)은 운동 중일 때나 스트레스를 받을 때 또는 위험에 처했

을 때 뇌와 몸에서 각성을 준비하기 위해 사용된다. 혈관을 수축시켜 혈압을 상승시킨다. 또한 불안감을 유발하고 우울증과 관련이 있을 수 있으며 동기 부여 및 보상과 관련된 역할을 한다(Goddard et al., 2010; Espana, Schmeichel and Berridge, 2016).

- **세로토닌**(serotonin)은 기분, 수면, 식욕을 조절하는 데 도움을 준다(Bardin, 2011). 또한 통증을 억제하는 것으로 여겨진다. 이 신경 전달 물질의 일부는 뇌에서 생성되지만, 몸에서 생성되는 세로토닌의 약 95%는 장에서 생성된다.
- **감마아미노부티르산**(gamma-aminobutyric acid, GABA)은 억제성 신경 전달 물질로 뇌의 뉴런들 사이에서 이뤄지는 소통의 양을 줄여 준다. 대체로 GABA는 신경계의 활동을 줄인다. 불안증 및 우울증 같은 질환에서는 조절이 안 될 가능성이 있다(Kalueff and Nutt, 2007).
- **글루탐산염**(glutamate)은 뇌의 주요 흥분성 신경 전달 물질이며, 조울증 및 조현병과 관련된 역할을 한다(Goff and Coyle, 2001). 탄산 리튬을 포함한 약은 기분을 안정시키는 효과가 있으며 뇌의 글루탐산염 수치를 안정화할 수 있다.

핵심 요점

- 사람의 뇌는 무게가 1.3kg 정도이며 860억 개의 뉴런을 포함한다.
- 뉴런은 활동 전위라 불리는 전기적 활동을 통해 서로 소통하는데, 이를 통해 신경 전달 물질이라 불리는 화학적 메신저의 방출이 일어난다.
- 신경 전달 물질을 통해 뉴런은 서로 소통한다.

뇌의 다른 세포들

뇌에는 뉴런 외에도 다른 형태의 세포들이 많이 있다. 실제로 뇌세포의 거의 절반은 신경 교세포라 불리는 세포들이다. 뉴런과 달리 신경 교세포는 활동 전위를 일으키지 않기 때문에 신경 과학자들은 아주 오랫동안 신경 교세포와 그 역할에 대해 간과했다(Allen and Barres, 2009). 이제야 신경 교세포는 뇌에서 다양한 역할을 하는 것으로 알려졌는데, 뉴런이 소통하는 방식에 영향을 주거나 성장을 위해 영양분을 공급하는 역할 등이다(Temburni and Jacob, 2001). 3가지 주요

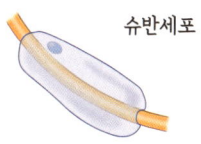

▲ 그림 2.18 뇌신경 교세포의 다양한 형태
Blausen.com staff (2014), CC BY 3.0 via Commons. From: https://qbi.uq.edu.au/brain-basics/brain/brain-physiology/types-glia

형태로는 미세아교세포, 희소돌기아교세포, 별아교세포가 있다(그림 2.18).

미세아교세포(microglia)는 뇌 면역 세포로서 박테리아나 바이러스와 같은 침입자에 대비해 뇌 환경을 감시한다. 또한 뇌 청소부로서 잔해물을 치우고, 뇌 정원사로서 불필요한 신경 연결을 다듬는 활동을 한다. 알츠하이머병과 같은 특정 뇌 장애에서는 뇌의 미세아교세포가 과다 활동을 일으켜 염증 및 아밀로이드 반이나 신경 섬유 다발로 알려진 독성 단백질의 잔해물을 만든다(Hansen, Hanson and Sheng, 2017).

희소돌기아교세포(oligodendrocyte)는 긴 거리를 전도하는 뇌 속 뉴런의 축삭돌기를 수초로 싸서 보호하여 절연하는 데 도움을 준다. 수초는 절연체 역할을 하여 뉴런이 신호를 가능한 한 빨리 전송하도록 돕는다. 희소돌기아교세포는 뇌의 전기 기술자다. 전기 기술자가 송전선을 감싸듯 축삭돌기를 절연체로 감싼다.

재밌는 사실

오징어와 같은 일부 동물들은 수초가 없다. 대신 지름이 거의 연필만 한 거대한 축삭돌기를 가졌는데 일반 사람의 축삭돌기보다 대략 1,000배 더 넓다(Coles, 2015). 수초가 없는 탓에 더 넓은 지름의 도움을 받아 신호를 더 빨리 전송한다.

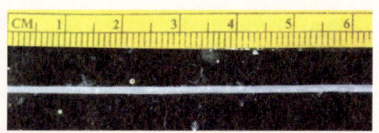

▲ 그림 2.19 아메리카대왕오징어의 거대 축삭돌기
Mathur et al., Creative Commons. From: http://nerve.bsd.uchicago.edu/nervejs/NERVEhelp.html

1950년대에 신경 과학자 앨런 호지킨(Alan Hodgkin)과 앤드루 헉슬리(Andrew Huxley)는 뉴런

신경계

> 을 연구하고 싶었지만, 기술적으로 한계가 있었다. 그래서 보기 힘든 이 세포에 대해 더 알아보기 위해 오징어를 사용했다. 오징어의 축삭돌기는 매우 커서 연구가 더 쉬웠기 때문에 그들은 처음으로 활동 전위가 어떻게 작동하는지 조사할 수 있었다(Hodgkin, Huxley and Katz, 1952). 훗날 호지킨과 헉슬리는 그 발견으로 1963년 노벨 생리 의학상을 수상했다.

별아교세포(astrocyte)는 뉴런에 영양분을 실어 나르고 뉴런 간의 소통을 돕는 별 모양 세포다. 뉴런 시냅스 주위에서 신경 전달 물질의 양을 조절한다(Newman, 2003). 뉴런의 소통을 어떻게 돕는지에 관한 연구는 진행 중이다.

다른 유형의 주요 신경 교세포는 더 있다. 예를 들어 **슈반세포**(schwann cell)는 희소돌기아교세포와 비슷하지만, 중추 신경계가 아닌 말초 신경계에서 발견된다. 또한 침입자가 뇌 혈액 시스템에 들어가지 못하게 막는 **상피세포**(epithelial cell), 뇌척수액을 생성하는 **뇌실막세포**(ependymal cell)도 있다.

척수

중추 신경계는 척수(spinal cord)를 포함하는데(그림 2.20), 척수는 뇌에서 허리 요추까지 46cm가량 뻗어 있는 신경 다발이다(Boonpirak and Apinhasmit, 1994).

척수는 지름이 겨우 1cm이지만, 대략 10억 개의 뉴런을 가지고 있다(Saritas et al., 2008; Nagel et al., 2017). 따라서 척수는 뇌와 몸 사이에서 신호를 나르는 정보 고속 도로 역할을 한다. 척수는 수의 운동과 불수의 운동에 모두 관여한다. 예를 들어 뇌에서 온 신호를 다리 근육에 전달하여 움직이게 하고, 뇌와는 별개로 폐를 자극하여 호흡하게 한다.

또한 척수는 반사적으로 움직일 때 뇌를 거치지 않고 직접 근육에 신호를 보낼 수 있다. 반사 작용은 실수로 뜨거운 냄비를 만질 때처럼 감각 입력에 대한 자동적이고 불수

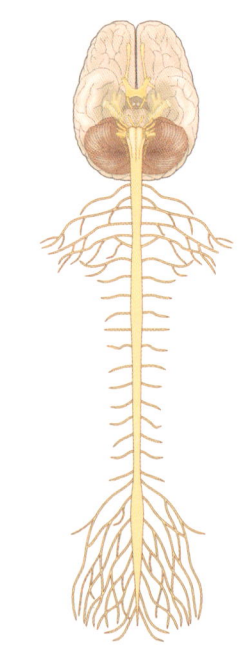

▲ 그림 2.20 뇌 기저에서 뻗은 척수

의적인 반응이다. 도피 반사에 의해 자동으로 손을 당겨 화상을 피한다. 척수가 뇌를 건너뛰고 단독으로 처리하므로 이러한 즉각적인 반응이 가능해진다.

척수는 연약해서 척추(vertebrae)라고 불리는 26개의 뼈가 척수가 손상되지 않도록 보호한다. 각 척추뼈는 완충 작용을 하는 연골 디스크 사이사이에 끼워져 있어서, 활동하거나 무거운 무게를 지탱해도 손상을 입지 않는다(그림 2.21).

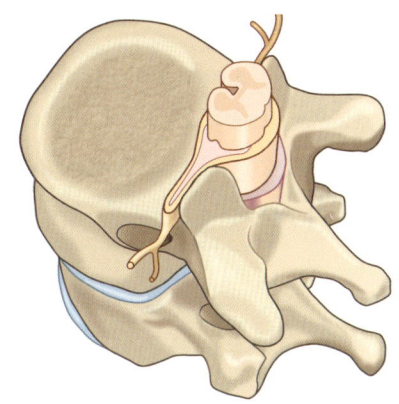

▲ 그림 2.21 척추뼈에 둘러싸인 척수

척수는 대단히 약하므로 척추뼈로 감싸여 있어도 손상되기 쉽다. 부상은 뇌로 향하거나 뇌에서 나오는 정보의 흐름을 방해할 수 있어서 척수 손상은 매우 치명적일 수 있으며, 다른 많은 증상 중에서도 특히 운동 및 감각 장애를 야기할 수 있다.

최근에는 자동차나 자전거 사고가 척수 손상의 주요 원인이며 광범위한 척수 손상을 치료할 효과적인 치료법은 아예 없는 실정이다(Mayo Clinic, 2021). 그러나 전 세계 연구진은 손상된 신경의 기능을 대체할 방법을 연구 중이다.

최근 개발 중인 실험적 접근법이 많이 있다. 한 방법은 슈반세포를 사용해서 신경을 재생하는 방식과 관련되는데, 이 세포는 말초 신경계에서 신경을 둘러싸고 손상 부위를 복구한다. 연구진은 슈반세포를 척수 손상 부위에 이식하여 이 세포가 중추 신경계의 척수 조직을 회복할 수 있는지 알아보고 있다(Santamaria et al., 2018).

또 다른 방법은 상처 부위에 성장을 자극하는 단백질을 삽입하여 신경 세포를 자라게 하고 신호 전달 경로가 다시 연결되도록 유도하는 과정을 포함한다(Lu et al., 2012). 단백질이 빵가루를 길게 뿌려서 축삭돌기가 따라오게 만드는 모습을 상상해 보라. 이 연구는 진행 중이지만, 예비 연구에서 실용적인 해결책이 될 수 있는 것으로 나타났다.

규칙적인 운동은 척추 건강을 유지하고 부상을 방지하는 데 도움이 된다(Omkar and Vishwas, 2009). 요가는 척추의 기능 안정성을 높일 뿐 아니라 등 근육을 계속 움직여 강하고 유연하게 유지하도록 한다. 요가는 나이에 상관없이 척추 기동성과 운동 범위, 유연성을 증대시키는 것으로 나타났으며(Grabara and Szopa, 2015), 요통을 줄이는 데 도움을 줄 수 있다(Crow, Jeannot and Trewhela, 2015).

> **핵심 요점**
> - 척수에는 약 10억 개의 뉴런이 있으며 수의 운동과 불수의 운동에 모두 관여한다.
> - 척수는 연약해서 등, 허리, 코어를 강화하면 건강을 유지하는 데 도움이 될 수 있다.
> - 요가 수행은 등과 허리의 안정성, 유연성, 통증에 도움을 줄 수 있다.

척추를 위한 요가 시퀀스 예시

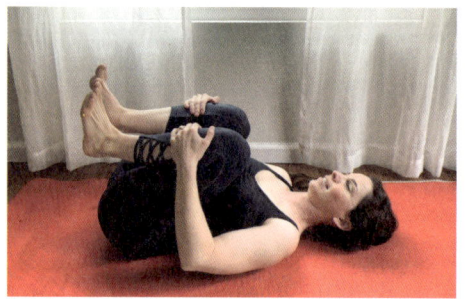

▲ 그림 2.22 무릎 끌어당기기 자세

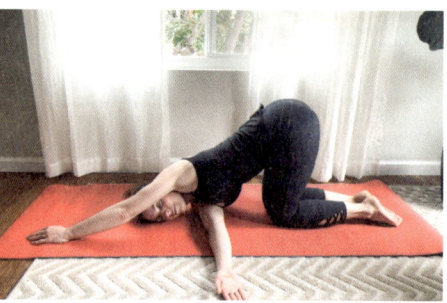

▲ 그림 2.23 회전 개 자세

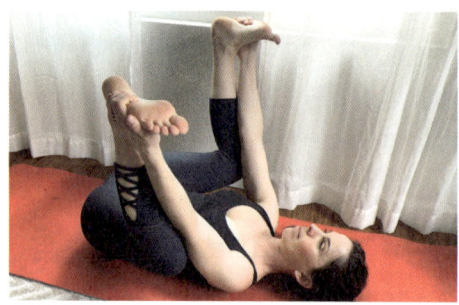

▲ 그림 2.24 행복한 아기 자세

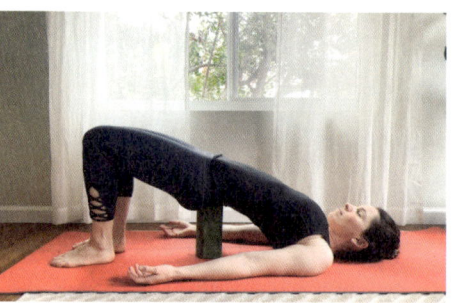

▲ 그림 2.25 블록에 의지한 다리 자세

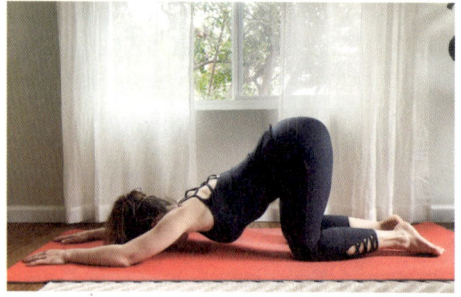

▲ 그림 2.26 기지개를 켜는 개 자세

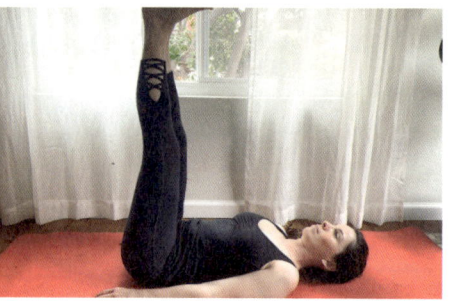

▲ 그림 2.27 반 쟁기 자세

참조

Allen, N.J. & Barres, B.A., 2009. Glia: more than just brain glue. *Nature*, 457(7230), pp.675-677.

Anasuya, B., Deepak, K.K. & Jaryal, A., 2021. Yoga practitioners exhibit higher parasympathetic activity and baroreflex sensitivity and better adaptability to 40mm Hg lower-body negative pressure. *International Journal of Yoga Therapy*, 31(1), Article_2. https://doi.org/10.17761/2021-D-20-00030.

Asare, F., Storsrud, S. & Simren, M., 2012. Meditation over medication for irritable bowel syndrome? On exercise and alternative treatments for irritable bowel syndrome. *Current Gastroenterology Reports*, 14(4), pp.283-289.

Bardin, L., 2011. The complex role of serotonin and 5-HT receptors in chronic pain. *Behavioural Pharmacology*, 22(5 and 6), pp.390-404.

Berger, M., Gray, J.A. & Roth, B.L., 2009. The expanded biology of serotonin. *Annual Review of Medicine*, 60(1), pp.355-366.

Boonpirak, N. & Apinhasmit, W., 1994. Length and caudal level of termination of the spinal cord in Thai adults. *Cell Tissues Organ*, 149(1), pp.74-78.

Coles, J.A., 2015. Glial cell: Invertebrate. *Reference Module in Biomedical Sciences*. Elsevier.

Crow, E.M., Jeannot, E. & Trewhela, A., 2015. Effectiveness of Iyengar yoga in treating spinal (back and neck) pain: a systematic review. *International Journal of Yoga*, 8(1), p.3.

Danhauer, S.C., Mihalko, S.L., Russell, G.B., Campbell, C.R., et al., 2009. Restorative yoga for women with breast cancer: findings from a randomized pilot study. *Psycho-Oncology*, 18(4), pp.360-368.

España, R.A., Schmeichel, B.E. & Berridge, C.W., 2016. Norepinephrine at the nexus of arousal, motivation and relapse. *Brain Research*, 1641, pp.207-216.

Fleming, M.A., 2nd, Ehsan, L., Moore, S.R., & Levin, D.E., 2020. The enteric nervous system and its emerging role as a therapeutic target. *Gastroenterology Research and Practice*, 2020, 8024171.

Goddard, A.W., Ball, S.G., Martinez, J., Robinson, M.J., et al., 2010. Current perspectives of the roles of the central norepinephrine system in anxiety and depression. *Depression and Anxiety*, 27(4), pp.339-350.

Goff, D.C. & Coyle, J.T., 2001. The emerging role of glutamate in the pathophysiology and treatment of schizophrenia. *American Journal of Psychiatry*, 158(9), pp.1367-1377.

Grabara, M. & Szopa, J., 2015. Effects of hatha yoga exercises on spine flexibility in women over 50 years old. Journal of Physical Therapy *Science*, 27(2), pp.361-365.

Hansen, D.V., Hanson, J.E. & Sheng, M., 2017. Microglia in Alzheimer's disease. *Journal of Cell Biology*, 217(2), pp.459-472.

Hawkins, J. & Ahmad, S., 2016. Why neuron have thousands of synapses, a theory of sequence memory in neocortex. *Frontiers in Neural Circuits*, 10, p.23.

Herculano-Houzel, S., 2012. The remarkable, yet not extraordinary, human brain as a scaled-up primate brain and its associated cost. *Proceedings of the National Academy of Sciences,* 109, pp.10661-10668.

Hodgkin, A.L., Huxley, A.F. & Katz, B., 1952. Measurement of current-voltage relations in the membrane of the giant axon of Loligo. *The Journal of Physiology*, 116(4), pp.424-448.

Jia, W., Zhen, J., Liu, A., Yuan, J., et al., 2020. Long-term vegan meditation improved human gut microbiota. *Evidence-Based Complementary and Alternative Medicine,* 2020, 9517897.

Johnson, R.L. & Wilson, C.G., 2018. A review of vagus nerve stimulation as a therapeutic intervention. *Journal of Inflammation Research*, Volume 11, pp.203-213.

Kalueff, A.V. & Nutt, D.J., 2007. Role of GABA in anxiety and depression. *Depression and Anxiety*, 24(7), pp.495-517.

Kanaya, A.M., Araneta, M.R., Pawlowsky, S.B., Barrett-Connor, E., et al., 2014. Restorative yoga and metabolic risk factors: the practicing restorative yoga vs. stretching for the metabolic syndrome (PRYSMS) randomized trial. *Journal of Diabetes and its Complications*, 28(3), pp.406-412.

Kim, D.-Y. & Camilleri, M., 2000. Serotonin: a mediator of the brain-gut connection. *American Journal of Gastroenterology*, 95(10), pp.2698-2709.

Leong, H. Restorative yoga. 2019. *Physical Medicine and Rehabilitation*. Available at: https://www.med.unc.edu/phyrehab/wp-content/uploads/sites/549/2019/09/9.13.2019-Wellness.pdf

Lu, P., Wang, Y., Graham, L., McHale, K., et al., 2012. Long-distance growth and connectivity of neural stem cell after severe spinal cord injury. *Cell*, 150(6), pp.1264-1273.

Mayo Clinic, 2021. Spinal cord injury. Available at: https://www.mayoclinic.org/diseases-conditions/spinal-cord-injury/symptoms-causes/syc-20377890

McCall, C.M., 2013. How might yoga work? An overview of potential underlying mechanisms. *Journal of Yoga & Physical Therapy*, 3(1), p.130.

Nagel, S.J., Wilson, S., Johnson, M. D., Machado, A., et al., 2017. Spinal cord stimulation for spasticity: historical approaches, current status, and future directions. *Neuromodulation: Technology at the Neural Interface*, 20(4), pp.307-321.

Newman, E.A., 2003. New roles for astrocytes: regulation of synaptic transmission. *Trends in Neurosciences*, 26(10), pp.536-542.

Omkar, S.N. & Vishwas, S., 2009. Yoga technique as a means of core stability training. *Journal of Bodywork and Movement Therapies*, 13(1), pp.98-103.

Parhi, K.K. & Unnikrishnan, N.K., 2020. Brain-inspired computing: models and architectures. *IEEE Open Journal of Circuits and Systems*, 1, pp.185-204.

Rao, M. & Gershon, M.D., 2016. The bowel and beyond: the enteric nervous system in neurological disorders. *Nature Reviews Gastroenterology & Hepatology*, 13(9), pp.517-528.

Rieder, R., Wisniewski, P.J., Alderman, B.L., & Campbell, S.C., 2017. Microbes and mental health: a review. *Brain, Behavior, and Immunity*, 66, pp.9-17.

Santamaria, A.J., Solano, J.P., Benavides, F.D., & Guest, J.D., 2018. Intraspinal delivery of Schwann cell for spinal cord injury. *Methods in Molecular Biology*, pp.467-484.

Saritas, E.U., Cunningham, C.H., Lee, J.H., Han, E.T., & Nishimura, D.G., 2008. DWI of the spinal cord with reduced FOV single-shot EPI. *Magnetic Resonance in Medicine*, 60(2), pp.468-473.

Segura-Aguilar, J., Paris, I., Munoz, P., Ferrari, E., Zecca, L., & Zucca, F.A., 2014. Protective and toxic roles of dopamine in Parkinson's disease. *Journal of Neurochemistry*, 129(6), pp.898-915.

Si, B. & Song, E., 2018. Recent advances in the detection of neurotransmitters. *Chemosensors*, 6(1), p.1.

Starcke, K. & Brand, M., 2012. Decision making under stress: a selective review. *Neuroscience & Biobehavioral Reviews*, 36(4), pp.1228-1248.

Streeter, C.C., Gerbarg, P.L., Saper, R.B., Ciraulo, D.A., & Brown, R.P., 2012. Effects of yoga on the autonomic nervous system, gamma-aminobutyric-acid, and allostasis in epilepsy, depression, and post-traumatic stress disorder. *Medical Hypotheses*, 78(5), pp.571-579.

Tavassoli, S., 2009. Yoga in the management of irritable bowel syndrome. *International Journal of Yoga Therapy*, 19(1), pp.97-101.

Temburni, M.K. & Jacob, M.H., 2001. New functions for glia in the brain. *Proceedings of the National Academy of Sciences*, 98(7), pp.3631-3632.

Vempati, R.P. & Telles, S., 2002. Yoga-based guided relaxation reduces sympathetic activity judged from baseline levels. *Psychological Reports*, 90(2), pp.487-494.

CHAPTER 3
뇌의 해부학적 특징

요가와 명상은 각각 뇌의 다른 영역을 활성화한다. 한 주요 연구 기관에서는 요가 수행자들과 대조군을 비교해 뇌의 물리적 차이를 측정하는 데 초점을 맞췄다. 이번 장에서는 뇌의 기본적인 기능뿐 아니라 물리적 구조, 주요 영역에 대해 살펴볼 것이다.

개론

인간의 뇌는 한 덩어리로 연결된 구조다. 비록 한 시스템으로 거대하게 작동하지만, 해부학적으로는 뇌량(corpus callosum)이라 불리는 커다란 신경 섬유 다발로 연결된 2개의 주요 반구로 나눌 수 있다. 각 반구는 또한 4개의 주요 단위 또는 엽(lobe)으로 나눌 수 있다. 4가지 엽은 다양한 기능을 가지는 동시에 결합한 하나의 신경망으로 활동하기 위해 조화롭게 작동한다(그림 3.1).

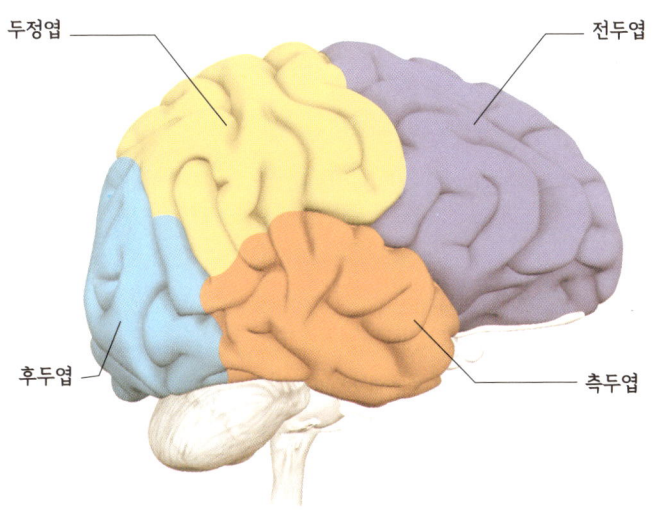

▲ 그림 3.1 뇌의 4가지 주요 엽

전두엽

전두엽(frontal lobe)은 이름에서 드러나는 것처럼 뇌의 앞부분에 자리 잡고 있고, 이마와 눈 바로 뒤에 있다. 정보를 통합하여 의사 결정을 하는 것 같은 중요한 일을 많이 책임진다. 어떤 요가 수업에 등록할지, 아래를 향한 개 자세(downward facing dog)를 할 때 어떤 다리를 들지 결정하는 것조차 모두 전두엽과 관련되어 있다. 전두엽은 또한 동기 부여, 주의력, 보상, 자기 통제, 감정 처리, 성격, 움직임과 관련되어 있다(Chayer and Freedman, 2001).

그런데 과학자들은 뇌의 각 영역이 무슨 기능을 담당하는지 어떻게 알까? 인간의 뇌는 딱딱한 두개골에 싸여 있어 신경 촬영법 개발 이전에는 연구하기가 힘들었다. 과학자들은 뇌졸중이나 부상과 같이 뇌의 한 영역이 손상되거나 파괴되었을 때에야 뇌에서 일어나는 일을 살펴볼 수 있었다. 이것이 바로 전두엽이 우리의 성격을 만든다는 사실을 1800년대 중반의 과학자들과 의사들이 발견해 낸 방법이다.

피니어스 게이지(Phineas Gage)

1840년대 말, 피니어스 게이지라는 이름의 철도원은 사고가 일어날 당시 버몬트에서 철로를 손보며 바위를 폭발시키고 있었다. 그중 한 폭발로 인해 지름 5cm가량의 철 막대가 날아와 게이지의 왼쪽 뺨 앞쪽을 뚫고 곧바로 전두엽을 관통했다(그림 3.2). 게이지는 바닥에 쓰러졌지만 죽지는 않았다. 동료들을 놀라게 한 건, 사고 후 몇 분 만에 게이지가 앉아서 함께 대화를 나눌 수 있었다는 점이다. 의학계에서는 그의 생존이 기적이라고 발표했다.

부상 이후 게이지는 일상생활로 돌아갔지만, 시간이 흐를수록 그의 성격은 변하기 시작했다. 믿음직하고 근면한 사람이었던 게이지는 해가 갈수록 짜증을 잘 내고 공격적인 사람이 되었다. 그의 가족과 친구들은 게이지가 그들이 알던 사람이 아니라고 했다. 게이지는 많은 의사

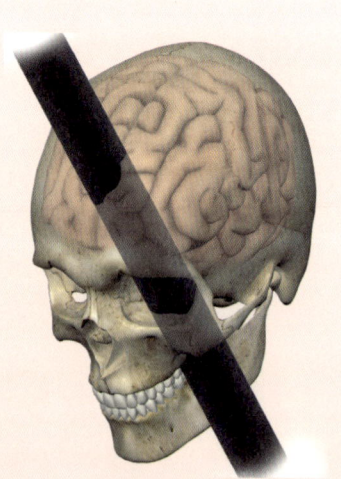

▲ 그림 3.2 게이지의 두개골을 관통한 철 막대기 그림

Ratiu et al., CC BY-SA 2.1. From: https://qbi.uq.edu.au/brain/brain-anatomy/lobes-brain

에게 진찰을 받았고, 전두엽이 성격과 관련된 게 틀림없다는 이야기를 들었다. 뇌에 난 구멍과 이러한 성격 변화에도 불구하고 그는 12년을 더 살고 1860년에 죽음을 맞이했다.

훗날 신경 촬영법이 개발되면서 과학자들은 전두엽 손상이 인격의 변화와 장애를 유발할 수 있다는 점을 확인했다(Chow, 2000). 게이지가 죽은 후 한 의사는 게이지의 두개골을 손에 넣었고, 결국 매사추세츠주 보스턴에 있는 하버드 대학교(Harvard University)의 워렌 해부학 박물관에 두개골과 철 막대기를 기증했다. 그것들은 오늘날까지도 그곳에 보관되어 있다.

전두엽 전방 하단에는 **전전두피질**(prefrontal cortex)이 있다. 인지 조절, 의사 결정, 주의력, 행동과 관련되어 있는 영역이다. 전전두피질은 요가 및 명상 연구를 포함해 뇌에서 가장 많이 연구된 영역 중 하나이다.

전전두피질은 흔히 요가 수행과 관련되어 있다. 브라질의 알베르트 아인슈타인 이스라엘 병원(Albert Einstein Israelite Hospital)과 하버드 대학교의 연구진은 숙련된 요가 수행자인 건강한 여성 노인의 활동량이 비슷한 더 젊은 대조군에 비해 왼쪽 전전두피질이 더 두껍다는 사실을 발견했다(Afonso et al., 2017). 피질 두께는 뇌의 가장 바깥 부분인 회백질의 너비를 반영한다(그림 3.3). 더 두꺼운 피질은 그 안에 건강한 뉴런이 더 많다는 것을 의미할 수 있다. 대조적으로 얇은 피질은 알츠하이머병처럼 특정 질환에서 나타나는 신경 퇴행의 신호다(Lerch et al., 2004).

숙련된 요가 수행자의 전전두피질 두께가 더 두껍다는 점은 요가가 이 중요한 뇌 영역의 크기에 영향을 줄 수 있다는 것을 시사한다. 크기만 증가한다고 해서 반드시 나아지고 있다고 볼 수 없지만, 이러한 해부학적 변화는 개선된 인지력, 의사 결정 또는 충동 조절과 같은 기능적 유익으로 이어질 수 있다.

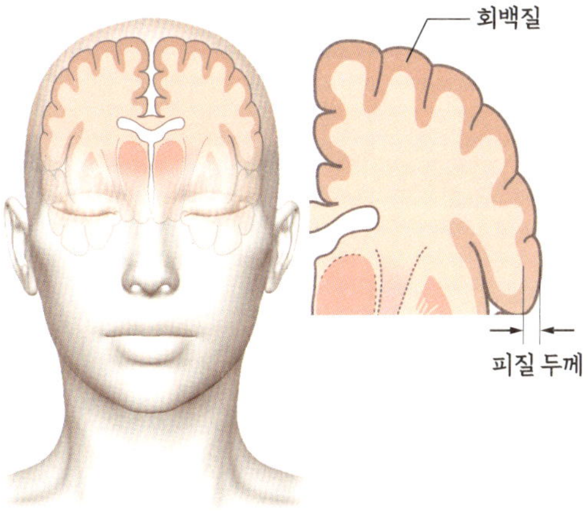

▲ **그림 3.3** 과학자들이 피질 두께를 재는 방법을 표현한 삽화

뇌의 해부학적 특징

회백질과 백질

신경 과학자들은 흔히 뇌에 **회백질**(gray matter)과 **백질**(white matter)이 있다고 말한다. 회백질은 주로 뉴런 세포체와 가지돌기뿐 아니라 신경 교세포와 모세 혈관도 포함한다. 모세 혈관이 산소가 풍부한 혈액을 세포로 전달해서 살아 있는 뇌 조직은 분홍빛을 띤다. 회백질은 뇌 바깥층과 척수 중심에서 발견된다.

백질은 하얀색을 띠며 세포체에서 뻗어 나가는 긴 삭상(索狀) 조직인 뉴런 축삭돌기를 주로 포함한다. 축삭돌기는 자신을 둘러싼 수초 때문에 하얗게 보인다. 수초는 축삭돌기를 따라 세포 말단 영역까지 흐르는 전기 신호 자극의 전도를 도와 다른 세포와 소통하게 한다. 뇌에서 백질은 회백질 안에 있지만 척수에서는 회백질 밖에 있다.

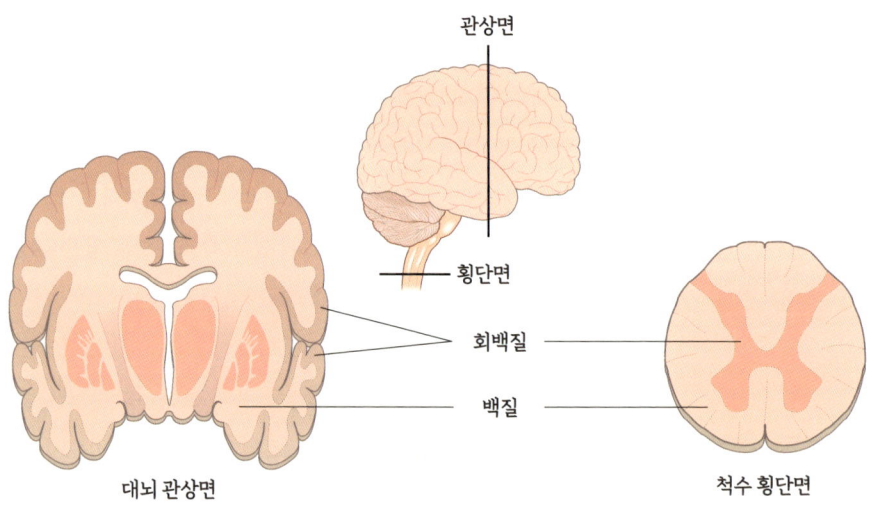

▲ **그림 3.4** 왼쪽은 바깥쪽 회백질과 안쪽 백질을 보여 주는 뇌 단면이다.
오른쪽은 안쪽 회백질과 바깥쪽 백질을 보여 주는 척수 단면이다

측두엽

측두엽(temporal lobe)은 뇌 양쪽으로 귀 안쪽에 있다. 청각, 청취, 언어, 기억력뿐 아니라 얼굴과 사물 시각 정보 처리 등 다양한 기능과 관련되어 있다(Squire, Stark and Clark, 2004; Eichenbaum, Yonelinas and Ranganath, 2007). 주요한 구조물은 일반적으로 뇌 좌우 양쪽에 위치하지만, 측두엽에서는 예외다.

왼쪽 측두엽에는 오른쪽에서는 발견할 수 없는 베르니케 영역(Wernicke's area)과 브로카 영역(Broca's area)이라는 언어와 관련된 2가지 주요 구조물이 있다. 베르니케 영역은 언어의 이해력을 담당하는 반면 브로카 영역은 언어의 생성을 담당한다. 예를 들어 요가 강사가 말로 지시할 때 그 지시를 이해하려면 베르니케 영역의 활동이 필요하다. 수업 중에 질문할 때 말할 단어를 생각해 내기 위해서는 브로카 영역을 사용한다. 한 가지 예외가 있는데, 왼손잡이는 왼쪽 대신 오른쪽에 언어 중추가 위치할 가능성이 크다. 신경 과학자들은 그 이유를 정확히 알지 못한다(Knecht et al., 2000).

측두엽은 또한 얼굴 인식과 관련되어 있다. 신경 과학자 올리버 색스(Oliver Sacks)는 안면 실인증(prosopagnosia) 또는 안면 인식 장애(face blindness)라 불리는 희귀병을 그려 낸 《아내를 모자로 착각한 남자》라는 책을 저술했다(Sacks, 2022). 이 병을 앓는 사람은 얼굴을 인식하지 못하는데 이러한 현상의 원인은 측두엽의 손상 때문일 수 있다. 최근 다트머스 대학(Dartmouth College), 하버드 대학교, 런던 대학교(University of London)의 과학 팀은 무엇이 이 현상을 야기하는지 더 자세히 알아보기 위해 안면 실인증 연구 센터(Prosopagnosia Research Center)와 연계해 대규모 연구를 진행 중이다. 비록 유전적 요소도 관련될 가능성이 있지만, 과학 팀은 이 현상이 측두엽 세포가 죽었기 때문일 것으로 여긴다.

측두엽은 또한 뇌의 주요 기억 중추다. 여기에는 동물 해마와 닮은 형태인 **해마**(hippocampus)가 있다(그림 3.5). 이 영역은 사실이나 사건에 대한 기억력인 서술 기억(declarative memory)을 담당한다. 일부 과학자들은 이 영역에서 신경 발생(neurogenesis)이라 불리는 과정을 통해 새로운 뉴런을 만들 수 있다고 믿는다(Squire, Stark and Clark, 2004; Eichenbaum, Yonelinas and Ranganath, 2007). 신경 발생에 관한 더 많은 정보는 10장에 담겨 있다.

1950년대 초, 26살의 헨리는 간질 발작을 억제하기 위해 양쪽 해마 대부분을 제거하는 뇌 수술을 받았다. 수술은 발작을 줄이는 데 도움이 되었지만, 그의 기억력은 완전히 변화되었다. 그의 병명은 순행성 기억 상실증(anterograde amnesia)이었다. 영화 〈첫 키스만 50번째〉의 루시 휘트모어(Lucy Whitmore)

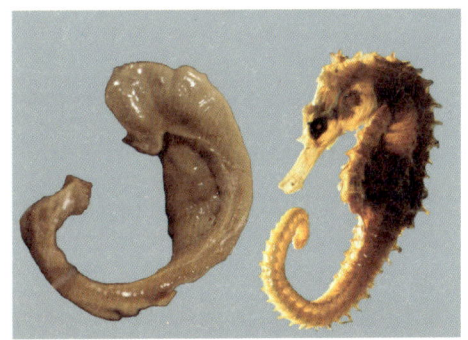

▲ 그림 3.5 왼쪽은 뇌의 해마다. 오른쪽은 동물 해마로, 뇌의 해마는 이 동물 해마와 형태가 닮아 그 이름이 유래되었다

Professor Laszlo Seress, CC BY-SA 3.0. From: https://theconversation.com/explainer-what-happens-in-the-hippocampus-32589.

처럼 헨리는 어린 시절을 비롯한 인생 대부분을 기억할 수 있었지만 새로운 기억을 만들어 내지는 못했다.

　의사들은 헨리에게 큰 흥미가 생겼다. 헨리는 수술 이후에도 그의 인생 내내 대규모의 신경학 검사와 심리 검사를 받았다. 과학자들은 이러한 연구를 통해 신경외과에 대한 이해가 한층 깊어졌고, 기억 생성에 관한 해마의 역할이 얼마나 중요한지 깨닫게 되었다.

　헨리는 그의 여생을 병원에서 보냈는데, 2008년 82세의 나이로 죽을 때까지 매일 자신이 청년이라고 생각하며 잠에서 깨어났다(Annese et al., 2014). 새로운 기억을 만들 수 없었기 때문에 자신이 신경 과학 분야에서 얼마나 유명인이 되었는지 전혀 알지 못했다. 그가 죽은 뒤 캘리포니아 대학교 샌디에이고 캠퍼스 연구진은 그의 뇌를 가져와 디지털 방식으로 재현해서 전 세계 신경 과학자들이 아주 상세하게 연구할 수 있게 했다(Annese et al., 2014).

태양 경배 동작을 어떻게 기억하는가?

장기 기억에는 2가지 주요 형태가 있는데, 서술(외현) 기억과 비서술(암묵) 기억이다. 서술 기억은 사실이나 사건을 기억하는 방식인 반면, 비서술 기억은 습관을 형성하거나 새로운 기술을 배울 때 사용된다(Reber, 2008). 헨리의 사례를 통해 의사와 과학자는 서술 기억이 해마와 관련되어 있다는 사실을 알게 되었다.

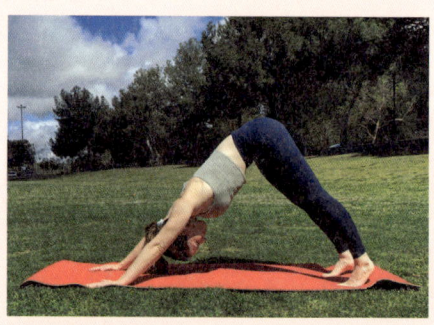

▲ 그림 3.6 태양 경배 동작의 여러 자세 중 하나인 아래를 향한 개 자세

비서술 기억은 태양 경배 동작처럼 한번 배운 것을 의식적으로 생각하지 않고도 떠오르게 한다. 이러한 형태의 기억이 자동으로 행동에 나타나기 위해서는 반복과 연습이 필요하다. 비서술 기억은 뇌의 운동 영역과 관련되며, 소뇌는 학습한 운동 기억을 떠올리는 데 중요한 역할을 한다.

　해마는 노화의 영향을 받는다. 나이가 들수록 뉴런은 하나씩 죽고 염증이 늘어나며 해마의 크기는 줄어든다(Van Aalst et al., 2020). 요가는 노화와 관련된 쇠약으로부터 해마를 보호해 줄 수 있다. 일리노이 대학교 어버너 섐페인 캠퍼스(University of Illinois at Urbana Champaign), 그리고 웨인 주립 대학교(Wayne State University)의 과학자들은 숙련된 요가 수행자 13명의 해마 밀도를 13명의 건강한 대조군과 비교해 검사했다(Gothe et al., 2018). 그 결과 숙련된 요가 수행자들의 왼쪽 해마 회백질 밀도가 대조군보다 더 높은 것을 발견했다. 이 발견이 시사하는 바는 요가 수행자들이 이 뇌 영역에 더 많은 뉴런을 가지고 있어서 이 뉴런들이 노화와 관련된 기억력 저하를 예방해 준다는 것이다.

왜 이 연구들에서는 오른쪽이 아닌 왼쪽 뇌에서만 차이점을 보이는가?

신경 과학자들도 알지 못한다. 뇌 한쪽에서만 중요한 결과물이 나오는 것은 기술적 어려움, 오류, 분석 기법의 차이 등 다양한 이유 때문일 수 있다. 비록 언어 능력과 같은 일부 기능은 왼쪽 뇌에 국한되지만, 다른 기능의 대부분은 뇌 양쪽에서 일어나는 것으로 알려졌다. 하지만 아직 발견되지 않은 좌뇌와 우뇌 간의 차이점이 있을 수 있다.

해마는 **편도체**(amygdala) 옆에 자리 잡고 있다(그림 3.7). 편도체는 형태와 크기가 아몬드와 비슷하다. 매우 작지만, 이 구조물은 공포, 불안, 분노의 감정을 다루는 중요한 역할을 한다. 편도체는 또한 우리 기억에 감정을 부여하기 때문에 감정 기억의 주요 중계소다(Van Aalst et al., 2020).

네덜란드의 에라스무스 메디컬 센터(Erasmus Medical Center) 연구진은 3,742명의 참가자를 대상으로 한 대규모 연구를 통해 요가와 명상이 편도체와 해마의 용적에 미치는 영향을 실험했다(Gotink et al., 2018). 연구진은 왼쪽 해마와 오른쪽 편도체의 회백질 용적 감소가 이 2가지 수행과 관련되었음을 발견했다. 이 영역의 회백질 용적이 더 작다는 것은 수행자가 자신의 감정 상태를 조절하기 위해 요가와 명상을 통해 불안 및 공포 반응을 조절한다는 의미일 수 있다. 만약 불안, 공포와 관련된 뉴런이 자주 사용되지 않는다면, 뇌는 신경 회로를 재조직해서 이 영역의 용적을 줄일 수 있을 것이다. 이 과정을 통해 뇌는 더 효율적으로 변할 수 있다. 과학자들이 뇌에 미치는 요가와 명상의 영향을 구별하지 않아서, 이 결과가 요가 덕분인지, 명상 덕분인지, 아니면 이 둘이 결합한 덕분인지는 명확하지 않다.

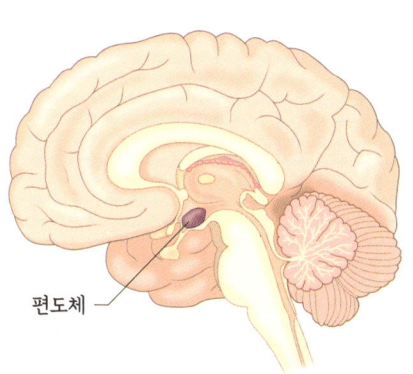

▲ 그림 3.7 편도체를 보여 주는 삽화

회백질 용적이 큰 게 좋을까, 작은 게 좋을까?

두 선택지 모두 그럴듯한 유익이 있는 것 같다. 대답하기 어려운 주요 이유 중 하나는 뇌 용적이 절개 연구가 아닌 영상 연구에 기초한다는 점이다. 따라서 크기의 차이를 만드는 이유가 불분명하다. 연구진은 쥐와 같은 동물 모델의 뇌를 절개하여 뇌 용적이 뇌 구조와 어떤 관련이 있는지 알아봄으로써 이 질문에 접근하기 시작했다.

똑똑한 사람들은 뇌가 더 클까?

흔히 뇌가 크면 그만큼 더 똑똑하다고 알려져 있지만, 아프리카코끼리를 생각해 보라. 인간의 뇌보다 약 3배 더 큰 뇌를 가지고 있다. 코끼리의 뇌에는 인간의 860억 개 뉴런과는 비교도 안 되는 약 2570억 개의 뉴런이 있다(Herculano-Houzel et al., 2014).

실제로 알베르트 아인슈타인의 뇌를 정밀하게 검사한 결과 일반인의 뇌보다 더 작은 것으로 드러났다(Costandi, 2012). 절개 연구를 통해 그의 뇌가 더 밀집된 것으로 나타났는데 이는 아인슈타인의 뇌 전체 영역에 더 많은 뉴런이 빽빽하게 들어차 있다는 것을 의미한다. 더 밀집된 뇌가 의미하는 바는 영역 간의 연계성이 뛰어나서 일반 뇌보다 빠른 처리 능력을 가진다는 뜻이다. 또

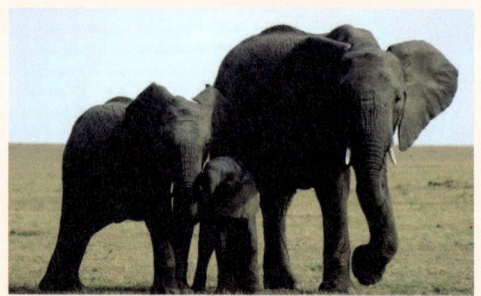

▲ 그림 3.8 케냐의 마사이 마라 국립 보호구에 서식하는 아프리카코끼리
David Heiling on Unsplash.

한 아인슈타인은 일반 뇌보다 신경 교세포라 불리는 비뉴런 지원 세포를 더 많이 가지고 있었다(Costandi, 2012). 신경 과학자들은 여전히 신경 교세포가 지능과 어떤 관련이 있는지 알아보기 위해 노력 중이다.

좌뇌 우성 또는 우뇌 우성?

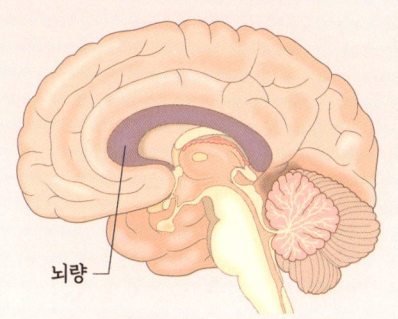

▲ 그림 3.9 뇌량을 보여 주는 삽화

"우뇌가 발달한 사람은 창의적이고 예술적이지만, 좌뇌가 발달한 사람은 더 분석적이고 계산적이다."라는 문장은 사실과 거리가 멀다. 언어와 같은 뇌의 일부 기능은 한쪽 뇌에 국한되지만, 대부분의 기능은 양쪽에서 일어난다. 정보는 뇌량이라 불리는 3억 개의 축삭돌기 다리를 통해 공유된다(Phillips et al., 2015). 뇌량은 뇌의 좌우 반구를 넘나드는 정보 고속 도로다. 이 다리를 끊어야 할 때도 있다. 심각한 간질과 같은 질병을 앓을 때, 신경과 의사는 두 반구가 더 이상 서로 소통하지 못하도록 뇌량을 자를 것이다. 이 수술은 발작을 줄여 줄 수 있지만 또한 시력, 언어 능력, 기억력의 변화처럼 다수의 행동 및 인지 변화를 야기할 수 있다. 이 방법은 대체할 만한 치료 방법이 없는 환자를 위해 마련된 최후의 수단으로 여겨진다.

그렇다면 어떤 사람들은 왜 더 창의적이거나 분석적인가? 신경 과학자들도 알지 못하지만, 뉴런 그룹 간의 소통 방식과 관련 있을 수 있다.

두정엽

두정엽(parietal lobe)은 뇌의 상단과 후방에 자리 잡고 있으며 미각, 촉각, 체온, 통증, 압력과 같은 감각 정보를 전문적으로 다룬다(Garcia-Larrea and Mauguiere, 2018). 또한 두정엽은 이 감각 정보를 시각 체계와 통합하는데, 이 과정은 몸이 공간의 어디에 위치하는지를 아는 데 중요하며, 고유 수용성 감각(proprioception)이라고 불린다(Karnath, 1997; Olson and Berryhill, 2009). '육감'으로도 알려진 고유 수용성 감각은 거의 모든 형태의 운동에 매우 중요한 역할을 한다. 한 연구에 따르면 두정엽 용적이 매주 요가 수행 시간과 관련된 것으로 나타났다. 요가를 더 많이 한 사람이 덜한 사람보다 두정엽이 더 컸다(Villemure et al., 2015).

후두엽

가장 작은 엽인 **후두엽**(occipital lobe)은 뇌의 뒷부분에 있으며 주요 시각 정보 처리 중추인 1차 시각피질이 있다. 후두엽이 눈에서 멀리 떨어져 있다 보니 뇌가 진화하여 눈에서 후두엽까지 뻗은 수백만 개의 축삭돌기(백질)를 가지게 되었다. 후두엽은 눈에서 온 정보를 통합하여 빛, 질감, 색, 크기, 형태, 거리에 관한 정보가 결합된 하나의 이미지를 만든다.

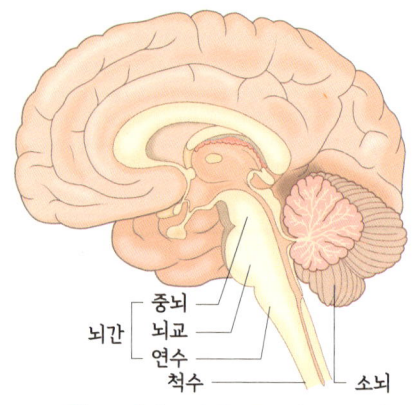

▲ 그림 3.10 뇌간, 소뇌, 척수를 보여 주는 뇌 삽화
From: https://qbi.uq.edu.au/brain/brain-anatomy/hindbrain

후두엽 밑에는 소뇌와 뇌간이라 불리는 더 중요한 두 개의 구조물이 있다(그림 3.10). 라틴어로 '작은 뇌'를 의미하는 **소뇌**(cerebellum)는 움직임 조정, 태양 경배 동작과 같은 근육 기억, 움직임 수정(발이 걸려 넘어지는 것을 피하기 위한 빠른 움직임)뿐 아니라 신경 과학자들이 이제 판독하기 시작한 다른 여러 기능과 관련되어 있다. 비록 물리적으로는 대뇌피질보다 더 작지만, 거의 5배 많은 뉴런이 이 주름진 공간 안에 빽빽하게 들어차 있다(Von Bartheld, Bahney, and Herculano-Houzel, 2016).

뇌간(brainstem)은 호흡, 심박수, 혈압, 의식, 수면 각성 주기와 같은 여러 중요한 기능을 조절하며 중뇌, 뇌교, 연수라 불리는 3가지 주요 구획으로 이뤄져 있다. 장기간의 명상은 뇌간의 밀도를 높이며, 특히 심장 및 폐 조절과 관련된 부위의 밀도를 높이는 것으로 드러났다. 이러한 뇌 구조물의 변화는 명상과 흔히 상관된 부교감 신경계 활동의 증가를 설명할 수 있다(Vestergaard-Poulsen et al., 2009).

또한 뇌간에는 대부분의 뇌신경이 있다. 각 뇌신경은 운동 정보 및 감각 정보를 머리와 목 주변에 전송하는 특정한 역할을 한다(그림 3.11).

중뇌(midbrain)는 뇌간 상단에 있고 운동 조절, 수면, 체온 조절, 시력, 청력과 관련되어 있다. 흑질(substantia nigra)이라 불리는 주요 도파민 생성 중추가 있다.

뇌교(pons)는 중뇌와 연수 사이에 있다. 이 둥글납작한 구조물은 '다리'를 뜻하는 라틴어에서 이름을 따왔는데, 척수뿐 아니라 뇌 양쪽을 오가는 신호를 조정하는 중추로서 작용하기 때문이다. 뇌교는 수면, 호흡, 평형 및 더 많은 기능과 관련된 뉴런 그룹을 포함한다.

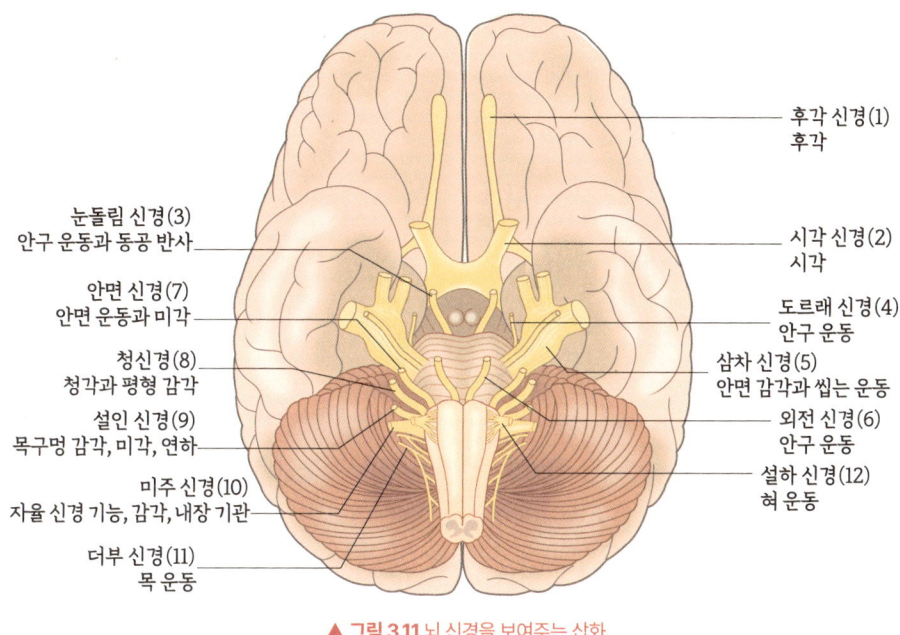

▲ 그림 3.11 뇌 신경을 보여주는 삽화

연수(medulla)는 뇌간 하단에 있고 뇌가 척수로 변화하는 곳이다. 연수는 약 3cm 정도로 짧지만 생존에 필수적인 구조물이다. 호흡, 심박수, 혈압과 같은 생명 기능을 위한 조절 중추를 포함한다. 이 영역은 또한 연하, 심지어 재채기와 같은 반응과도 관련되어 있다(Seijo-Martinez et al., 2006; Hashimoto et al., 2018).

요가 및 명상과 관련된 그 밖의 뇌 영역들

대상피질(cingulate cortex)은 무지개처럼 뇌 안쪽 주변을 감고 있다(그림 3.12). 두 주요 구역인 전대상피질(앞쪽)과 후대상피질(뒤쪽)로 나뉜다(Seijo-Martinez et al., 2006; Hashimoto et al., 2018).

전대상피질(anterior cingulate cortex, ACC)은 의사 결정을 담당하는 전두엽뿐 아니라 뇌의 감정 체계(대뇌변연계)와 연결되었기 때문에 요가 수행자들과 특히 관련되어 있다. 전대상피질은 정서 학습을 위해 생각과 느낌을 통합할 뿐 아니라 명상과 같은 활동 중 집중력을 모니터링하는 데도 도움을 준다(Devinsky, Morrell and Vogt, 1995).

전대상피질은 보통 명상의 영향과 관련되어 있다. 명상은 이 영역의 효율성을 증가시키고 혈류를 향상시키며 축삭돌기의 변화를 야기할 수 있다(Tang et al., 2010, 2015; Xue, Tang and Posner, 2011). 일부 연구진은 이 영역의 변화가 감정 및 주의 조절을 개선할 수 있다는 가설을 세운다.

뇌섬엽(insula) 또는 뇌섬엽피질(insular cortex)은 최근 명상 연구에서 주목받고 있다(그림 3.13). 과학자들은 이 영역이 내면 상태를 감지하기 때문에 자기 인식이나 자기반성을 담당한다고 여긴다(Modinos, Ormel and Aleman, 2009).

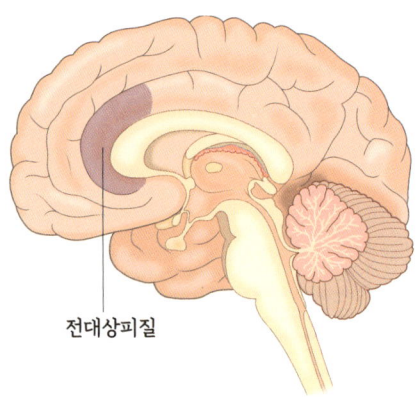

▲ 그림 3.12 전대상피질을 보여 주는 삽화

많은 연구들은 요가 수행자의 뇌섬엽 용적(회백질)이 요가를 수행하지 않는 사람보다 더 크다는 점을 발견했다. 또한 뇌섬엽의 크기는 요가 경험 햇수와 관련되어 있다. 즉, 요가를 더 오랜 시간 수행한 사람이 짧게 수행한 사람보다 이 영역에 회백질이 더 많았다(Villemure et al., 2013).

뇌를 분석하는 또 다른 방법은 백질이라 불리는 뉴런의 축삭돌기를 살펴보는 것이다. 백질 검사는 뇌의 각각 다른 영역이 어떻게 서로 연결되어 있는지 이해하는 데 유용하다. 미국 국립 보건원 연구진은 숙련된 요가 수행자의 뇌섬엽 백질이 건강한 대조군과 비교해 어떻게 다른지 관심을 가졌다(Villemure et al., 2013). 숙련된 수행자들은 대조군보다 뇌섬엽의 전방과 후방 영역 사이가 더 잘 연계된 것으로 나타났다. 요가는 몸과 마음의 인식이 필요하므로 효율적인 소통을 촉진하도록 뇌섬엽을 변화시켜서 인식과 자기반성을 용이하게 할 수 있다.

뇌섬엽은 또한 감정 이입과 관련되어 있으며 자애 명상을 하는 동안 활성화된다고 알려졌다(Singer, Critchley and Preuschoff, 2009). 자애 명상은 행복감을 높이고 스트레스를 줄이는 데 활용되는 인기 있는 명상 요법이다(그림 3.14). 뇌를 훈련해 자비, 용서, 자기 수용을 길러 준다. 자애 명상 중에 수행자는 사랑과 친절의 에너지를 다른 사람이

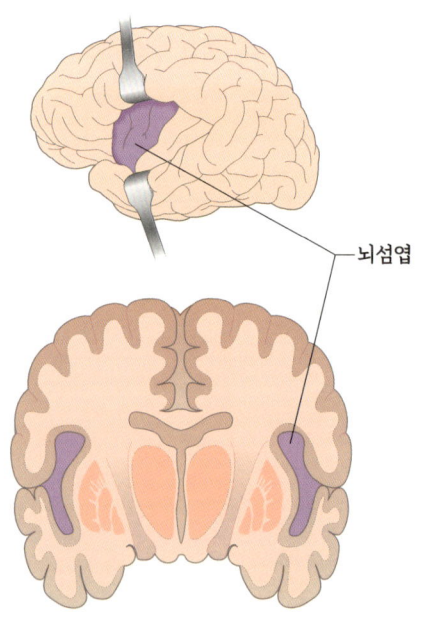

▲ 그림 3.13 뇌섬엽 또는 뇌섬엽피질을 보여 주는 삽화

나 자기 자신에게 가져오는 데 초점을 맞춘다. 비록 이 요법은 숙달하기 어려울 수 있지만, 더 나은 감정 조절 및 스트레스 관리를 할 수 있도록 이끌어 준다(Grossman and Van Dam, 2011).

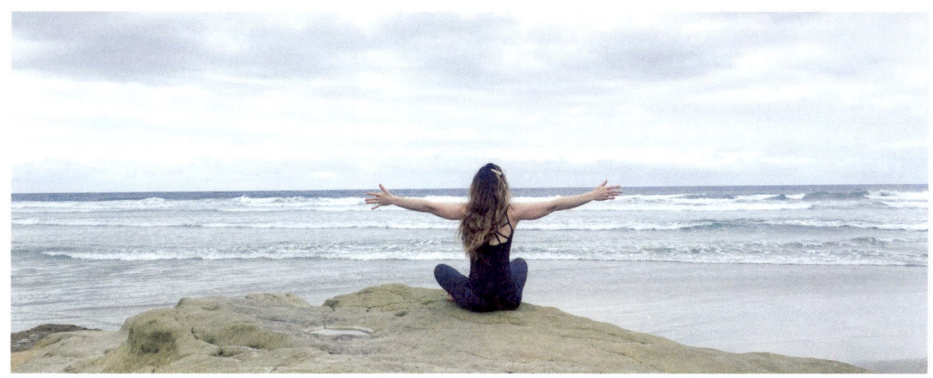

▲ 그림 3.14 자애 명상은 뇌를 훈련해 자비, 용서, 자기 수용 능력을 길러 준다

자애 명상

편안한 자세를 취하세요.
친구나 가족을 향한 자애의 마음을 품으면서 시작합니다.
당신이 사랑하는 사람을,
그들이 행복해지길 바라는 마음을 생각해 보세요.
바깥으로 자연스럽게 열리는 마음을.
몸과 소통하여 이 순간 어떤 느낌이 드는지 확인해 보세요.
지금 이곳에 머무르세요. 감정이 제자리에서 쉬게 하세요.
이제, 사랑하는 사람에게 다시 집중해 보세요.
그들의 모습을 그려 보세요.
그들의 냄새를 맡아 보세요.
그들이 어떤 식으로 몸을 움직이는지 기억해 보세요.
그들을 느끼고 바라보세요.
이제, 내면에서 어떤 느낌이 드는지 주목하세요.
그 온기를 품어 보세요.

뇌의 해부학적 특징

미소 짓고 있나요?

행복은 자연스러운 감정입니다.

다시 관심을 사랑하는 사람에게로 가져오세요.

그들이 잘되길 바라며 사랑하는 마음을 전달하세요.

당신이 행복하고 건강하고 평안하기를.

당신으로부터 뻗어 나가는 자애의 마음을 느껴 보세요.

내면의 힘과 불꽃을 느껴 보세요.

사랑하는 사람에게로 뻗어 가는 기쁨과 행복을 그려 보세요.

우리 모두 기쁨과 행복을 누리기를.

핵심 요점

- 뇌는 다양한 영역이 함께 작동하며 기능을 수행하지만, 살펴본 바에 따르면 일부 영역은 특정 기능의 대부분을 담당한다(그림 3.15).
- 과학 연구에 따르면 요가 및 명상은 뇌의 거의 모든 영역에서 일어나는 변화들과 관련이 있다.

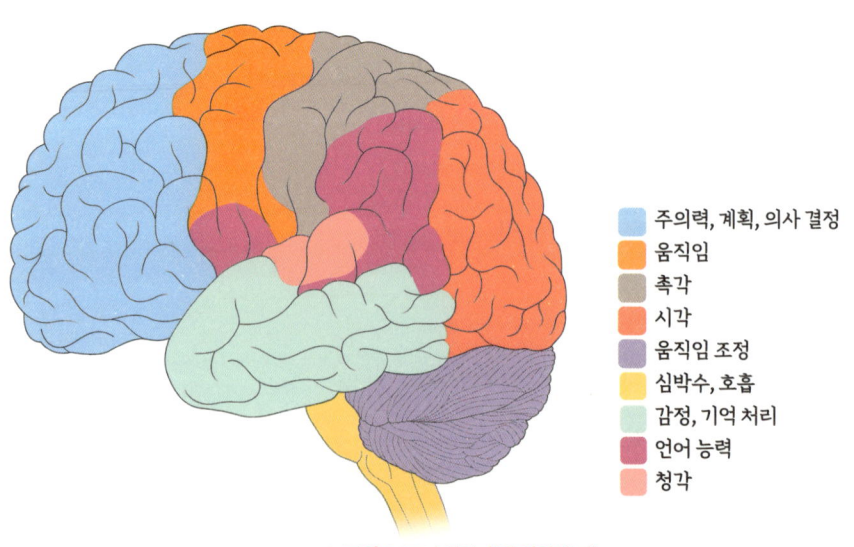

▲ 그림 3.15 뇌 영역과 각 영역의 기능

참조

Afonso, R.F., Balardin, J.B., Lazar, S., Sato, J., et al., 2017. Greater cortical thickness in elderly female yoga practitioners: a cross-sectional study. *Frontiers in Aging Neuroscience*, 9, p.201.

Annese, J., Schenker-Ahmed, N.M., Bartsch, H., Maechler, P., et al., 2014. Postmortem examination of patient H.M.'s brain based on histological sectioning and digital 3D reconstruction. *Nature Communications*, 5(1), p.3122.

Chayer, C. & Freedman, M., 2001. Frontal lobe functions. *Current Neurology and Neuroscience Reports*, 1(6), pp.547-552.

Chow, T.W., 2000. Personality in frontal lobe disorders. Current Psychiatry Reports, 2(5), pp.446-451.

Costandi, M., 2012. Snapshots explore Einstein's unusual brain. Nature. https://doi.org/10.1038/nature.2012.11836.

Devinsky, O., Morrell, M.J. & Vogt, B.A., 1995. Contributions of anterior cingulate cortex to behaviour. Brain, 118(1), pp.279-306.

Eichenbaum, H., Yonelinas, A.P. & Ranganath, C., 2007. The medial temporal lobe and recognition memory. *Annual Review of Neuroscience*, 30(1), pp.123-152.

Garcia-Larrea, L. & Mauguiere, F., 2018. Pain syndromes and the parietal lobe. *Handbook of Clinical Neurology*, 151, pp.207-223.

Gothe, N.P., Hayes, J.M., Temali, C., & Damoiseaux, J.S., 2018. Differences in brain structure and function among yoga practitioners and controls. *Frontiers in Integrative Neuroscience*, 12, p.26.

Gotink, R.A., Vernooij, M.W., Ikram, M.A., Niessen, W.J., et al., 2018. Meditation and yoga practice are associated with smaller right amygdala volume: The Rotterdam Study. *Brain Imaging and Behavior*, 12(6), pp.1631-1639.

Grossman, P. & Van Dam, N.T., 2011. Mindfulness, by any other name⋯: Trials and tribulations of Sati in western psychology and *science*. Contemporary Buddhism, 12(1), pp.219-239.

Hashimoto, K., Sugiyama, Y., Fuse, S., Umezaki, T., et al., 2018. Activity of swallowing-related neuron in the medulla in the perfused brainstem preparation in rats. *The Laryngoscope*, 129(2), e72-e79.

Herculano-Houzel, S., Avelino-de-Souza, K., Neves, K., Porfirio, J., et al., 2014. The elephant brain in numbers. *Frontiers in Neuroanatomy*, 8, p.46.

Karnath, H.O., 1997. Spatial orientation and the representation of space with parietal lobe lesions. Philosophical Transactions of the Royal Society of London. *Series B: Biological Sciences*, 352(1360), pp.1411-1419.

Knecht, S., Drager, B., Deppe, M., Bobe, L., et al., 2000. Handedness and hemispheric language dominance in healthy humans. Brain, 123(12), pp.2512-2518.

Lerch, J.P., Pruessner, J.C., Zijdenbos, A., Hampel, H., Teipel, S.J., & Evans, A.C., 2004. Focal decline of cortical thickness in Alzheimer's disease identified by computational neuroanatomy. *Cerebral Cortex*, 15(7), pp.995-1001.

Modinos, G., Ormel, J. & Aleman, A., 2009. Activation of anterior insula during self-reflection. *PLoS ONE*, 4(2).

Olson, I.R. & Berryhill, M., 2009. Some surprising findings on the involvement of the parietal lobe in human memory. *Neurobiology of Learning and Memory*, 91(2), pp.155-165.

Phillips, K.A., Stimpson, C.D., Smaers, J.B., Raghanti, M.A., et al., 2015. The corpus callosum in primates: processing speed of axons and the evolution of hemispheric asymmetry. *Proceedings of the Royal Society B: Biological Sciences*, 282(1818), p.20151535.

Reber, P.J., 2008. Cognitive neuro*science* of declarative and nondeclarative memory. *Advances in Psychology*, 139, pp.113-123.

Sacks, O., 2022. The Man Who Mistook his Wife for a Hat. London: Picador.

Seijo-Martinez, M., Varela-Freijanes, A., Grandes, J., & Vazquez, F., 2006. Sneeze related area in the medulla: localisation of the human sneezing centre? Journal of Neurology, *Neurosurgery & Psychiatry*, 77(4), pp.559-561.

Singer, T., Critchley, H.D. & Preuschoff, K., 2009. A common role of insula in feelings, empathy and uncertainty. *Trends in Cognitive Sciences*, 13(8), pp.334-340.

Squire, L.R., Stark, C.E.L. & Clark, R.E., 2004. The medial temporal lobe. *Annual Review of Neuroscience*, 27(1), pp.279-306.

Tang, Y.-Y., Lu, Q., Geng, X., Stein, E.A., Yang, Y., & Posner, M. I., 2010. Short-term meditation induces white matter changes in the anterior cingulate. *Proceedings of the National Academy of Sciences*, 107(35), pp.15649-15652.

Tang, Y.-Y., Lu, Q., Feng, H., Tang, R., & Posner, M. I., 2015. Short-term meditation increases blood flow in anterior cingulate cortex and insula. *Frontiers in Psychology,* 6, p.212.

Van Aalst, J., Ceccarini, J., Demyttenaere, K., Sunaert, S., & Van Laere, K., 2020. What has neuroimaging taught us on the neurobiology of yoga? A review. *Frontiers in Integrative Neuroscience,* 14, p.34.

Vestergaard-Poulsen, P., van Beek, M., Skewes, J., Bjarkam, C.R., et al., 2009. Long-term meditation is associated with increased gray matter density in the brain stem. *NeuroReport*, 20(2), pp.170-174.

Villemure, C., Ceko, M., Cotton, V.A., & Bushnell, M.C., 2013. Insular cortex mediates increased pain tolerance in yoga practitioners. *Cerebral Cortex*, 24(10), pp.2732-2740.

Villemure, C., Ceko, M., Cotton, V.A., & Bushnell, M.C., 2015. Neuroprotective effects of yoga practice: age-, experience-, and frequency-dependent plasticity. *Frontiers in Human Neuroscience,* 9, p.281.

Von Bartheld, C.S., Bahney, J. & Herculano-Houzel, S., 2016. The search for true numbers of neuron and glial cell in the human brain: a review of 150 years of cell counting. *Journal of Comparative Neurology*, 524(18), pp.3865-3895.

Xue, S., Tang, Y.-Y. & Posner, M.I., 2011. Short-term meditation increases network efficiency of the anterior cingulate cortex. *NeuroReport*, 22(12), pp.570-574.

CHAPTER 4
요가와 명상의 감각적 경험

감각은 모든 요가 및 명상 경험의 근본이 되는 부분이다. 이 출입구를 통해 몸은 외부 환경을 감지한다. 감각을 수행에 수반하면 경험을 강화하고 생생한 기억을 이끌 수 있다. 이번 장에서는 각 감각에 대한 짧은 개요와 감각이 어떻게 뇌의 센서 역할을 하는지를 설명한다. 이 지식을 통해 우리는 수행의 효과를 심화시킬 수 있을 것이다(그림 4.1).

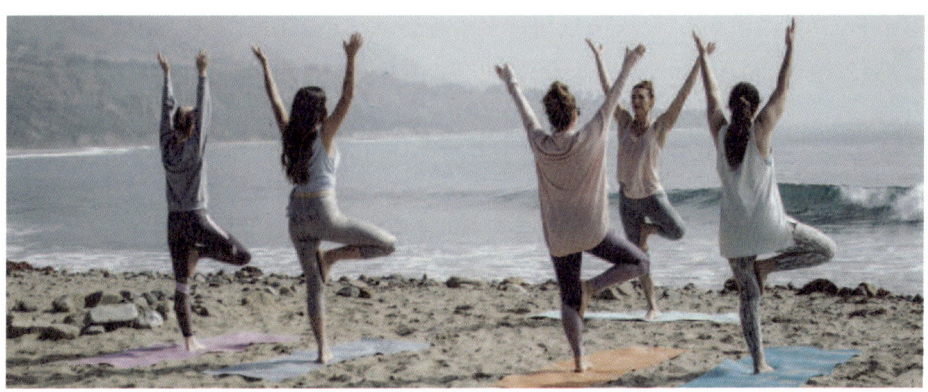

▲ 그림 4.1 바닷가에서의 그룹 요가 수행
Kaylee Garrett on Unsplash.

시각

요가 강습소 안으로 걸어 들어와 자리를 찾기 위해 두리번거릴 때, 수천 가지 신호가 눈의 뉴런에서 뇌의 시각 중추인 시각피질로 전해진다. 바르게 자세를 따라 하고 있는지 확인하기 위해 강습실 앞 강사를 쳐다보고 그 모습을 훑어보는 동안 이 뉴런들은 지속해서 정보를 보낸다. 우리는 요가 수행 중에 흔히 눈에 의지하는데, 과연 시각은 어떻게 작동할까?

눈은 몸에서 빛을 처리하는 몸의 제일 첫 번째 부분이다. 빛은 눈으로 들어올 때, 보호막 역할을 하는 투명한 바깥층이자 처음 빛을 집중시키는 데 도움을 주는 각막을 통과한다. 그 후 빛은 더 미세하게 조정된 초점을 제공하는 수정체를 통과하여 눈 뒤편에 있는 망막 위로 비친다. 홍채와 동공은 눈 뒤편으로 들여보낼 빛의 양을 조절한다(그림 4.2).

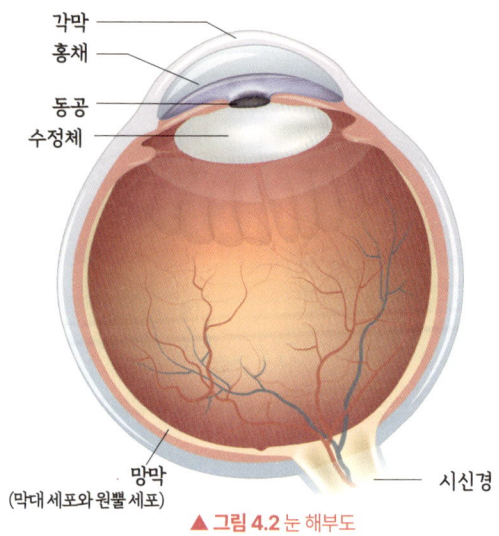

▲ 그림 4.2 눈 해부도

망막은 약 1억 2500만 개에서 1억 5000만 개의 광수용기(photoreceptor)라고 불리는 뉴런들로 덮여 있는데, 이 뉴런들은 유입된 빛에 대한 정보를 모으고 그 정보를 전기 신호로 바꾼다(Alexiades and Khanal, 2007). 광수용기는 그 후 이 신호들을 망막의 다른 뉴런으로 전달한다.

광수용기의 2가지 주요 형태로는 막대 세포(rod)와 원뿔 세포(cone)가 있다. 막대 세포는 빛에 민감하여 밤이나 어두컴컴한 곳에서도 볼 수 있게 하고, 원뿔 세포는 색을 감지하고 세부적인 것을 볼 수 있게 한다. 원뿔 세포는 마치 텔레비전이나 컴퓨터 모니터의 화면 픽셀 색상처럼 빨간색, 초록색, 파란색을 감지하는 3가지 형태가 있다. 원뿔 세포들은 함께 일하며 감지 가능한 모든 색상에 대한 정보를 전달한다.

그 후 망막의 뉴런은 시신경으로 신호를 보내서 시각로를 따라 후두엽의 시각피질까지 정보를 이동시킨다. 뇌는 이 시각 정보를 사용해 형태, 움직임, 색깔을 알 수 있을 뿐만 아니라 시각적 경험에 대한 기억도 만들 수 있다. 시각피질은 사물이 공간의 '어디'에 있는지에 대한 정보를 처리하기 위해 두정엽으로 신호를 보낸다. 또한 물건이나 얼굴과 같이 '무슨' 정보인지 처리하기 위해 측두엽에도 신호를 보낸다. 측두엽의 정보 처리는 해마를 포함한 기억 중추와 긴밀하게 연결되어 있다.

실명과 시각 장애

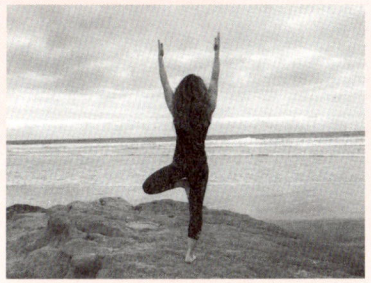

▲ 그림 4.3 나무 자세

실명과 시각 장애는 백내장이나 녹내장처럼 나이와 관련된 변화나 유전, 부상 등 수많은 요인으로 발생할 수 있다. 시각 장애는 경도, 중등도, 중도로 나뉠 수 있으며 실명은 거의 보이지 않거나 아예 보이지 않는 것을 뜻한다. 시각은 요가 수행에 필요치 않다. 일부 수행자들에게는 눈에 의존하지 않는 것이 내면으로 주의를 돌리는 더 쉬운 방법이 될 수 있다.

저시력자나 시각 장애인에게 요가를 가르칠 때 몇 가지 명심해야 할 점이 있다. 예를 들어 시각 장애인과 저시력자 청소년을 상대로 한 요가 연구에서 학생들은 다른 수업 전략보다 아사나(asana) 신체 지도 방식을 더 선호하는 것으로 나타났다(Mohanty et al., 2016).

눈이 보이지 않거나 시각 장애가 있는 사람을 가르치는 팁

- 수업 중에는 묘사하는 말로 큐잉(cueing)한다.
- 수강생이 허락한다면 신체적으로 지도한다.
- "기분이 어때요?"라고 물으며 수강생의 상태를 확인한다.
- 다른 감각을 높이기 위해 소품이나 향기를 사용한다.

제3의 눈

많은 수행자와 영적 치유자들은 육체의 눈 말고도 이마 가운데에 안식하고 있는 상징적인 3번째 눈이 있다고 믿는다. 이 견해는 서양 의학과 쉽게 접목하기 어렵지만, 요가 전통에 따르면 육체의 눈은 바깥 세상을 바라보는 반면 제3의 눈은 내면을 향해 있다. 불교의 많은 신들에게서 보이는 '혜안'이나(Tseten, 2022) 힌두교의 시바신 등 제3의 눈에 관한 개념은 다양한 많은 문화와 종교에 걸쳐 존재한다. 제3의 눈은 의식, 영적 지식, 지혜를 나타낸다.

이 개념은 또한 몸 전체에 분산된 7가지 에너지 소용돌이인 차크라의 중요한 부분이다(그림

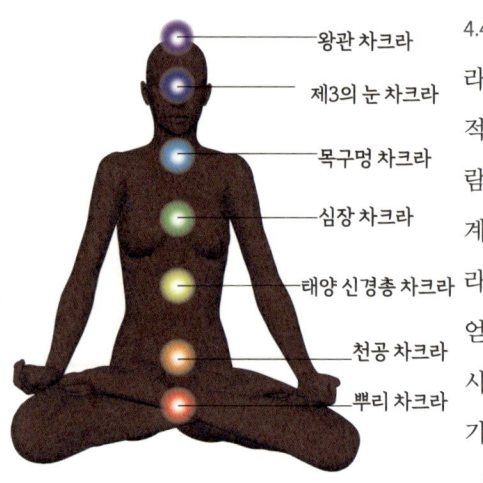

▲ 그림 4.4 일곱 가지 차크라

4.4). 요가 전통에서 아즈나 차크라(ajna chakra)라고도 불리는 제3의 눈 차크라는 심상화, 영적 소통, 직관력에 도움이 될 수 있다. 일부 사람들은 이를 통해 마음속의 세계와 몸 밖의 세계를 연결할 수 있다고 믿는다. 제3의 눈 차크라가 열리고 통하게 될 때 명석함과 통찰력을 얻을 수 있다. 이 차크라의 불균형은 눈이나 시력 관련 문제뿐 아니라 불면증과 두통을 야기할 수 있다고 알려져 있다(Jain, 2020).

요가 전통에 따르면 솔방울샘(pineal gland)은 제3의 눈의 생물학적 요소로 여겨진다. 솔방울샘은 뇌 속 깊은 곳에 있는 작은 샘이며 빛과 어둠에 대한 정보를 처리한다. 따라서 솔방울샘이 '3번째 눈'과 같이 작용해서 세상을 감지한다. 솔방울샘의 무게는 채 0.2g도 되지 않으며 다양한 방식으로 영향을 주는 세로토닌, 멜라토닌, 디메틸트립타민(N,N-dimethyltryptamine, DMT)을 분비한다(Nichols, 2017; Gheban, Rosca and Crisan, 2019). 솔방울샘에는 멜라토닌 호르몬을 분비해서 24시간 수면 각성 주기(서캐디언 리듬)을 조절하는 데 도움을 주는 특수 세포가 있다(Malpaux et al., 2001). 멜라토닌은 어두울 때 분비되고 빛에 의해 억제된다.

빛이 망막에 닿으면 시각에 관한 정보가 인체의 시교차상핵(suprachiasmatic nucleus)이라 불리는 시상하부의 뉴런 그룹, 즉 몸의 생체 시계로 보내진다(Moore, Speh and Leak, 2002). 이 정보는 시교차상핵에서 목의 상경신경절(superior cervical ganglion)이라 불리는 뉴런 그룹을 먼저 거친 후에 솔방울샘으로 보내진다(Moore, 1995, 그림 4.5).

또한 솔방울샘은 극도로 강력한 환각제인 디메틸트립타민을 분비한다. 일부

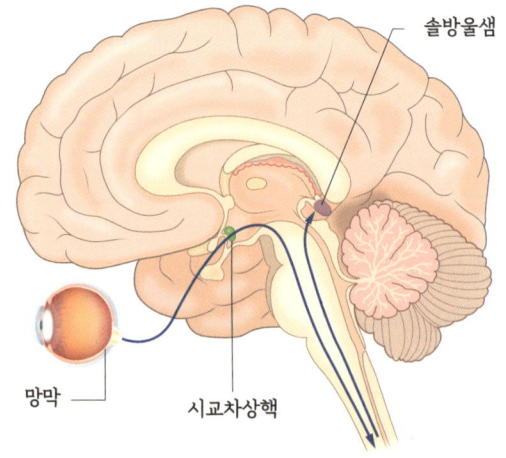

▲ 그림 4.5 망막, 시상하부의 시교차상핵, 솔방울샘

신경 과학자들은 디메틸트립타민이 탄생, 출산, 사망 직전의 경험을 하는 동안 분비된다고 여기지만(Gheban, Rosca and Crisan, 2019), 다른 과학자들은 솔방울샘에서 분비되는 디메틸트립타민의 양이 어떠한 정신 활성 효과를 발휘하기에는 충분하지 않다고 주장한다(Nichols, 2017). 하지만 뇌의 디메틸트립타민 방출은 죽음에 가까운 경험을 했을 때 겪게 된다고 알려진 초자연적인 현상들과 관련되어 있다. 디메틸트립타민은 생리적인 부분과 영적인 부분을 연결하는 또 다른 길을 제시하지만, 과학적으로 증명되지는 않았다.

> **핵심 요점**
> - 눈의 광수용기는 시각 정보를 제공하는 후두엽에 신호를 전달한다.
> - 말로 묘사하는 큐잉과 신체적 지도는 시각 장애인 수업을 할 때 도움이 되는 수업 전략이다.
> - 제3의 눈 차크라는 서캐디언 리듬을 조절하는 솔방울샘과 관련되어 있다.

제3의 눈에 초점을 두는 자세는 제3의 눈 차크라를 깨우는 것으로 알려져 있다. 신체를 이용해서 이마 중간을 만져 주는 자세뿐 아니라 이마를 바닥에 대서 이 부분에 부드럽게 압력을 주는 자세도 포함되어 있다. 다음 예시들은 명석함, 통찰력, 지혜를 가져다주는 제3의 눈 차크라를 활성화하는 데 도움이 되는 일부 자세들이다.

제3의 눈 차크라를 자극하는 요가 시퀀스 예시

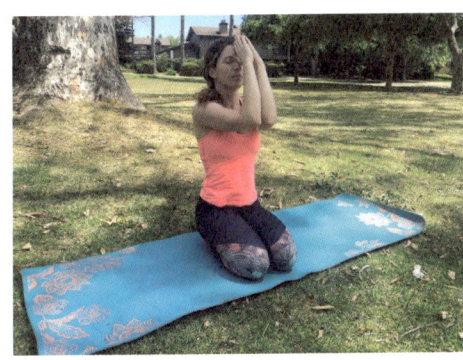

▲ 그림 4.6 두 엄지손가락으로 제3의 눈을 누르며 무릎 꿇기

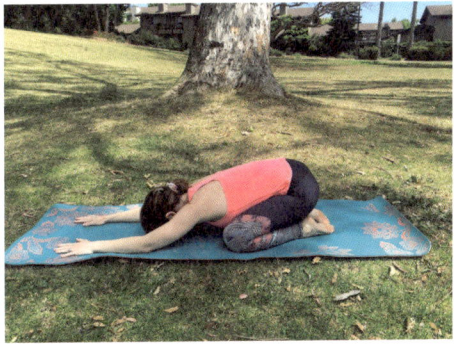

▲ 그림 4.7 아기 자세

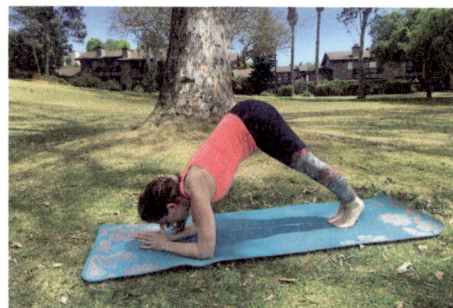

▲ 그림 4.8 돌고래 자세 변형

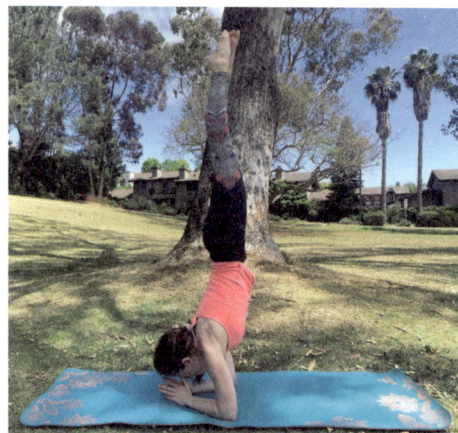

▲ 그림 4.9 팔뚝 서기 자세 변형

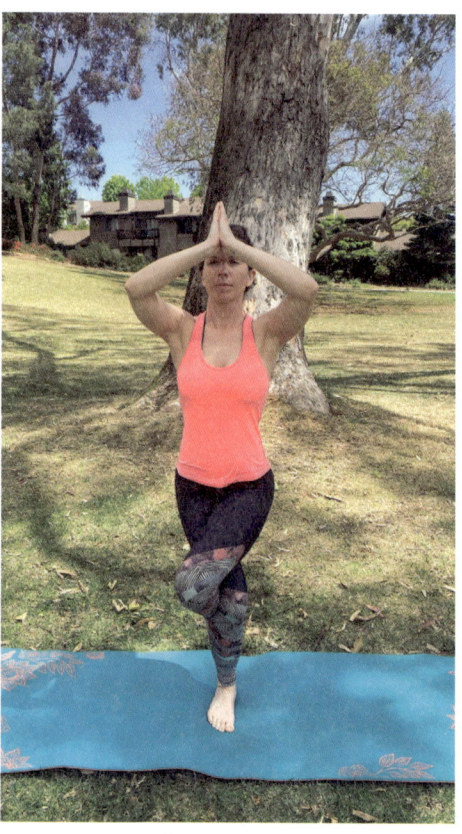

▲ 그림 4.10 독수리 자세 변형

청각

    요가 강사의 설명을 듣거나 그룹 명상 중에 '옴' 소리를 듣는 것은 많은 명상 수행의 필수적인 부분이다. 소리를 듣기 위해서 뇌는 일련의 막, 액체, 뼈를 통해 전달되고 증폭된 음파를 처리한다.

    음파가 맞닥뜨리는 첫 번째 장애물은 고막이다. 음파가 고막을 때릴 때 고막은 진동을 시작한다. 이 과정에서 음파는 진동으로 바뀐다. 내이에는 이러한 진동 감지를 도와주는 망치뼈(malleus), 모루뼈(incus), 등자뼈(stapes)라는 3가지 작은 뼈가 있다. 이 3가지 뼈를 묶어서 청소골(auditory ossicles)이라 부른다(그림 4.11).

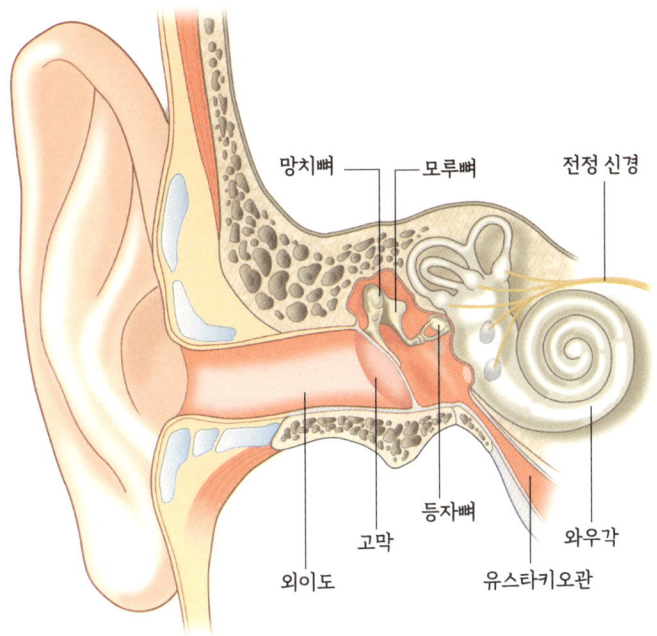

▲ 그림 4.11 망치뼈, 모루뼈, 등자뼈와 청소골

난청, 청각 장애와 보청 장치

난청과 청각 장애는 유전적 요인, 내이염, 두부 외상 등 많은 이유로 발생할 수 있다. 난청은 경도, 중등도, 중도, 최중도로 나뉘지만, 청각 장애는 보통 거의 들리지 않거나 아예 들리지 않는 것으로 정의된다.

보청기를 착용하거나 인공 와우를 시술한 친구와 공부한 적이 있을 것이다. 보청기는 소리를 증폭시켜 더 크게 만들어서 난청에 도움을 준다. 인공 와우는 심각한 청각 장애가 있는 사람들에게 이식된다. 처리기는 귀 뒤에, 수용기는 내이의 와우각에 설치되어서 작동한다. 처리기가 소리 신호를 포착하면 수용기로 그 신호를 보내고 수용기는 청신경을 자극해 신호를 뇌로 보내게 된다.

요가와 명상은 난청과 관련된 귀울림인 이명 증상을 줄이며, 청각 장애인이나 난청인의 일상을 개선할 수 있다(Curtis and Leppla, 2018; Gunjawate and Ravi, 2021).

> **난청이나 청각 장애가 있는 수강생을 가르치는 팁**
>
> - 수강생이 강습실 중앙을 찾게 도와주어서 시각적으로 다른 사람들의 움직임을 관찰할 수 있게 한다.
> - 수업 중에 말뿐 아니라 시각적으로도 큐잉한다.
> - 강사의 입 모양을 볼 수 있도록 말할 때 수강생과 대면한다.
> - 시각적 큐잉을 이해하거나 입 모양을 읽을 수 있도록 수업 중에 불을 계속 켜 둔다.

진동은 고막, 모루뼈와 연결된 망치뼈를 먼저 때린다. 망치뼈는 고막의 진동 때문에 앞뒤로 움직인다. 이 움직임은 등자뼈를 누르고 있는 모루뼈로 옮겨 간다. 등자뼈는 와우각을 밀어 와우각 속 림프액의 파동을 만든다.

그 후 유모세포(hair cell)라 불리는 작은 특수 세포는 림프액의 움직임을 감지하고 신경 전달 물질을 방출한다. 신경 전달 물질은 뉴런이 활동하도록 신호를 보내고 소리에 대한 정보는 측두엽에 있는 청각피질로 전해진다. 이러한 초기 과정이 지난 후에 전두피질처럼 소리 신호를 더 자세히 분석하는 뇌의 다른 영역으로 정보가 보내진다.

음악과 뇌

요가 강사는 흔히 수업 분위기를 갖추기 위해 음악을 사용하는데, 음악 감상은 복잡한 방식으로 뇌에 영향을 준다. 음악은 뇌의 보상 경로를 작동시켜 신경 전달 물질인 도파민이 방출되게 한다. 도파민은 행복한 느낌을 불러오기 때문에 음악을 감상하면 즐거워질 수 있다.

또한 음악은 뇌의 기억 중추를 활성화할 수 있다. 과학자들은 가장 좋아하는 노래를 들으면 기억과 감정을 연결하는 부위인 해마와 뇌의 청각 영역 사이에서 소통의 변화가 발생한다는 사실을 발견했다(Wilkins et al., 2014). 이러한 뇌의 연결을 통해 가장 좋아하는 노래 가사가 쉽게 떠오르게 된다.

음악 치료와 음파 목욕

소리는 수천 년 동안 여러 문화권에서 치료 수단으로 사용되어 왔다. 음악 치료는 우리에게 알려진 가장 오래된 치료 형태로 알려져 있다(Heather, 2007). 파킨슨병(Devlin, Alshaikh and Pantelyat, 2019), 자폐증(Geretsegger, M. et al., 2014)과 같은 신경 장애 및 우울증(Erkkila et al., 2011), 불안증(Gomez Gallego and Gomez Garcia, 2017) 등 다양한 질환을 앓는 사람들과 외상성 뇌 손상에서 회복(Siponkoski et al., 2020) 중인 사람들에게 유익할 수 있다.

오랜 역사를 자랑하는 쓰임새와 그 장점을 보여주는 많은 연구가 있는데도 소리가 몸에 유익한 이유에 대한 근거는 여전히 부족하다. 일부 연구진은 음성, 북소리, 소리굽쇠, 싱잉볼 혹은 다른 악기들이 신체 주파수를 조정한다고 주장한다(그림 4.12). 캘리포니

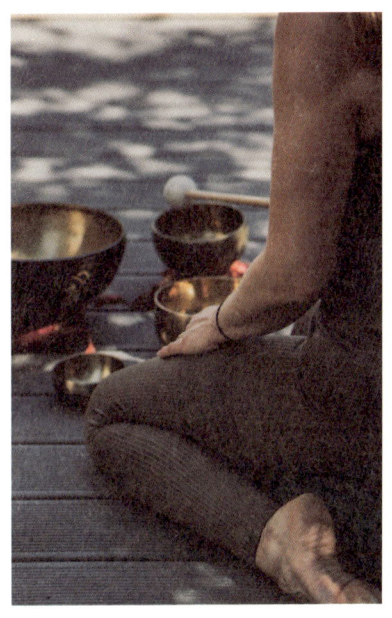

▲ 그림 4.12 싱잉볼
Sven Mieke on Unsplash.

아 대학교 샌터바버라 캠퍼스(University of California, Santa Barbara) 연구진은 동기화된 진동이 특정 주파수에서 뉴런을 발동시켜 의식을 각성시키는 방법을 설명한 '의식 공명 이론(resonance theory of consciousness)'을 개발했다(Hunt, 2018). 두 물체를 서로 아주 가까이 이동시키면 '자발적 자기 조직화(spontaneous self-organization)'라 불리는 과정을 통해 같은 주파수에 동시에 반응하게 된다. 음악은 이러한 진동을 변화시켜 마음을 진정시키고 균형 잡히게 할 수 있다(Heather, 2007).

소리는 안정적인 주파수를 제공하여 뉴런을 동시에 발동시킬 수 있다(Abhang, Gawali and Mehrotra, 2016; Martinez, 2021). 수행자는 소리의 주파수와 리듬을 바꿔 베타 상태(깨어 있는)에서 오르내리던 뇌파를 알파 상태(이완된)나 세타 상태(명상에 잠긴)로 변화시킬 수도 있다(Martinez, 2021). 하지만 이러한 결과를 확정하기 위해서는 더 많은 연구가 이루어져야 한다.

또 다른 소리 치료의 형태는 수행자나 강사의 목소리가 소리로서 작용하는 명상 가이드이다. 명상 가이드는 이완 반응을 끌어내 몸을 차분한 상태로 변화시킨다. 많은 연구에서 명상 가이드가 정신적, 정서적, 신체적 행복을 증진하는 것으로 나타났다(Melville et al., 2012).

챈팅

챈팅(chanting)은 이완, 공동체 의식, 영성을 증진하기 위해 수천 년 동안 전 세계적으로 사용되었다. 수행자가 그 소리에 주의를 기울이기 때문에 챈팅은 주의 집중 명상 기법으로 여겨진다. 또 그 소리는 만트라(mantra)라고 불리며 소리를 내거나 소리를 내지 않고 반복할 수 있다.

챈팅이 뇌에 미치는 효과에 관한 연구는 비교적 얼마 되지 않지만, 논문에서는 챈팅이 스트레스를 감소시킬 뿐 아니라 불안증(Amin et al., 2016; Rankhambe and Pande, 2021), 우울증(Kenny, Bernier and DeMartini, 2005; Amin et al., 2016), 외상 후 스트레스 장애(Bormann et al., 2018)의 증상도 개선할 수 있는 것으로 나타났다. 챈팅은 호흡을 늦추고 미주 신경을 활성화해 부교감 신경계에 영향을 줄 수도 있다. 애리조나의 알츠하이머 연구 및 예방 기구(Alzheimer's Research and Prevention Foundation) 연구진이 시행한 한 작은 연구에서는 챈팅을 할 때 뇌의 혈류가 변하는 것을 발견했다(Khalsa et al., 2009). 비록 겨우 11명이 참가한 예비 연구였지만, 연구진은 챈팅이 알츠하이머병에서 보이는 퇴화와 관련된 뇌 영역과 같은 곳에서 혈류를 증가시켰다고 본다. 따라서 챈팅은 이러한 뇌 영역에 신경 보호 효과를 일으킬 수 있다.

호주 시드니의 매쿼리 대학(Macquarie University) 연구진은 챈팅이 몸과 마음에 미치는 영향을 활발히 조사하고 있다. 연구진은 10분 동안 '옴'을 챈팅하는 것이 주의력, 기분, 사회적 결속감을 향상시키는 것을 확인했다(Perry, Polito and Thompson, 2016). 과학자들이 소리를 내는 챈팅과 소리를 내지 않는 챈팅을 비교했을 때 두 챈팅 모두가 이타심을 높이는 것을 발견했다.

가장 최근에 과학자들은 소리 내는 챈팅을 가상의 심리 사회적 개입으로 사용하는 아이디어를 연구했다(Simpson, Perry and Thompson, 2021). 비록 대부분의 챈팅 수행은 사회적 맥락 속에서 이루어지지만, 코로나 팬데믹으로 인해 많은 챈팅 수행이 사회적 거리 두기 지침을 준수하고자 온라인으로 옮겨 갔다. 과학자들은 온라인 챈팅 수행이 대면 수행과 같은 유익을 가져다줄 수 있는지를 알기 원했다. 그들은 10분간의 온라인 챈팅 수행이 스트레스, 기분, 유대감에 미치는 영향을 평가해 보았다.

이 연구에는 100명이 넘는 사람들이 참여했다. 온라인 과제 대조군과 비교해, 온라인 챈팅 그룹은 스트레스가 현저하게 감소하고 기분이 나아졌다고 보고했다. 또한 대조군에 비해 그룹 내 다른 멤버들과 더 큰 유대감을 느꼈다고 전했다. 이 연구는 온라인 챈팅이 정신 건강을 북돋우기 위한 유용한 옵션일 수 있다는 사실을 알려 준다.

> **핵심 요점**
> - 소리를 듣기 위해 뇌는 일련의 막, 액체, 뼈를 통해 전달되고 증폭되는 음파를 처리한다.
> - 수업 중에 난청인 사람을 가르칠 때는 시각적, 언어적 큐잉을 하도록 한다. 그들이 입 모양을 읽을 수 있도록 수업 중에 얼굴을 마주 보아야 함을 명심하라.
> - 소리 치료와 명상 가이드는 정신적, 정서적, 신체적 행복을 높인다.
> - 챈팅은 스트레스, 불안, 주의력, 기분, 소속감을 개선할 수 있다.

후각

후각은 사람이 세상과 소통하는 가장 중요한 방법 중 하나이지만, 이 감각은 흔히 과소 평가된다. 후각 없이는 향과 에센셜 오일(그림 4.13)의 냄새를 맡을 수 없고 초콜릿 같은 음식을 먹어도 아무 맛이 안 나게 된다.

뇌는 어떻게 냄새를 맡는가

냄새를 맡는 능력은 화학 물질을 감지하는 과정인 화학 감지(chemosensation)에 의지한다. 코 후방 내면은 특수 조직인 후각상피(olfactory epithelium)로 되어 있으며, 후각수용세포(olfactory receptor cell)라 불리는 수백만 개의 감각 뉴런을 가지고 있다(그림 4.14). 이 세포에는 수용체로 가득 찬 섬모(cilia)라는 이름의 미세한 돌기들이 있는데, 코를 통하여 들어오는 냄새를 감지하기 위해 비강 쪽으로 튀어나와 있다.

> **사람은 후각 기능이 떨어질까?**

흔히 개와 같은 동물에 비해 사람의 후각은 떨어진다는 오해가 있다(Yong, 2017). 이 생각은 브로카 영역을 발견한 사람인 19세기 신경 과학자 폴 브로카(Paul Broca)로부터 비롯되었다. 그는 후각은 동물적인 감각이라고 생각했다(Shulman, 2018). 브로카는 사람이 오직 1만 가지 유형의 냄새를 맡을 수 있다고 확신했다. 하지만 오늘날 신경 과학자들은 사람이 1조 개에 가까운 유형의 냄새를 맡을 수 있다고 여긴다(Bushdid et al., 2014).

후각수용세포가 화학 물질을 감지하면 후각 망울로 신호가 보내지고 이 구조물은 뇌의 다른 영역으로 신호를 보내서 처리하게 한다. 대부분의 후각 정보 처리는 측두엽에 있는 후각피질에서 이루어진다.

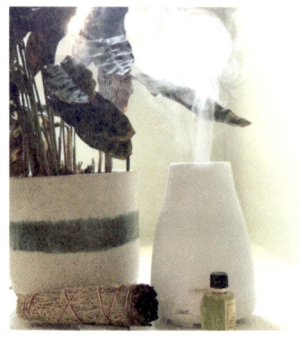

▲ 그림 4.13 에센셜 오일로 만든 디퓨저

후각피질의 한 부분은 조롱박피질(piriform cortex)이라 불리며, 과일 향이나 박하 향 등 냄새의 종류를 식별하는 데 도움을 준다(Bao et al., 2016). 신호는 또한 전전두피질의 하단 영역인 안와전두피질(orbitofrontal cortex)로 보내지는데 이곳에서는 후각 정보가 미각 정보와 통합된다(Rolls, 2008). 비록 연구는 여전히 진행 중이지만, 후각은 뇌의 주요 정보 처리 중추인 시상이 다루지 않는 유일한 감각으로 여겨진다(Courtiol and Wilson, 2015).

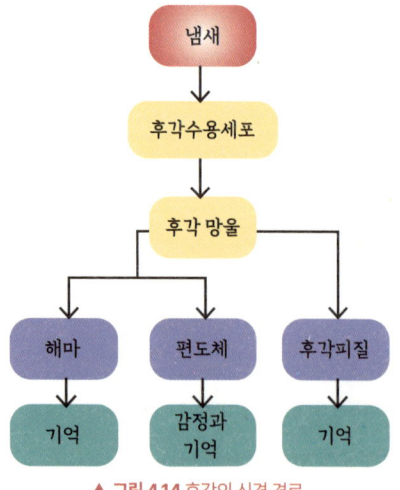

▲ 그림 4.14 후각의 신경 경로

냄새와 기억

후각 정보는 또한 뇌의 학습 및 기억 중추인 해마와 편도체로 보내진다. 해마는 장기 기억을 처리하는 반면 편도체는 감정 기억을 처리한다. 이 영역들은 확 풍기는 향수 냄새를 맡았을 때 연인을 떠올리거나, 요가 수업을 마치고 라벤더 오일의 향을 맡았을 때 마음이 차분해지는 등 냄새와 기억에 대한 정보를 통합하는 일을 한다.

에센셜 오일

냄새는 또한 건강과 행복을 증진하는 데 사용될 수 있다. 치료상의 유익을 위해 에센셜 오일을 사용하는 수행인 방향 요법(aromatherapy)은 의료 환경이나 요가 강습소에서 사용된다. 병원에서 사용되는 방향 요법은 불안증과 우울증 수치를 줄여 줄 뿐 아니라 만성 통증을 개선하고 수면 시간을 늘려 준다(Ali et al., 2015). 이 강력한 향기는 또한 건설적인 방식으로 사용될 때 이완과 같은 정서적 반응을 일으킬 수 있다.

강습소에서 에센셜 오일은 수강생들의 유익을 위해 다양한 용량으로 사용될 수 있다. 에센셜 오일 몇 방울을 디퓨저에 추가하거나 물과 섞어 강습실에 뿌려서 마음을 안정시키는 향기를 만들어 낼 수 있다. 또한 희석된 에센셜 오일을 직접 손목, 발, 이마에 문질러 또 다른 향기 체험을 할 수 있다(그림 4.15).

다음은 몇 가지 인기 있는 에센셜 오일이다.

- **라벤더 오일**은 스트레스와 소화 불량을 완화하고 불안과 염증을 줄이며 수면을 개선한다. 또한 항균성, 항진균성이 있다(Ali et al., 2015).
- **티트리 오일**은 천연 소독 성분이 있다. 작은 상처, 여드름, 무좀 등의 진균 감염, 벌레 물림에 사용할 수 있다.

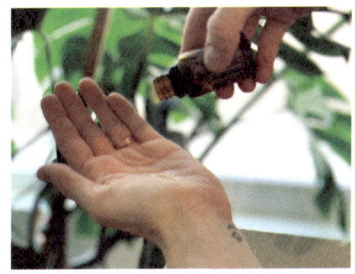

▲ 그림 4.15 손에 떨어뜨린 희석된 에센셜 오일

- **페퍼민트 오일**은 신경계를 자극하고 주의력과 집중력을 높인다. 또한 소화 불량에 도움을 주고 특정 유형의 두통을 줄이는 것으로 알려졌다.
- **로즈메리 오일**은 신경계를 자극하고 피로 회복제로 사용된다. 한 연구에서는 로즈메리 오일을 삼키거나 향을 맡은 쥐가 고무되어 전반적인 움직임이 증가된 것으로 나타났다(Kovar et al., 1987).
- **클레어리세이지 오일**은 긴장과 근육 경련을 풀어 주고 피지 생성을 조절해 여드름을 줄여 준다(Ali et al., 2015). 또한 항균 성분도 있다.
- **유칼리 오일**은 항산화, 항염, 항균 효과가 있다(Ali et al., 2015). 조그만 상처, 화상, 근육통과 관절통 치료에 도움이 될 수 있다.

구매 시 주의 사항

미국에는 에센셜 오일을 통제하는 관리 기관이 없어서 아주 다양한 품질의 에센셜 오일이 시장에 나와 있다. 어떤 에센셜 오일은 순수할 수 있지만 어떤 에센셜 오일에는 싼 첨가제가 함유되어 있을 수도 있다. 예를 들어 '치료 등급'이라는 표시가 때때로 라벨에 적혀 있지만, 이 용어 사용과 관련된 규정은 없으며, 판매자가 구매자를 부추겨 돈을 뜯어내려고 덧붙인 것이다. 고품질 오일에는 추가 첨가물 없는 100% 에센셜 오일 제품이라고 적혀 있다. 라벨에는 흔히 식물의 라틴명과 수확 장소가 적혀 있다. '프래그런스 오일(fragrance oil)'은 순수한 에센셜 오일이 아니며 합성 성분이 혼합되어 있다. 마지막으로 고품질 오일은 대개 모방 브랜드보다 비싸다.

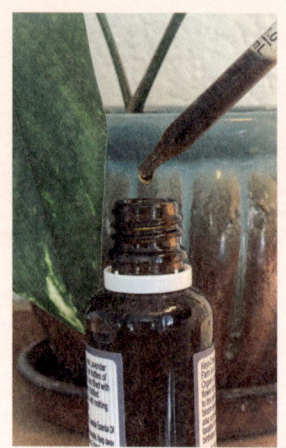

▲ 그림 4.16 지역 라벤더 농가에서 구매한 고품질 에센셜 오일

에센셜 오일에 대한 추가 정보

에센셜 오일은 실험실에서 연구되어 왔다. 존스 홉킨스 대학교(Johns Hopkins University) 연구진은 마늘, 몰약 나무, 백리향 잎, 계피, 올스파이스베리, 쿠민 씨앗에서 추출한 에센셜 오일이 실험 접시 속 특정 유형의 라임병 병균을 죽일 수 있다는 사실을 발견했다(Feng et al., 2018). 실험한 에센셜 오일은 표준 항생제 치료보다 효과가 더 좋았다. 이 발견이 라임병 치료를 위해 에센셜 오일을 섭취해야 한다는 의미는 아니지만(그리하면 중독되거나 치명적일 수 있다), 에센셜 오일에는 항균적 특징이 있으므로 장래에 라임병과 같은 질병 치료를 돕기 위해 안전한 방식으로 충분히 조제될 수 있을 것이다.

아르헨티나에 있는 라플라타 생화학 연구소(Instituto de Investigaciones Bioquímicas de La Plata)의 또 다른 과학자 그룹이 실험실에서 발견한 바에 따르면, 감귤 에센셜 오일이 종양 세포의 성장을 감소시키는 항암 효과를 보였다(Manassero et al., 2013). 이 과학자들은 감귤 에센셜 오일의 주요 성분인 리모넨(limonene)이 언젠가 다양한 암 치료에 사용될 수 있을 것이라 믿는다.

다른 연구들은 그리 긍정적이지 못하다. 미국 국립 보건원 산하의 미국 국립 환경 보건 과학원(National Institute of Environmental Health Services, NIEHS)의 과학자들은 실험실에서 라벤더 및 티트리 오일이 인간 세포계에 어떤 영향을 주는지 연구했다(NIEHS, 2021). 그들은 두 형태의 오일 모두 내분비를 교란하는 화학 물질처럼 작용하면서 호르몬의 활동에 변화를 준다는 사실을 발견했다. 이 에센셜 오일의 국소적 사용은 조기에 유방이 성장하는 여성형 유방증이라는 질병과 관련되었다. 과학자들은 라벤더와 티트리 오일에 의해 유발된 호르몬 활동이 이 질병을 야기할 수 있다는 이론을 펴고 있다(Henley et al., 2007).

핵심 요점

- 화학 감지란 냄새를 맡기 위해 화학 물질을 감지하는 능력이다.
- 냄새는 뇌 속 기억과 통합된다.
- 방향 요법은 불안증, 우울증, 만성 통증, 수면을 개선할 수 있다.

미각

미각은 본질적으로 후각과 관련되어 있다. 두 감각은 외부 세계의 화학 물질을 감지하는 화학 감지에 의지한다. 미각도 요가, 명상과 연관이 있는데, 지방과 열량이 높은 '악마의 음식'이 수행에 포함될 수 있기 때문이다. 고대 마야인들에 따르면 초콜릿은 신의 음식이며, 요가, 명상, 초콜릿은 매우 잘 어울린다(Spampinato, 2022). 회복 요가 수업은 때때로 초콜릿 한 조각을 주면서 끝나며, 초콜릿 명상은 일부 요가 강습소에서 인기를 끌었다. 초콜릿 명상에는 마음챙김이라는 불교 기법을 사용해서 초콜릿을 맛보고 즐기는 행위에 주의를 집중하는 과정이 포함된다. 그 목표는 모든 풍미와 느낌을 흡수하는 체험 속으로 완전히 잠기는 상태가 되는 것이다. 이러한 결과로 그 사람은 마음의 중심이 잡히고 만족스러운 현시점으로 의식이 옮겨지는 감각적 체험을 할 수 있게 된다.

초콜릿 명상의 예

편안한 자세로 앉아 보세요.

손에 초콜릿 한 조각을 들고 시작합니다.

초콜릿을 코로 가져가서 그 냄새를 맡아 보세요.

그 냄새가 여러분의 몸에 스며들게 하세요.

그 냄새가 여러분의 후각 신경을 깨워 뇌로 신호를 보내게 해 보세요.

조심스럽게 초콜릿 조각을 부러뜨리고 바라보세요.

그 조각을 살펴보고 질감에 주목하세요.

이제, 천천히 초콜릿을 입에 가져가서 혀 위에 놓아 보세요.

녹여 보세요.

초콜릿이 혀에 있는 미각세포를 깨우기 시작할 때 그 풍미에 주목하세요.

다른 생각이 든다면, 그것을 받아들이고 다시 초콜릿에 집중하세요.

현시점에 머무르세요.

초콜릿이 계속 녹는 동안 그 쾌감을 불러들여 여러분의 몸을 채우세요.

준비가 되었다면 신중하게 남은 초콜릿을 삼켜 보세요.

다음 조각도 반복해 보세요.

미각과 뇌

혀는 오돌토돌한 수많은 작은 돌기로 덮여 있다. 유두(papillae)라고 불리는 이 돌기들은 미뢰(taste bud)를 가지고 있다. 각 미뢰에는 50~150개의 특수한 미각수용세포와 더불어 미세 융모(microvilli)라 불리는 털같이 생긴 매우 작은 구조물이 있어서 단맛, 짠맛, 신맛, 쓴맛, 감칠맛(버섯에서 느껴지는 구미를 돋우는 맛) 등 각기 다른 화학 물질에 반응한다. 미각 세포는 1~3주 동안 '생존'한 뒤 재생된다. 특정 미뢰가 기능을 상실할 수도 있지만 보통은 각 미뢰에 연결된 신경이 손상된 것이다.

일단 미뢰가 화학 물질에 의해 활성화되면 그 정보는 3가지 주요 뇌신경으로 전송된다. 첫 번째는 혀 앞 3분의 2와 연결된 제7번 뇌신경인 안면 신경, 두 번째 신경은 혀 뒤 3분의 1과 연결된 제9번 뇌신경인 설인 신경이다. 미각과 관련된 3번째 신경은 입 뒤쪽에서 뇌로 미각 정보를 나르는 데 도움을 주는 제10번 뇌신경인 미주 신경이다(그림 4.18).

혀에는 미뢰 지도가 있을까?

이전 과학자들은 혀에 특별한 미뢰 지도가 있어서, 영역마다 다른 맛을 감지할 수 있다고 생각했다. 연구 결과, 혀의 일부 영역이 다른 영역보다 더 민감했지만, 혀의 전 영역에 모든 맛을 감지하는 미뢰가 있었다. 실제로 혀에는 단맛, 짠맛, 신맛, 쓴맛, 감칠맛을 감지하기 위해 모두 조화롭게 작동하는 5천 개에서 1만 개의 미뢰가 있다.

7번, 9번, 10번 뇌신경은 미각 정보를 고립로핵(the solitary nucleus)이라 불리는 뇌간 영역으로 나른다. 이 뉴런 그룹은 연수 안에 위치하며 미각 정보의 중계소 역할을 한다. 그 후 미각 정보는 추가적인 정보 처리를 위해 시상으로 보내진 후 마침내 미각피질(gustatory cortex)로 가게

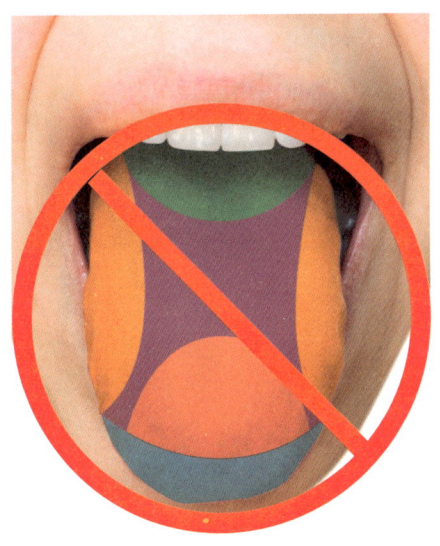

▲ 그림 4.17 이전 과학자들은 혀의 특정 영역마다 각기 다른 맛을 느낀다고 믿었지만, 사실이 아닌 것으로 드러났다

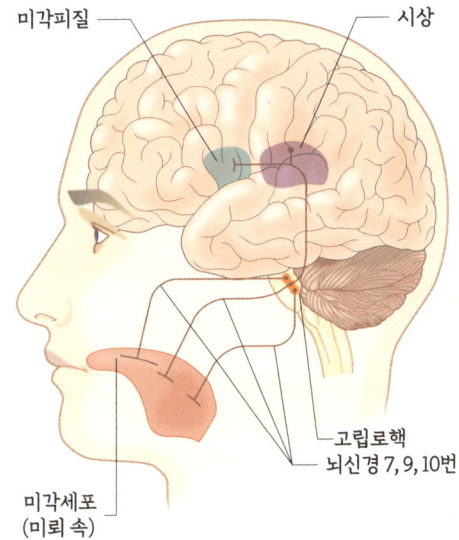

▲ 그림 4.18 미각에 관한 신호는 미뢰에서 뇌의 미각피질까지 어떻게 전송되는가

된다. 미각피질은 서로 다른 맛들을 식별하고 기억한다. 다른 감각들처럼 미각 정보는 해마와 편도체에 연결되어서 선호하는 맛에 대한 기억을 만든다.

슈퍼 테이스터는 무엇인가?

슈퍼 테이스터(supertaster)란 일반 사람들보다 더 많은 미뢰를 가지고 태어난 사람들을 말한다. 일부 사람들은 2배에 이르는 많은 미뢰를 갖고 있다. 그들은 커피나 자몽 등 쓴맛에 더 민감한 경향이 있다. 거의 25%의 사람들이 슈퍼 테이스터인 것으로 알려져 있다(Bartoshuk et al., 1998). 그들은 지방, 소금, 설탕이 많이 함유된 음식 맛을 강하게 느껴 그것들을 꺼린다. 그러다 보니 더 건강한 식단을 유지하게 되어 일반인들보다 심장병 위험성이 낮은 경향이 있다(El-Sohemy et al., 2007).

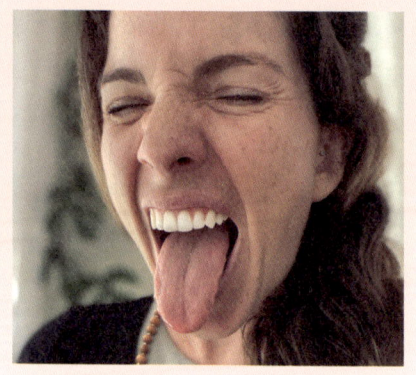

그림 4.19 일반인에게는 5천~1만 개의 미뢰가 있지만 슈퍼 테이스터의 미뢰는 그보다 2배나 더 많다

핵심 요점

- 초콜릿 명상은 불교의 마음챙김 기법을 사용해서 초콜릿을 맛보고 즐기는 활동에 주의를 집중한다.
- 혀의 전 영역에 모든 맛을 느끼는 미뢰가 있다.
- 슈퍼 테이스터는 일반인보다 미뢰를 더 많이 가지고 태어난 사람이다.

촉각

요가 중에 우리는 매트를 만지고, 블록을 꽉 잡으며, 손바닥을 모으고 기도 자세를 취한다. 촉각은 질감, 진동, 압력, 온도를 감지하는 능력이다. 물리적 촉각 신호를 감지하기 위해 뇌는 기계적 감각 수용기(mechanoreceptor)라고 불리는 피부와 관절의 수용체에 의지한다. 몸이 물체를 만질 때 피부에 발생하는 압력 및 변형은 기계적 감각 수용기를 활성화한다. 기계적 감각 수용기는 미세하게 다른 감각에 특화된 4가지 주요 형태가 있다.

4가지 종류의 주요 기계적 감각 수용기

- **마이스너 소체**(Meissner's corpuscle)는 피부 표면 아래에 있다. 부드러운 촉각과 진동에 반응한다. 이 민감한 수용체는 달리던 개가 스쳐 지나갈 때 털이 가볍게 닿는 것 등의 섬세한 촉각을 뇌가 해독하도록 돕는다.
- **루피니 종말**(Ruffini ending)은 몸의 연결 조직과 피부의 더 깊은 곳에 있다. 피부가 늘어질 때나 관절의 각도가 변할 때 반응한다.
- **메르켈 신경 종말**(Merkel nerve ending)은 '아래를 향한 개' 자세를 취하면서 요가 매트에 손을 짚을 때처럼 지속해서 가해지는 압력을 감지한다.
- **파치니 소체**(Pacinian corpuscle)는 진동에 반응하는 매우 민감한 수용체다. 과학자들은 뇌가 질감 변화를 식별할 때 이 수용체가 도움을 줄 수 있다고 생각한다.

촉각과 뇌

기계적 감각 수용기는 척수를 지나 뇌의 체성감각피질(somatosensory cortex)로 이어지는 신호 체인을 활성화한다. 신호는 뇌로 가는 도중에 척수나 뇌간의 정중선을 가로지른다. 따라서 몸의 왼쪽에서 비롯된 촉각 경로는 우측 뇌 반구에서 처리된다. 그러므로 왼손으로 요가 블록을 만질 때의 감각 정보는 우측 뇌가 처리한다(그림 4.20).

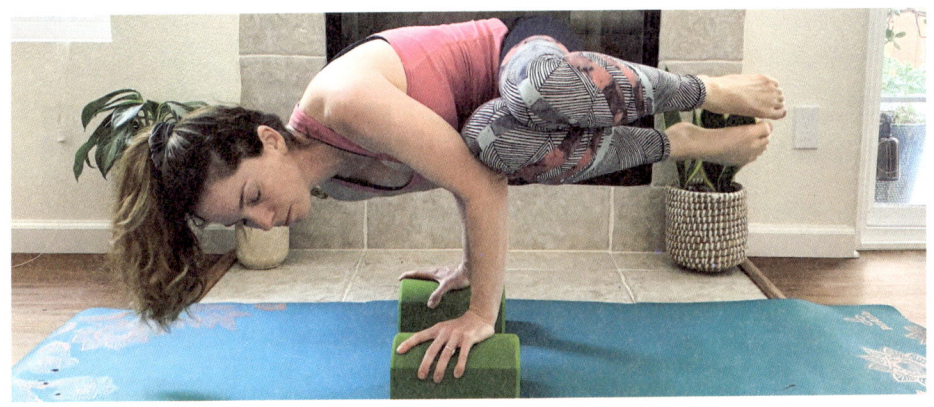

그림 4.20 블록을 이용한 옆 까마귀 자세

이렇게 전달된 감각 정보가 머무는 뇌의 첫 번째 정류장은 뇌의 중계소인 시상이다. 그 후 시상은 관련 정보를 두정엽에 있는 체성감각피질로 보내어 촉각을 감지한다(Blumenrath, 2020). 체성감각피질에는 몸의 감각 영역과 연관된 지형도가 포함되어 있다. 손가락과 입술처럼 가장 예민하고 가장 많은 수용체를 포함한 신체 부위에 할당된 뇌 영역은 이 지도에서 더 많은 부분을 차지한다(Blumenrath, 2020). 아래 그림은 몸의 각 부분에 사용되는 체성감각피질의 비율을 묘사한 것으로, **감각 호문쿨루스**(sensory homunculus)라 불린다.

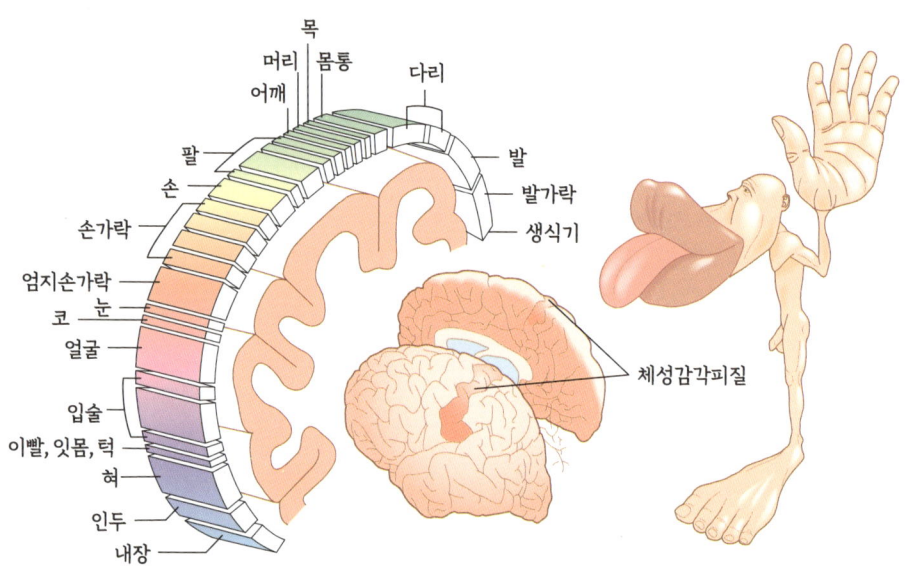

▲ **그림 4.21** 감각 호문쿨루스

뇌는 이렇게나 많은 신호를 어떻게 다룰까?

과학자들이 발견한 바에 따르면 성공적인 움직임은 덜 중요한 촉각 신호들을 걸러 내는 과정과 관련되어 있다(Conner et al., 2021). 예를 들어 요가를 수행할 때 우리는 매트 위에 앉지만, 몸은 옷과 닿아 있고 손은 물병으로 향한다. 뇌는 몸이 환경과 상호 작용하는 방식에 대한 신호를 촉각 수용체로부터 과다하게 받고 있다. 이러한 신호 대부분은 중요하지 않기 때문에 뇌는

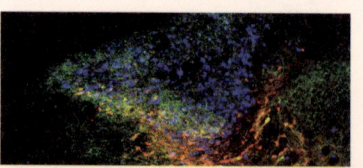

▲ **그림 4.22** 촉각 정보를 전달하기 위해 설상 세포(파란색) 쪽으로 튀어나온 뇌간의 뉴런(빨간색)과 뉴런의 축삭돌기(초록색). 이 회로는 손의 촉각 수용체에 의해 전달된 정보가 뇌로 들어갈 때 그 정보를 조절한다.

Image courtesy of the Salk Institute

무의미한 신호들을 걸러 낸다. 쥐의 뇌를 연구할 때, 연구진은 설상핵(cuneate nucleus)이라 불리는 뇌간의 작은 영역 속 뉴런이 뇌의 다른 영역으로 전달되는 정보의 양을 조절하는 것을 발견했다.

핵심 요점

- 기계적 감각 수용기는 몸이 물체를 만질 때 활성화된다.
- 기계적 감각 수용기의 4가지 주요 형태로는 마이스너 소체, 루피니 종말, 메르켈 신경 종말, 파치니 소체가 있다.
- 촉각 신경 경로는 정중선을 가로지르기 때문에 몸 왼쪽에서 비롯된 경로는 우측 뇌 반구에서 처리된다.
- 감각 호문쿨루스는 몸의 각 부분에 사용되는 체성감각피질의 비율 묘사다.

이번 장에서는 감각이 어떤 식으로 뇌에 정보를 제공하는지, 어떤 식으로 요가 수행에 포함되어서 체험을 계속 강화하는지 검토해 보았다. 요가가 어떻게 감각을 수반하는지 논했고, 감각이 어떻게 작동하는지 살펴보았다. 다음에 나오는 명상은 감각 훈련을 위해 모습, 소리, 냄새, 촉감을 포함한다. 또한 미각을 포함하기 위해 마무리로 초콜릿 한 조각을 먹는다.

감각을 위한 명상의 예

편안하게 앉은 자세로 시작해 봅니다.
손바닥을 위나 아래로 향한 채로 허벅지 위에 올려 두세요.
이제 이 자세에서 몸이 어떻게 느끼는지 주목해 보세요.
바닥이나 의자에 앉아 있는 느낌에 주목해 보세요.
그리고 허벅지에서 느껴지는 손의 촉감에 주목하세요.
이제 주변에서 들려오는 소리에 주의를 기울이세요.
세밀하게 귀를 기울이면 멀리서 들려오는 소리에 집중할 수 있어요.
밖에서 새가 우는 소리나 심지어 비행기가 지나가는 소리도 들리지 않나요?
바로 근처에서 들리는 소리에 주의를 기울여 보세요.

요가와 명상의 감각적 경험

몸속으로 들어오고 나가는 숨소리가 들리나요?

숨 쉴 때마다 몸이 움직이면서 옷이 바스락거리는 소리가 들리나요?

위에서 꼬르륵거리는 것 같은 몸 안의 소리가 들리나요?

이제 후각에 주의를 기울여 보세요.

주위에 어떤 냄새가 나나요?

공기 중에 어떤 에센셜 오일이 퍼지고 있나요?

향기를 좇으며 신경이 더 활성화되는 것에 주목하세요.

명상을 채우는 향기를 스스로 더 의식하세요.

이제 시각에 주의를 기울이세요.

눈을 감고 있다면 지금 뜨셔도 됩니다.

머리는 움직이지 말고 방 안을 살펴보세요.

훤히 트인 공간을 바라보세요.

공간을 채우고 있는 물체가 있다면 그것을 주목하세요.

주위의 색깔과 질감을 인식하세요.

세부적인 것들에 집중하세요.

그리고 바로 근처의 공간에 똑같이 집중해 보세요.

당신의 몸이 이 공간에서 어떻게 자리 잡고 있는지 느껴 보세요.

가능하다면 눈을 감아 보세요.

마음에 주목하고 생각이 오고 갈 수 있게 하세요.

단순하게 그 생각을 받아들이고 정처 없이 흘러가게 하세요.

종일 계속 돌아다닐 때 모든 감각이 어떻게 작동하는지 생각해 보세요.

주변의 것들을 정확히 알아차리기 위해서 세상에 대한 고양된 감각을 유지하세요.

인생은 한 번뿐이니 단 하나도 놓쳐서는 안 돼요.

A Meditation for Exploring Your Senses by Cara Bradley. From: https://www.mindful.org/a-meditation-for-exploring-your-senses

참조

Abhang, P.A., Gawali, B.W. & Mehrotra, S.C., 2016. *Introduction to EEG- and Speech-Based Emotion Recognition*. Amsterdam: Elsevier.

Alexiades, V., & Khanal, H., 2007. Multiphoton response of retinal rod photoreceptors. Sixth Mississippi State Conference on Differential Equations and Computational Simulations. *Electronic Journal of Differential Equations*, Conference 15, pp.1-9.

Ali, B., Al-Wabel, N.A., Shams, S., Ahamad, A., Khan, S.A., & Anwar, F., 2015. Essential oils used in aromatherapy: a systemic review. *Asian Pacific Journal of Tropical Biomedicine*, 5(8), pp.601-611.

Amin, A. Kumar, S.S, Rajagopalan, A., Rajan, S., Mishra, S., & Reddy, U.K., 2016. Beneficial effects of OM chanting on depression, anxiety, stress and cognition in elderly women with hypertension. *Indian Journal of Clinical Anatomy and Physiology*, 3(3), p.253.

Bao, X., Raguet L.L.G., Cole, S.M., Howard, J.D., & Gottfried, J.A., 2016. The role of piriform associative connections in odor categorization. *eLife*, 5:e13732.

Bartoshuk, L., Duffy, V.B., Lucchina, L.A., Prutkin, J., & Fast, K., 1998. PROP (6-n-propylthiouracil) supertasters and the saltiness of NaCl. *Annals of the New York Academy of Sciences*, 855, pp.793-796.

Blumenrath, S., 2020. The neuroscience of touch and pain. BrainFacts.org. Available at: https://www.brainfacts.org/thinking-sensing-and-behaving/touch/2020/the-neuroscience-of-touch-and-pain-013020

Bormann, J.E., Thorp, S.R., Smith, E., Glickman, M., et al., 2018. Individual treatment of posttraumatic stress disorder using mantram repetition: a randomized clinical trial. *American Journal of Psychiatry*, 175(10), pp.979-988.

Bracha, H.S., 2004. Freeze, flight, fight, fright, faint: adaptationist perspectives on the acute stress response spectrum. *CNS Spectrums*, 9(9), pp.679-685.

Bushdid, C., Magnasco, M.O., Vosshall, L.B., & Keller, A., 2014. Humans can discriminate more than 1 trillion olfactory stimuli. *Science*, 343(6177), pp.1370-1372.

Conner, J.M., Bohannon, A., Igarashi, M., Taniguchi, J., Baltar, N., & Azim, E., 2021. Modulation of tactile feedback for the execution of dexterous movement. *Science*, 374(6565), pp.316-323.

Courtiol, E. & Wilson, D.A., 2015. The olfactory thalamus: unanswered questions about the role of the mediodorsal thalamic nucleus in olfaction. *Frontiers in Neural Circuits*, 9, p.49.

Curtis, S. & Leppla, L., 2018. Instrumental activities of daily living changes in deaf and hard-of-hearing individuals after an 8-week yoga intervention. *The American Journal of Occupational Therapy*, 72(4 Supplement1).

Devlin, K., Alshaikh, J.T. & Pantelyat, A., 2019. Music therapy and music-based interventions for movement disorders. *Current Neurology and Neuroscience Reports*, 19(11), p.83.

El-Sohemy, A., Stewart, L., Khataan, L., Fontaine-Bisson, B., et al., 2007. Nutrigenomics of taste - impact on food preferences and food production. *Forum of Nutrition*, 60, pp.176-182.

Erkkila, J., Punkanen, M., Fachner, J., Ala-Ruona, E., et al., 2011. Individual music therapy for depression: randomised controlled trial. *British Journal of Psychiatry*, 199(2), pp.132-139.

Feng, J., Shi, W., Miklossy, J., Tauxe, G.M., McMeniman, C.J., & Zhang, Y., 2018. Identification of essential oils with strong activity against stationary phase borrelia burgdorferi. *Antibiotics*, 7(4), p.89.

Geretsegger, M., Elefant, C., Mossler, K.A., & Gold, C., 2014. Music therapy for people with autism spectrum disorder. *Cochrane Database of Systematic Reviews*, CD004381.

Gheban, B.A., Rosca, I.A. & Crisan, M., 2019. The morphological and functional characteristics of the pineal gland. *Medicine and Pharmacy Reports*, 92(3):226-234.

Gomez Gallego, M. & Gomez Garcia, J., 2017. Musicoterapia en la enfermedad de Alzheimer: efectos cognitivos, psicologicos y conductuales. *Neurologia*, 32(5), pp.300-308.

Gunjawate, D.R. & Ravi, R., 2021. Effect of yoga and meditation on tinnitus: a systematic review. *The Journal of Laryngology & Otology*, 135(4), pp.284-287.

Heather, S., 2007. What is sound healing? The International Journal of Healing and Caring, 7(3).

Henley, D.V., Lipson, N., Korach, K.S., & Bloch, C.A., 2007. Prepubertal gynecomastia linked to lavender and tea tree oils. *New England Journal of Medicine*, 356(5), pp.479-485.

Hunt, T., 2018. The hippies were right: it's all about vibrations, man! Scientific American Blog Network. Available at:

https://blogs.scientificamerican.com/observations/the-hippies-were-right-its-all-about-vibrations-man/

Jain, R., 2020. Ajna chakra: your third-eye chakra awakening. Arhanta Yoga Blog. Available at: https://www.arhantayoga.org/blog/ajna-chakra-your-third-eye-chakra-awakening/

Kenny, M., Bernier, R. & DeMartini, C., 2005. Chant and be happy: the effects of chanting on respiratory function and general well-being in individuals diagnosed with depression. *International Journal of Yoga Therapy*, 15(1), pp.61-64.

Khalsa, D.S., Amen, D., Hanks, C., Money, N., & Newberg, A., 2009. Cerebral blood flow changes during chanting meditation. *Nuclear Medicine Communications*, 30(12), pp.956-961.

Kovar, K., Gropper, B., Friess, D., & Ammon, H.P., 1987. Blood levels of 1,8-cineole and locomotor activity of mice after inhalation and oral administration of rosemary oil. Planta Medica, 53(04), pp.315-318.

Malpaux, B., Migaud, M., Tricoire, H., & Chemineau, P., 2001. Biology of mammalian photoperiodism and the critical role of the pineal gland and melatonin. Journal of Biological Rhythms, 16(4), pp.336-347.

Manassero, C.A., Girotti, J.R., Mijailovsky, S., Garcia de Bravo, M., & Polo, M., 2013. In vitro comparative analysis of antiproliferative activity of essential oil from

mandarin peel and its principal component limonene. Natural Product Research, 27(16), pp.1475-1478.

Martinez, N., 2021. What you need to know about sound healing. Mind Body Green. Available at: https://www.mindbodygreen.com/0-17515/what-you-need-to-knowabout-sound-healing.html

Melville, G.W., Chang, D., Colagiuri, B., Marshall, P.W., & Cheema, B.S., 2012. Fifteen minutes of chair-based yoga postures or guided meditation performed in the

office can elicit a relaxation response. *Evidence-Based Complementary and Alternative Medicine,* 2012, 501986.

Mohanty, S., Hankey, A., Pradhan, B., & Ranjita, R., 2016. Yoga-teaching protocol adapted for children with visual impairment. *International Journal of Yoga*, 9(2), p.114.

Moore, R.Y., 1995. Neural control of the pineal gland. *Behavioural Brain Research*, 73(1-2), pp.125-130.

Moore, R.Y., Speh, J.C. & Leak, R.K., 2002. Suprachiasmatic nucleus organization. Cell and Tissue Research, 309(1), pp.89-98.

NIEHS, 2021. Essential oils. Available at: https://www.niehs.nih.gov/health/topics/agents/essential-oils/index.cfm

Nichols, D.E., 2017. N,N-dimethyltryptamine and the pineal gland: separating fact from myth. *Journal of Psychopharmacology*, 32(1), pp.30-36.

Perry, G., Polito, V. & Thompson, W., 2016. Chanting meditation improves mood and social cohesion. Proceedings of the 14th International Conference on Music Perception and Cognition.

Rankhambe, H. & Pande, S., 2021. Effect of "om" chanting on anxiety in bus drivers. *National Journal of Physiology*, Pharmacy and Pharmacology, 11(2), p.1.

Rolls, E., 2008. Functions of the orbitofrontal and pregenual cingulate cortex in taste, olfaction, appetite and Emotion. *Acta Physiologica Hungarica*, 95(2), pp.131-164.

Rosenblum, K., Meiri, N. & Dudai, Y., 1993. Taste memory: The role of protein synthesis in gustatory cortex. *Behavioral and Neural Biology,* 59(1), pp.49-56.

Shulman, R., 2018. The basest of the senses: medical unease with the sense of smell. *Hektoen International: A Journal of Medical Humanities*, 10(2).

Simpson, F.M., Perry, G. & Thompson, W.F., 2021. Assessing vocal chanting as an online psychosocial intervention. *Frontiers in Psychology,* 12, 647632.

Siponkoski, S.T., Martinez-Molina, N., Kuusela, L., Laitinen, S., et al., 2020. Music therapy enhances executive functions and prefrontal structural neuroplasticity after traumatic brain injury: evidence from a randomized controlled trial. *Journal of Neurotrauma*, 37(4), pp.618-634.

Spampinato, C., 2022. Chocolate: food of the Gods. Available at: https://carnegiemuseums.org/magazinearchive/1997/janfeb/dept6.htm#:~:text=Chocolate%20was%20important%20in%20the,when%20cacao%20was%20first%20domesticated.&text=He%20was%20called%20%22the%20god,chocolate%20as%20a%20potent%20aphrodisiac

Stone, L.M., Finger, T.E., Tam, P.P., & Tan, S.S., 1995. Taste receptor cell arise from local epithelium, not neurogenic ectoderm. *Proceedings of the National Academy of Sciences*, 92(6), pp.1916-1920.

Wilkins, R.W., Hodges, D.A., Laurienti, P.J., Steen, M., & Burdette, J.H., et al., 2014. Network *science* and the effects of music preference on functional brain connectivity: From Beethoven to Eminem. *Scientific Reports*, 4, 6130.

Yong, E., 2017. The myth that humans have poor smell is nonscents. Available at: https://www.theatlantic.com/science/archive/2017/05/alls-smell-that-ends-smell/526317/

CHAPTER 5

움직임의 근원

요가에는 다양한 자세를 취하고 유지하기 위한 의도적인 움직임이 포함된다. 이번 장에서는 신경계와 근육이 어떻게 협력하여 복잡한 움직임을 조정하는지 살펴볼 것이다. 기본적으로 몸이 움직임에 관여하는 방식에 대해 이해하게 되면, 요가 수행에 대한 지식뿐 아니라 명상 수행을 통해 행복감을 높이는 능력도 강화될 것이다.

1부. 수의 운동의 경우 뇌가 움직임을 조절하는 방법

지난 150년 동안 과학자들은 신경계가 움직임을 만드는 방법을 파헤치기 위해 노력해 왔다(Schwartz, 2016). 머리 위로 팔을 들어 올리는 단순한 움직임조차 완전히 조직화된 뇌가 필요하다. 신경계는 동작과 관련된 모든 근육의 순서, 힘, 각도, 방향, 속도를 동기화한다.

팔을 드는 것과 같은 의도적인 움직임은 전두엽에서 시작된다(그림 5.1). 전두엽의 한 부분인 **운동피질**(motor cortex)은 이러한 움직임을 계획하고 조절하고 실행하는 것을 돕는다. 운동피질은 3가지 주요 영역을 포함하는데, 바로 1차 운동피질(primary motor cortex), 전운동피질(premotor cortex), 보조 운동 영역(supplementary motor area)이다. 영역마다 수의 운동을 총괄하는 데 도움을 주는 독특한 역할이 있다(그림 5.2).

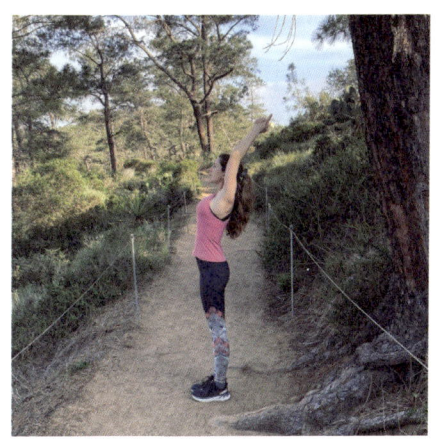

▲ 그림 5.1 산 자세 변형

움직임의 근원

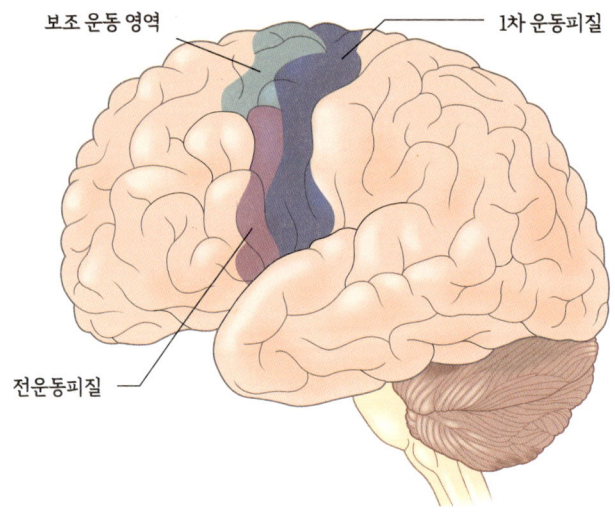

▲ 그림 5.2 움직임과 관련된 뇌의 핵심 영역

1차 운동피질은 수의 운동의 조절 및 실행과 관련된 주요 뇌 영역이다(Sanes and Donoghue, 2000). 신경 자극을 발생시켜 근육을 작동해 움직이게 한다. 또한 움직임과 관련된 신체 부위를 지형적으로 묘사한 '운동 지도(motor map)' 또는 '운동 호문쿨루스(motor homunculus)'도 포함한다(그림 5.3). 혀나 입술 같은 몸의 특정한 부분은 말하거나 먹기 위해 미세하게 조정된 움직임을 수반하기 때문에 뇌에서 더 많은 대응 공간을 차지한다.

또한 손은 제대로 기능하기 위해 뇌에서 더 많은 대응 영역을 필요로 한다(그림 5.4). 손가락 근

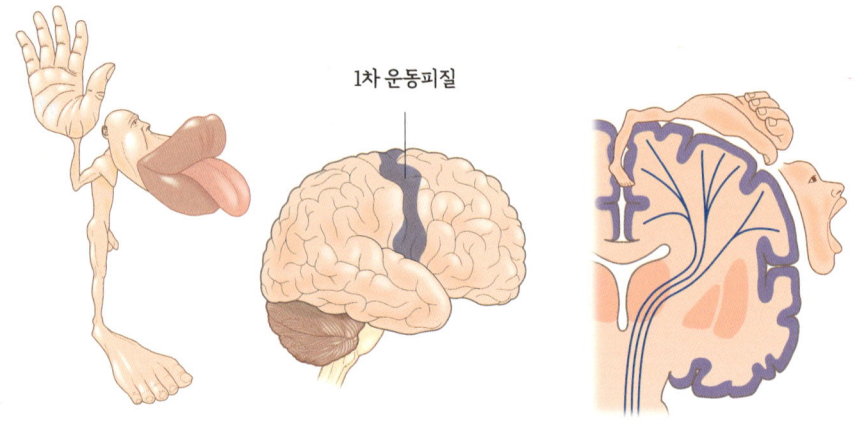

▲ 그림 5.3 운동 호문쿨루스

육의 미세 운동은, 가령 아래를 향한 개 자세나 까마귀 자세에서 몸을 안정시키는 데 도움을 준다. 코어 근육 같은 다른 근육들도 몸을 안정시키는 데 도움을 주지만 다소 투박하게 조정되는 움직임에만 제한되므로 1차 운동피질에서 적은 대응 공간을 차지한다. 이렇게 생각하면 된다. 손을 이루는 근육은 30개가 넘지만, 주요 복근은 5개밖에 없다. 뇌는 이러한 신경학적 연결을 통해 손 근육을 조절하기 위해 더 많은 공간이 필요한 것이다!

움직임을 위한 정보 고속 도로

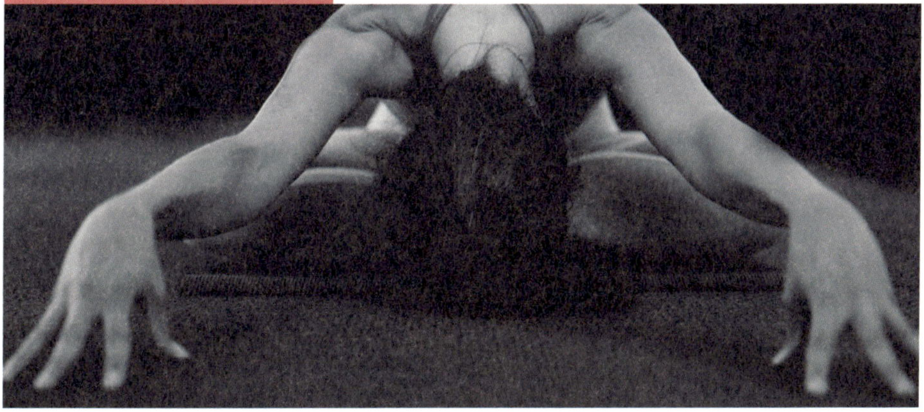

▲ 그림 5.4 손에는 복잡한 형태의 여러 움직임을 만들기 위한 수많은 근육이 있으므로 1차 운동피질에서 많은 대응 공간을 차지한다

1차 운동피질에서 출발한 신호는 2가지 정보 고속 도로, 즉 피질척수로 또는 피질연수로 중 하나를 따라 전송된다. **피질척수로**(corticospinal tract)는 몸의 움직임에 대한 정보를 전달하기 위해 뇌에서 척수로 신호를 전달하는 반면, **피질연수로**(corticobulbar tract)는 머리, 목, 몸의 움직임에 관한 정보를 뇌간으로 보낸다(Neuroscientifically Challenged, 2022). 피질척수로의 축삭돌기는 뇌간의 연수에서 몸의 정중선을 가로질러 척수까지 쭉 내려간다. 따라서 뇌 우측은 보통 몸의 좌측에서 일어나는 움직임을 담당하며 그 반대도 마찬가지다.

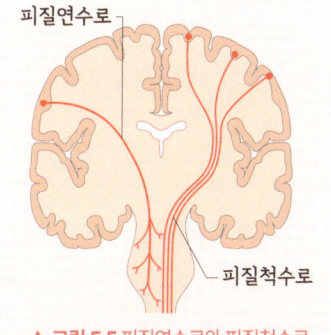

▲ 그림 5.5 피질연수로와 피질척수로

움직임의 근원

> **재밌는 사실**
>
> 기린은 피질척수로에 '어마어마하게' 긴 축삭돌기가 있다. 실제로 뇌에서 척수 끝까지 쭉 뻗었기 때문에 2.6m는 가볍게 넘는다(Badlangana et al., 2007).

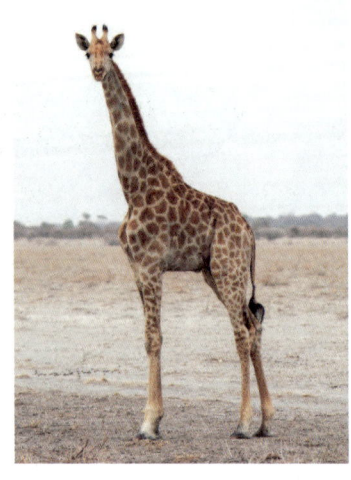

그림 5.6 보츠와나의 기린
Thomas Evans on Unsplash.

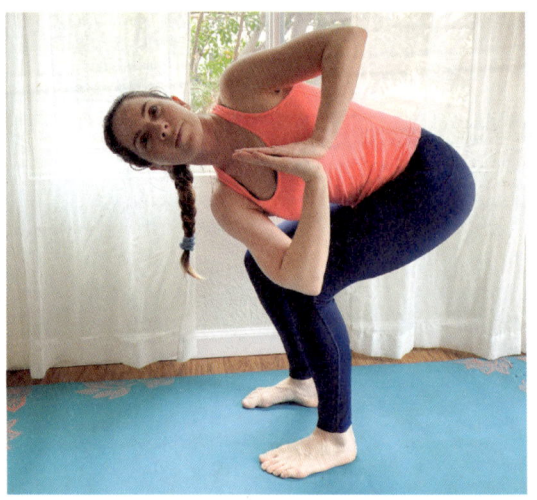

그림 5.7 비튼 의자 자세 변형

   1차 운동피질 앞에 있는 **전운동피질**은 감각 및 운동 정보의 통합을 도와 움직임을 준비한다. 전운동피질은 1차 운동피질, 뇌간, 척수로 신호를 보내어 몸이 수의 운동을 실행할 계획을 세우게 한다.

   전운동피질이 손상되면 겉보기에 이상한 여러 가지 결과가 나타날 수 있다. 예를 들어 전운동피질에 뇌졸중이 온 사람은 마비는 오지 않더라도 이전에는 할 수 있었던 숙달된 행동을 하는 데 어려움을 겪을 수 있다. 왜냐하면 그들의 뇌가 요구받은 행동을 계획하는 데 문제가 생겼기 때문이다(Freund and Hummelsheim, 1985). 또한 그들은 손가락과 손을 반대편으로 옮기는 데 장애를 겪거나 움직임을 수행할 때 요구되는 감각 정보를 통합하는 데 어려움을 겪을 수 있다.

   또한 전운동피질은 움직임과 관련해서 가장 잘 알려지지 않은 뇌 영역 중 하나인 **보조 운동 영역**(supplementary motor area, SMA)을 포함한다. 이 영역의 뉴런은 척수와 직접 연결되어 움직임을 조절하는 역할을 하는 것으로 알려졌다. 보조 운동 영역은 자세 조절을 돕는 것과 더불어 양손을 함께 쓰는 움직임을 조정한다(Dijkstra et al., 2020; Brinkman, 1981). 예를 들어 비튼 의자 자세 도중 손을 모을 때 보조 운동 영역은 열심히 일하고 있다(그림 5.7). 또한 태양 경배의 모든 자세를 해내는 것처럼 움직임의 시퀀스와도 관련되어 있다(Verwey, Lammens and Honk, 2002). 신경 과학의 발전에도 불구하고 보조 운동 영역의 정확한 역할은 여전히 밝혀지지 않았다.

> **핵심 요점**
> - 1차 운동피질은 수의 운동의 조절 및 실행과 관련된 주요 뇌 영역이다. 이 영역에는 움직임과 관련된 신체 부위를 지형적으로 묘사한 '운동 지도' 또는 '운동 호문쿨루스'가 포함된다.
> - 전운동피질은 감각 및 운동 정보의 통합을 도와 움직임을 준비한다.
> - 보조 운동 영역은 움직임, 자세, 양손 운동의 통합을 조절하는 역할을 한다.

수의 운동을 조절하는 다른 뇌 영역

그 밖에 움직임과 관련된 두 군데 뇌 영역은 대뇌핵과 소뇌다.

대뇌핵

대뇌핵(basal ganglia)은 뇌 깊숙이 위치한 뉴런 그룹으로 수의 운동 조절에 도움을 준다. 이 뉴런들은 경쟁 운동을 일으키려는 회로를 억제한다(Hauber, 1998). 대뇌핵은 오류 없이 부드럽게 움직임이 일어나도록 돕는다.

대뇌핵이 늘 제대로 기능하는 것은 아니며 여러 가지 다양한 신경학적 질병을 낳을 수 있다. 파킨슨병은 대뇌핵이 신경 전달 물질인 도파민을 더 이상 충분히 생산하지 못할 때 발생한다. 흔히 파킨슨병 환자들은 떨림과 제어되지 않는 움직임을 보인다. 약이 효과가 없을 때 파킨슨병이 진행된 일부 사람들은 뇌 심부 자극술로 치료받을 수 있다. 이 수술은 신경 자극제를 투여하여 전기 자극을 대뇌핵의 특정 부위로 보내서 일반적인 뇌 활동을 촉진하고 더 나은 움직임을 이끈다.

소뇌

소뇌는 움직임의 협응, 타이밍, 정확성, 수정뿐 아니라 운동 기억까지 돕는다(Fine, Ionita and Lohr, 2002, 그림 5.8). 19세기 프랑스 생리학자 마리 장 피에르 플루랑스(Marie Jean Pierre

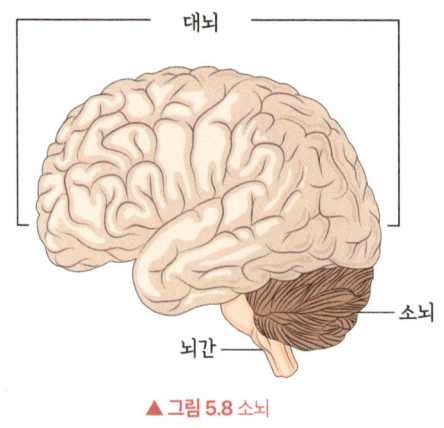

▲ 그림 5.8 소뇌

Flourens)는 비둘기의 소뇌를 제거하여 소뇌가 움직임을 조정하는 데 매우 중요한 역할을 한다는 사실을 발견했다(Kwon, 2020). 플루랑스는 비둘기들이 소뇌가 없어지면 균형 문제가 생긴다는 것을 관찰했다. 비둘기들은 흡사 술에 취한 듯 돌아다녔다. 훗날 의사들이 관찰한 바에 따르면, 종양이나 뇌졸중으로 소뇌 손상을 입은 환자들도 비슷한 방식으로 행동했다.

소뇌는 뇌의 여러 영역뿐 아니라 근육, 관절, 힘줄의 수용체에서 움직임에 관한 정보를 받는다. 소뇌는 항공 교통 관제사처럼 기능하여 팔다리의 위치 설정, 움직이는 속도, 전방 경로에서 나타날 수 있는 모든 장애물과 관련된 움직임을 지시한다.

또한 소뇌는 넘어지는 것을 방지하기 위해 급하게 움직임을 수정하는 역할을 한다. 예를 들어 수업을 끝마치고 나오는데, 나뒹굴던 요가 블록에 걸려 넘어지는 일이 있을 수 있다. 이때 넘어지는 대신 우리 몸은 신속하게 움직임을 바로잡도록 조정한다. 소뇌는 이렇게 움직임을 수정하는 데 결정적인 역할을 한다. 또한 소뇌는 왕의 춤과 같은 까다로운 자세에서 균형을 잘 잡기 위한 미세한 수정에도 도움을 준다(그림 5.9).

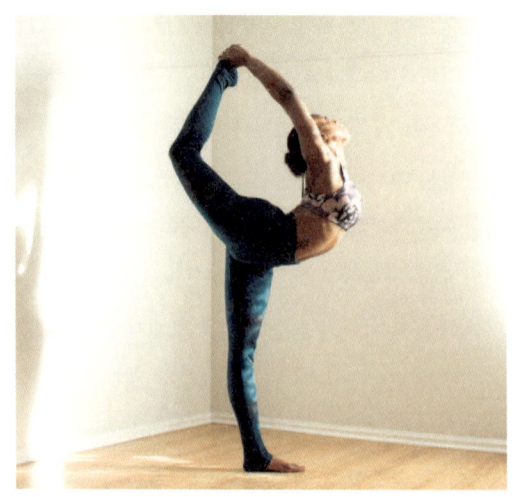

▲ 그림 5.9 왕의 춤 자세
Madison Lavern on Unsplash.

소뇌의 특수 세포

소뇌에는 푸르키네 세포(purkinje cell)라 불리는 특수 뉴런이 있다. 이 복잡하게 얽혀 있는 뉴런은 학습뿐 아니라 움직임의 조절과도 관련되어 있다. 푸르키네 세포는 뉴런들 사이의 소통 비율을 조절하여 손을 움직이는 것처럼 중요한 움직임을 조정한다. 이 세포를 심장에 있는 푸르키네 섬유(purkinje fiber)와 혼동해서는 안 된다!

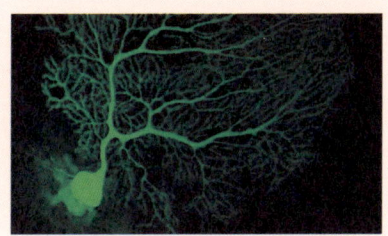

▲ 그림 5.10 소뇌의 푸르키네 세포
Maryann Martone et al., CCDB/NCMIR/UC San Diego, CCA 3.0. From: http://www.cellimagelibrary.org/images/CCDB_3.

또한 소뇌는 운동 학습(motor learning)에도 중요한 역할을 한다. 운동 학습은 새로운 운동을 배우는 것과 관련되며, 그 후 근육 기억이라고도 알려진 운동 기억(motor memory)으로 저장될 수 있다. 예를 들어 자전거를 타거나 공을 던지거나 악기를 연주하는 방법을 배운 지 수년이 지난 후에도 많은 인지적 사고 없이 다시 할 수 있는 것처럼, 이러한 형태의 기억은 기능을 수행하기 위해 특정한 동작이나 움직임의 협응을 떠오르게 한다. 신경 과학자들은 이 과정이 어떻게 진행되는지, 어디에 저장되는지 정확히 알지 못하지만, 소뇌가 이와 관련된 주요 뇌 영역 중 하나라고 생각한다.

태양 경배와 소뇌

새로운 요가 강습소 개업을 기념하기 위해 수행자들은 때때로 태양 경배 108배라는 의식 수행에 초대받는다. 108은 신성한 숫자로서 존재의 완전함을 상징한다고 알려져 있다(Yoga Journal, 2021). 이처럼 반복적인 운동을 할 때 근육 기억이 작동되며 수행을 통해 몸을 이끈다. 태양 경배에 대한 근육 기억은 수행자가 손과 발을 어디에 둘지 고민하는 대신 호흡에 집중하도록

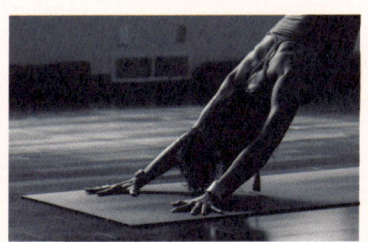

▲ 그림 5.11 아래를 향한 개 자세
Ginny Rose Stewart on Unsplash.

만든다. 많은 생각 없이 태양 경배 수행을 부드럽게 해내는 능력은 대부분 소뇌 덕분이다.

핵심 요점

- 대뇌핵은 움직임이 오류 없이 부드럽게 일어나도록 돕는 뉴런 그룹이다. 대뇌핵의 기능 장애는 파킨슨병을 포함한 몇 가지 신경학적 질병을 야기할 수 있다.
- 소뇌는 운동 기억뿐 아니라 움직임의 조정, 타이밍, 정확도, 수정을 돕는다. 푸르키네 세포라고 불리는 특수 세포를 포함한다.

뇌에서 몸으로 향하는 신호

비록 뇌가 대부분의 움직임을 지휘하지만, 실행에 옮기는 것은 모두 **운동 뉴런**(motor neuron)의 몫이다. 이 특수 뉴런은 뇌 또는 척수에서 각 근육의 근섬유로 뻗어 나가 어떤 근육을 움직이고 어떻게 움직여야 할지 명령을 내린다.

운동 뉴런은 **신경근 접합부**(neuromuscular junction)의 근섬유로 명령을 전달한다(그림 5.12). 이곳에서 전기 신호는 다양한 물질들 가운데 아세틸콜린이라는 신경 전달 물질의 방출을 촉발한다. 방출된 아세틸콜린은 시냅스를 지나 근육 위 수용체와 결합하여 근육의 수축을 야기하고 움직이게 한다.

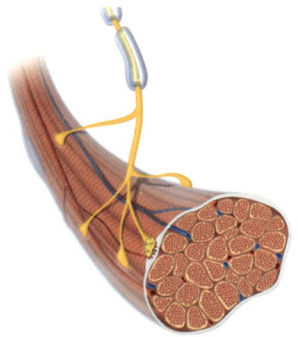

▲ 그림 5.12 신경근 접합부

좌골 신경(The sciatic nerve)

몸에서 가장 길고 큰 신경은 좌골 신경이다. 좌골 신경은 허리 아래에서 엉덩이로 가지를 내며, 다리를 타고 내려와 다른 신경으로 갈라져 발가락까지 이어지게 된다. 좌골 신경에는 다리와 발의 근육이 움직이도록 도움을 주는 운동 뉴런뿐 아니라 다리와 발의 감각에 대한 정보를 뇌로 보내는 감각 뉴런도 포함된다. 키가 큰 사람의 경우 좌골 신경의 축삭돌기 길이가 1미터를 넘을 수 있다(Muzio and Cascella, 2021). 가장 두꺼운 부위는 거의 엄지손가락만큼이나 두껍다! 때때로 좌골 신경이 꽉 죄이거나 그곳에 염증이 생겨 좌골 신경통(sciatica)이라 불리는 질환이 생길 수 있다. 좌골 신경통은 흔히 허리 아래에서 다리로 내려가며 퍼지는 통증을 야기하며, 다리와 발

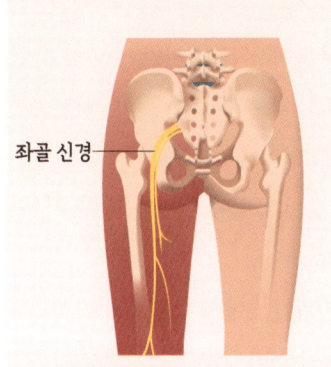

▲ 그림 5.13 좌골 신경은 허리 아래에서 무릎 밑으로 뻗어 가며, 무릎에서 다른 신경으로 갈라져 발가락까지 이른다

움직임에 문제를 만들 수 있다. 추간판 탈출증에 의해 발생할 수 있지만, 좌골 신경통 원인의 70% 정도는 고관절의 이상근이 조여짐으로서 신경을 압박하여 생긴다(Filler et al., 2005).

요가는 과도하게 조여진 이상근 때문에 발생한 좌골 신경통 증상을 완화하는 데 도움을 줄 수 있다. 하지만 이 근육을 공격적으로 늘이지 않는 것이 중요한데, 그럴 경우 오히려 증상을 악화시킬 수 있기 때문이다. 다음은 이상근을 늘이고 이완시켜 통증과 불편함을 줄이는 데 도움을 줄 수 있는 3가지 자세다.

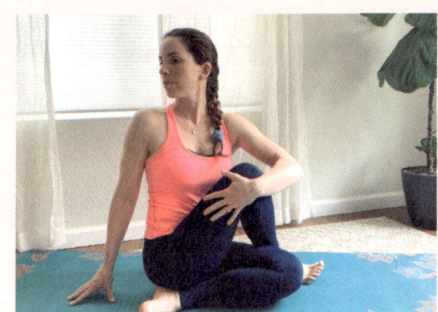

▲ 그림 5.14 앉아 비틀기 자세

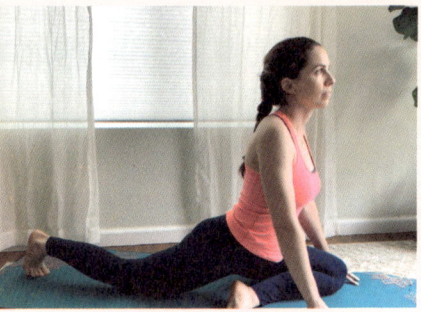

▲ 그림 5.15 왕 비둘기 엉덩이 스트레칭

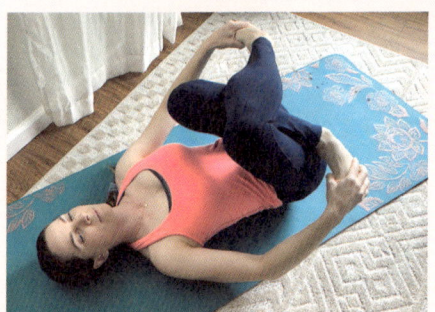

▲ 그림 5.16 이상근 스트레칭 변형

2부. 불수의 운동의 경우 뇌는 필요하지 않다

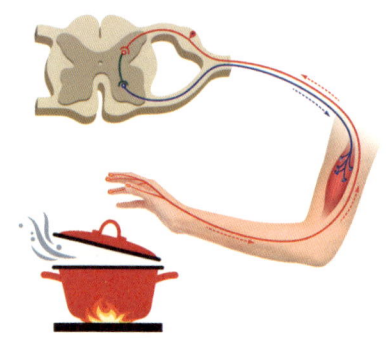

▲ 그림 5.17 반사 경로

의사들은 **무릎 반사**를 검사하기 위해 흔히 부드러운 고무망치를 사용한다. 이 빠른 움직임은 자동으로 일어나며 어떠한 인지적 사고도 요구하지 않는다. 실제로 이 움직임은 뇌와 전혀 관련이 없다.

대신 무릎의 감각 수용체가 망치의 충격(힘줄을 늘이는)을 인지하면, 상황을 감지해서 반응하는 신경 세포인 **감각 뉴런**(sensory neuron)으로 신호를 보낸다. 그 후 감각 뉴런은 척수로 정보를 전송하고, 그 신호는 운동 뉴런으로 전해져 결과적으로 뇌는 완전히 건너뛴 채로 근육이 수축한다(그림 5.17).

반사는 생존 체제다. 예를 들어 도피 반사는 손을 뜨거운 냄비에서 재빨리 치울 수 있게 하며, 놀람 반사는 잠재적 위험에서 벗어나게 해 준다.

핵심 요점

- **운동 뉴런**은 뇌에서 척수로 정보를 전달하여 움직임을 위한 근육의 활동을 조절한다.
- **신경근 접합부**는 운동 신경이 운동에 관한 명령을 근섬유로 전달하는 곳이다.
- **좌골 신경**은 몸에서 가장 긴 신경이며 다리와 발 근육이 움직이도록 도울 뿐 아니라 감각을 느끼게 해 준다. 좌골 신경통이라는 질병으로 쉽게 조여지거나 염증이 생길 수 있다.
- **반사**는 뇌와 관련 없는 빠르고 자동적인 움직임이다.

3부. 고유 수용성 감각

눈을 감은 채 요가를 하는 모습을 상상해 보라. 보이지 않아도 몸은 각기 다른 형태의 요가 자세와 움직임을 만들어 낼 수 있다. 몸의 위치와 움직임을 인식하는 능력을 **고유 수용성 감각**(proprioception)이라고 부른다.

고유 수용성 감각은 3가지 주요 감각 기관에 의존한다. 첫 번째는 근육, 관절, 힘줄에 위치하여 몸의 위치에 관한 신호를 뇌로 보내는 특수 수용체들이다. 전정계(vestibular system)라고도 불리는 내이 속 평형 기관은 회전, 가속, 중력, 위치에 관한 정보를 전달한다. 비록 고유 수용성 감각은 보지 않아도 작용하지만, 시각 기관은 몸의 위치에 관한 시각적 단서를 보내는 데 도움을 준다. 이 세 기관은 협력하여 몸이 공간의 어디에 있고 어떻게 움직이고 있는지를 뇌가 이해하도록 돕는다.

뇌는 이 세 감각 기관으로부터 신호를 받아서 다시 근육으로 명령을 내보내 움직임을 조정한다. 예를 들어 균형 능력은 수많은 미세 조정이 있어야 하는데, 이 미세 조정은 소뇌와 뇌간에서 온 신호에 크게 의존한다.

고유 수용성 감각은 의식적으로나 무의식적으로 모두 작용할 수 있다. 의식적 고유 수용성 감각은 후굴 자세를 취하는 것처럼 복잡한 움직임, 혹은 실행하는 데 집중력과 생각을 요구하는 움직임을 용이하게 만드는 데 사용된다. 무의식적 고유 수용성 감각은 자세를 유지하거나 걷는 것처럼 덜 복잡한 움직임을 조정하는 데 중요한 역할을 한다(Johnson et al., 2008). 무의식적 고유 수용성 감각은 몸을 조정하는 데 도움을 주기 위해 빠르게 작동할 수 있다.

많은 요가 자세는 고유 수용성 감각계에 의지하여 몸의 형태와 움직임을 만들어 낸다. 연구진이 발견한 바에 따르면 요가 수행은 시각 장애뿐 아니라 신경 장애가 있는 사람들의 고유 수용성 감각과 균형 능력을 향상할 수 있다(Cherup et al., 2020; Mohanty, Pradhan and Nagathna, 2014).

고유 감각 수용체

근육 전체에 분포한 근방추(muscle spindle)는 근육 길이의 변화(얼마나 근육이 늘어났는지)와 변화 속도를 감지하는 고유 감각 수용체다(Matthews, 1964). 근방추는 이 정보를 감각 뉴런으로 전달하고, 감각 뉴런은 근육의 움직임에 대한 신호를 중추 신경계로 보낸다.

힘줄과 관절의 고유 감각 수용체는 각각 골지 힘줄 기관(golgi tendon organ)과 관절 수용체(joint receptor)라고 불린다. 골지 힘줄 기관은 격렬한 활동을 나타내는 근육 긴장에 관한 정보를 감지하는 반면, 관절 수용체는 관절 위치에 관한 정보를 제공한다.

움직임의 근원

균형 체계

내이에는 또한 균형과 공간 방위(spatial orientation)에 관한 정보를 수용하는 매우 정확한 감각 기관이 있다. 위가 어디고 아래가 어디인지 아는 것은 단순해 보이지만 그 과정은 매우 복잡하다(그림 5.18).

내이는 청각에 도움을 줄 뿐만 아니라 '균형 중추' 또는 '균형 체계'라고도 불리는 전정계의 한 부분으로 공간 방위를 파악하는 데 핵심적인 역할을 한다. 전정계(vestibular system)는 주로 머리 움직임을 감지하는 데 도움을 준다. 또한 머리 위치와 방향에 대한 정보를 뇌에 제공해서 움직이는 동안 머리를 안정시킬 뿐 아니라 균형과 자세를 유지하도록 돕는다.

전정계에는 수많은 구조물이 있지만 2가지 주요 구조물이 전정 미로 안에 있는데 바로 반고리관과 이석 기관이다. 미세한 유모세포와 림프액으로 가득한 **반고리관**(semicircular canal)에는 3가지 관이 있다(그림 5.19). 각 관은 머리가 회전하는 3가지 움직임, 즉 위아래로 끄덕이거나 양쪽으로 흔들거나 좌우로 기울이는 움직임 중 하나를 감지하기 위해 서로 다른 면을 향해 있다(그림 5.20~5.22).

머리 방향이 바뀔 때 반고리관의 내림프액(endolymph)이라 불리는 액체가 움직이면, 어떠한 방향으로 움직임이 생겼다는 신호가 유모세포로 전해진다. 그 후 유모세포는 이 정보를 전정 신경[전정 와우 신경(vestibulocochlear cranial nerve)의 분지]으로 전달하고 이곳에서 움직임과 방향에 대한 신호를 뇌로 보낸다.

또한 내이에는 **이석 기관**(otolith organ)이라 불리는 작은 구조물이 있어서 앞뒤로 향하는 움직임(선가속도)뿐 아니라 중력을 감지하는 데 도움

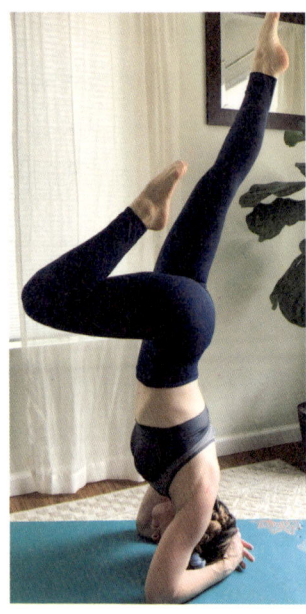

▲ 그림 5.18 물구나무를 서며 균형을 잡을 때에는 많은 감각 기관의 협조가 있어야 하지만 공간 방위와 중력을 감지하는 전정계에 거의 의존한다

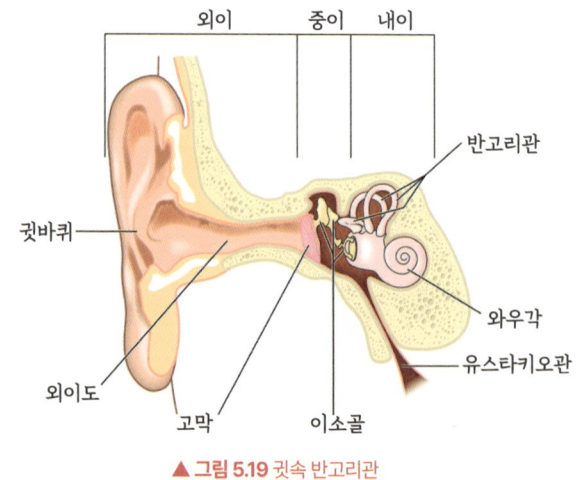

▲ 그림 5.19 귓속 반고리관

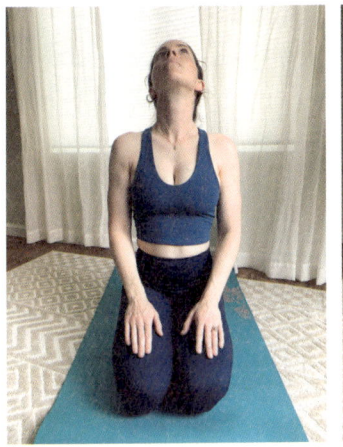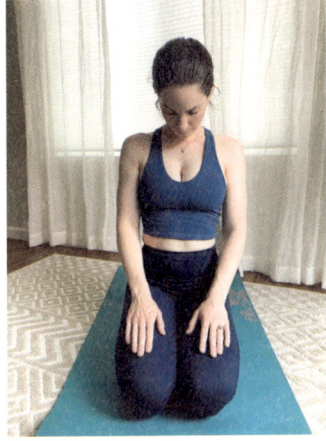

▲ 그림 5.20 머리를 위아래로 끄덕이기

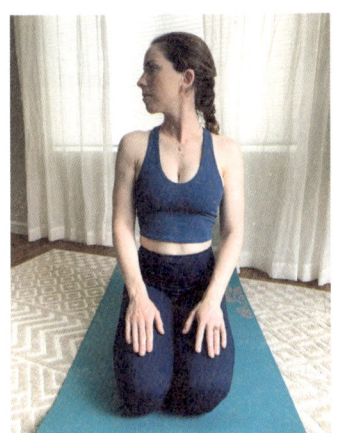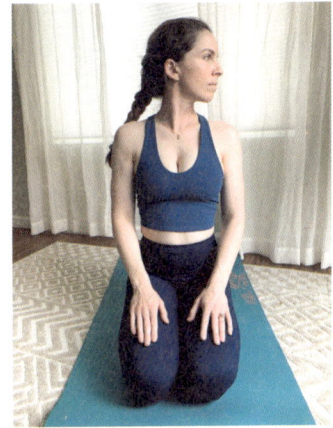

▲ 그림 5.21 양쪽으로 흔들기

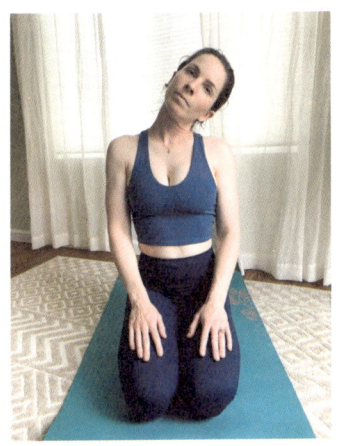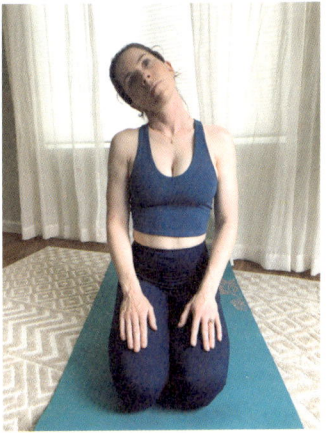

▲ 그림 5.22 좌우로 기울이기

을 준다. 이 기관은 반고리관의 림프액 및 유모세포가 움직임을 감지하는 방법과 매우 유사하게 작동한다. 양쪽 이석 기관과 반고리관은 뇌가 몸의 위치를 이해하는 데 필요하다.

이석 기관과 반고리관의 비교

이석 기관은 방향 변화 없이 속도가 변하는(빨라지거나 줄어드는) 선가속도(linear acceleration)를 감지한다. 선가속도는 차를 타고 이동할 때나 신호 위반을 피하려고 액셀을 밟을 때처럼 직선으로 이동할 때 발생한다.

반고리관은 속도의 변화뿐 아니라 방향의 변화도 동시에 생기는 각가속도(angular acceleration)를 감지한다. 각가속도는 롤러코스터를 타고 360도 회전할 때 발생한다. 반고리관에는 세 면의 움직임을 감지하는 3가지 주요 고리가 있어서 이를 통해 머리의 각가속도를 감지할 수 있다.

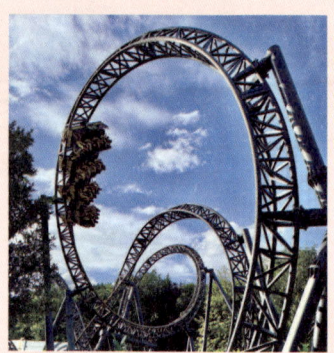

▲ 그림 5.23 반고리관은 롤러코스터를 탈 때 경험하는 것과 같은 각가속도를 감지한다
Jonny Gios on Unsplash.

전정계는 반고리관과 이석 기관을 통해 머리가 공간의 어디에 있으며 어떻게 움직이고 있는지 알 수 있다. 그 후 전정계는 이 정보를 사용해서 안구 운동에 영향을 주어 지속해서 응시하게 할 수 있다. 요가 중에 흔히 사용되는 시선 안정화(gaze stabilization)는 이를테면 초점에 집중하는 것으로, 특히 균형을 잡는 자세나 어떤 위치에서 다른 위치로 옮길 때 넘어지는 것을 피하기 위해 사용된다. 전정계는 특히 서 있을 때의 균형 조절에 중요하며, 이곳에 기능 장애가 생기면 안정성에 문제가 생길 수 있다(van Kordelaar et al., 2018).

멀미하는 이유는?

멀미는 전정계와 시각계의 불일치가 생길 때 일어난다. 예를 들자면 바람 부는 날 보트에 앉아 있을 때 일어날 수 있다. 파도의 움직임은 내이의 림프액을 움직이고, 유모세포는 몸이 움직이고 있다는 신호를 뇌에 보낸다. 그러나 몸은 보트에 앉아 있지, 움직이는 것은 아니므로 근방추 수용체는 몸이 움직이지 않는다고 뇌에 말한다. 뇌로 향하는 이러한 신호의 충돌은 메스꺼움을 유발한다.

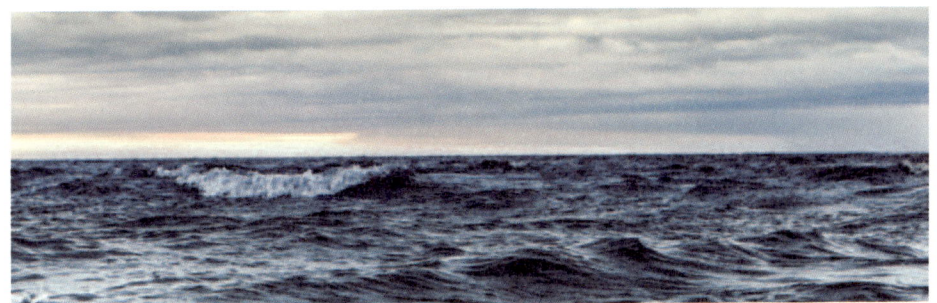

▲ 그림 5.24 사람들은 거친 파도 위로 항해할 때 흔히 멀미를 경험한다
Ant Rozetsky on Unsplash.

핵심 요점

- 고유 수용성 감각은 몸의 위치와 움직임을 인식한다.
- 고유 감각 수용체는 근방추, 골지 힘줄 기관과 관절 수용기를 포함한다.
- 전정계는 몸의 균형 중추다. 뇌가 머리의 움직임을 감지하고 시선을 안정시키는 데 도움을 준다.
- 반고리관은 서로 다른 머리 회전 움직임, 즉 위아래로 끄덕이거나 양쪽으로 흔들거나 좌우로 기울이는 움직임을 각각 감지한다.
- 이석 기관은 앞뒤로 향하는 움직임과 중력을 감지한다.
- 요가 수행은 고유 수용성 감각과 균형 능력을 향상할 수 있다.

고유 수용성 감각과 요가

기술을 연마하는 것처럼 고유 수용성 감각의 능력은 반복을 통해 길러질 수 있다. 요가는 몸의 자기 인식 개발에 도움을 주어, 몸이 공간의 어디에 있는지 파악하고 근육을 조절하고 균형 잡는 능력을 향상시킬 수 있다(Cherup et al., 2020). 한 연구에 따르면 나무 자세를 매일 2분간 수행하면 노년 여성의 정적, 동적 균형이 개선된다고 한다(Solakoglu et al., 2021). 다른 연구에서는 일주일에 2번씩 12주 동안 하타 요가를 하면, 균형 능력의 변화를 흔히 야기하는 질병인 파킨슨병을 앓는 사람의 균형이 개선될 수 있다고 한다(Elangovan et al., 2020). 종합해 보면 이러한 결과는 고령자와 신경학적 장애가 있는 사람을 포함해서 요가 수행이 사람들의 균형 능력을 개선할 수 있음을 보여 준다.

움직임의 근원

고유 수용성 감각 능력을 향상하는 또 다른 방법은 눈을 감은 채 요가를 하는 것이다. 시각 체계가 작동을 멈추면 기본적인 자세도 매우 어려워져서 다른 고유 수용성 감각 체계에 더 많이 의지하도록 뇌를 압박한다. 또한 눈을 감고 시퀀스를 하는 자기 모습을 촬영하는 것도 유익할 수 있다. 그 후 영상을 살펴 자기 생각대로 몸을 움직였는지 확인할 수 있다.

다음은 신체 인식과 균형에 도움을 주는 요가의 예시들이다. 자세를 용이하게 하기 위해서는 바닥이나 벽의 한 지점을 응시해야 한다. 만약 더 많이 도전하고 싶다면 눈을 감은 채로 하면 된다. 또한 다른 자세로 변화를 천천히 가져가면 근육 조절과 협응에 집중할 수 있다.

고유 수용성 감각과 균형을 위한 요가 시퀀스 예시

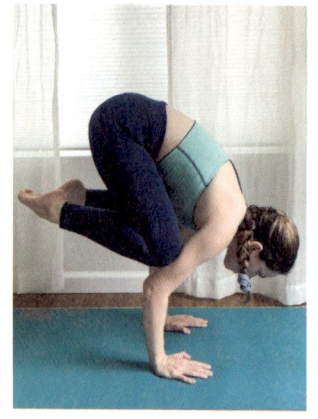

▲ 그림 5.25 까마귀 자세

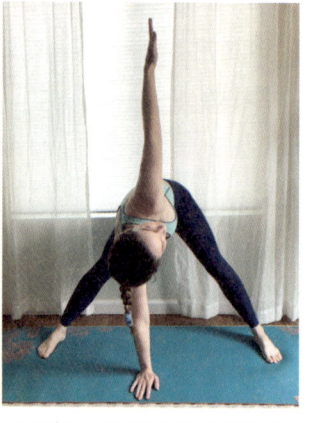

▲ 그림 5.26 다리 벌린 전방 비틀기 자세

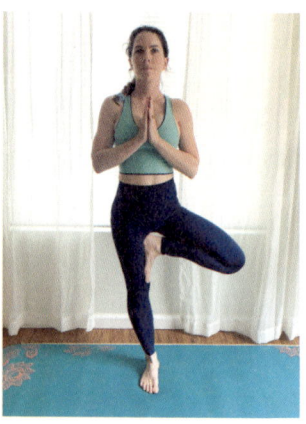

▲ 그림 5.27 나무 자세

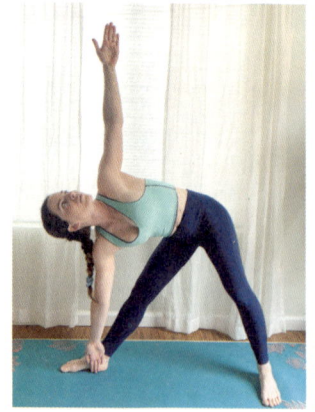

▲ 그림 5.28 삼각 자세

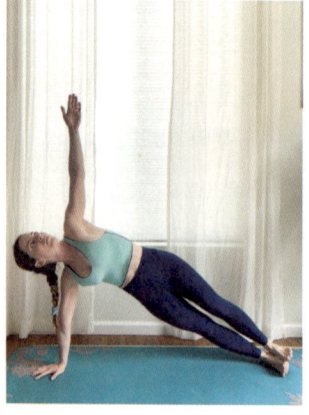

▲ 그림 5.29 측면 널빤지 자세 변형(위쪽 다리를 올려 난이도를 높일 수 있다)

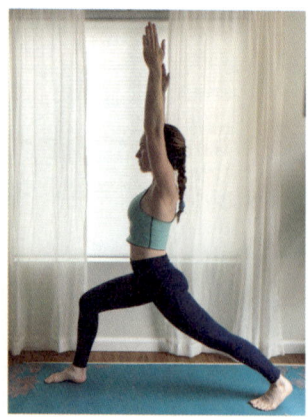

▲ 그림 5.30 초승달 런지

참조

Badlangana, N.L., Bhagwandin, A., Fuxe, K., & Manger, P.R., et al., 2007. Observations on the giraffe central nervous system related to the corticospinal tract, motor cortex and spinal cord: what difference does a long neck make? *Neuroscience*, 148(2), pp.522-534.

Brinkman, C., 1981. Lesions in supplementary motor area interfere with a monkey's performance of a bimanual coordination task. *Neuroscience Letters,* 27(3), pp.267-270.

Cherup, N.P., Strand, K.L., Lucchi, L., Wooten, S.V., Luca, C., & Signorile, J.F., 2020. Yoga meditation enhances proprioception and balance in individuals diagnosed with Parkinson's disease. *Perceptual and Motor Skill*, 128(1), pp.304-323.

Dijkstra, B.W., Bekkers, E.M.J., Gilat, M., Rond, V.D., Hardwick, R.M., & Nieuwboer, A., 2020. Functional neuroimaging of human postural control: a systematic review with meta-analysis. *Neuroscience & Biobehavioral Reviews,* 115, pp.351-362.

Elangovan, N., Cheung, C., Mahnan, A., Wyman, J.F., Tuite, P., & Konczak, J., 2020. Hatha yoga training improves standing balance but not gait in Parkinson's disease. *Sports Medicine and Health Science*, 2(2), pp.80-88.

Filler, A.G., Haynes, J., Jordan, S.E., Prager, J., et al., 2005. Sciatica of nondisc origin and piriformis syndrome: diagnosis by magnetic resonance neurography and interventional magnetic resonance imaging with outcome study of resulting treatment. *Journal of Neurosurgery: Spine*, 2(2), pp.99-115.

Fine, E.J., Ionita, C.C. & Lohr, L., 2002. The history of the development of the cerebellar examination. *Seminars in Neurology*, 22(4), pp.375-384.

Freund, H.-J. & Hummelsheim, H., 1985. Lesions of premotor cortex in man. *Brain*, 108(3), pp.697-733.

Hauber, W., 1998. Involvement of basal ganglia transmitter systems in movement initiation. *Progress in Neurobiology*, 56(5), pp.507-540.

Johnson, E.O., Babis, G.C., Soultanis, K.C., & Soucacos, P.N., 2008. Functional neuroanatomy of proprioception. *Journal of Surgical Orthopaedic Advances*, 17(3), pp.159-165.

Kwon, D., 2020. The mysterious, multifaceted cerebellum. *BrainFacts.org*. Available at: https://www.brainfacts.org/brain-anatomy-and-function/anatomy/2020/the-mysterious-multifaceted-cerebellum-120320

Matthews, P.B., 1964. Muscle spindle and their motor control. *Physiological Reviews*, 44(2), pp.219-288.

Minai, M., 2014. Purkinje cell. *The Embryo Project Encyclopedia*. Available at: https://embryo.asu.edu/pages/purkinje-cell

Mohanty, S., Pradhan, B. & Nagathna, R., 2014. The effect of yoga practice on proprioception in congenitally blind students. *British Journal of Visual Impairment,* 32(2), pp.124-135.

Muzio, M.R., Cascella, M., 2021. Histology, Axon. In: StatPearls[Internet]. Treasure Island (FL): StatPearls Publishing; 2022 Jan-. Available from: https://www.ncbi.nlm.nih.gov/books/NBK554388/

Sanes, J.N. & Donoghue, J.P., 2000. Plasticity and primary motor cortex. *Annual Review of Neuroscience,* 23(1), pp.393-415.

Schwartz, A.B., 2016. Movement: how the brain communicates with the world. *Cell*, 164(6), pp.1122-1135. Solakoglu, O., Dogruoz Karatekin, B., Yumusakhuylu, Y., Mesci, E., & Icagasioglu, A., 2021. The effect of yoga asana "Vrksasana (tree pose)" on balance in patients with postmenopausal osteoporosis. *American Journal of Physical Medicine & Rehabilitation*, 101(3), pp.255-261.

van Kordelaar, J., Pasma, J.H., Cenciarini, M., Schouten, A.C., Kooij, H.V.D., & Maurer, C., 2018. The reliance on vestibular information during standing balance control decreases with severity of vestibular dysfunction. *Frontiers in Neurology*, 9, p.371.

Verwey, W.B., Lammens, R. & Honk, J. van, 2002. On the role of the SMA in the discrete sequence production task: a TMS study. *Neuropsychologia*, 40(8), pp.1268-1276.

Yoga Journal, 2021. What's so sacred about the number 108? *Yoga Journal*. Available at: https://www.yogajournal.com/practice/yoga-sequences/the-number-108/

CHAPTER 6

호흡의 신경 생리

> 호흡은 모든 지상 동물의 생명을 유지하기 위한 행위이자 요가나 명상과 같은 묵상 수행의 중요한 측면이다. 오늘날 과학자들은 호흡이 어떻게 심박수, 소화, 면역계 그리고 심지어 뇌에까지 영향을 줄 수 있는지 여전히 연구 중이다.

들숨과 날숨의 생리

 들숨은 근육에 산소를 공급하고 혈압을 안정시키며 심박수와 스트레스를 줄일 수 있다. 질소가 80%이고 산소가 20% 정도인 공기를 들이마시면 몸의 모든 시스템에 영향을 미치는 연쇄 반응이 시작된다.

 숨을 들이마시는 동안 공기는 입이나 코에서 출발하여 보통 목구멍으로 알려진 인두로 내려간다. 그 후 숨통으로도 알려진 기도로 흘러간다(그림 6.1). 기도는 상대적으로 큰 2개의 공기 통로인 좌우측 기관지로 나뉘며, 각각 좌우측 폐와 연결된다. 우측 폐는 세 구역(엽이라 부른다)이 있고, 두 구역뿐인 좌측 폐보다 미세하게 더 크다. 그 후 기관지는 마치 나무줄기가 거듭 반복해서 가지를 내듯이 폐 속 훨씬 더 작은 세기관지로 나뉜다. 세기관지는 흡입한 공기의 산소를 혈류 속으로 옮겨 주는, 폐포(alveoli)라는 이름의 작은 공기 주머니에서 끝난다(그림 6.2). 산소가 풍부한 혈액은 그 후 온몸으로 퍼져 나가 세포에 산소를 공급한다.

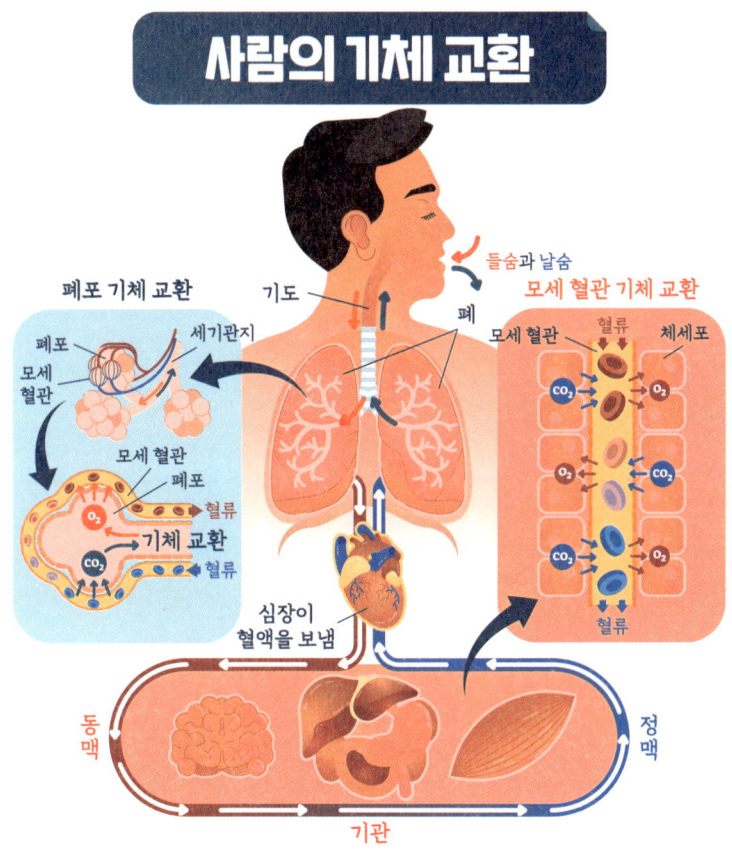

▲ 그림 6.1 호흡 해부도

　세포는 산소를 사용하면서 부산물로 이산화탄소를 생성한다. 이산화탄소는 폐로 향하는 혈류를 타고 옮겨져 숨을 내쉬는 동안 배출된다.

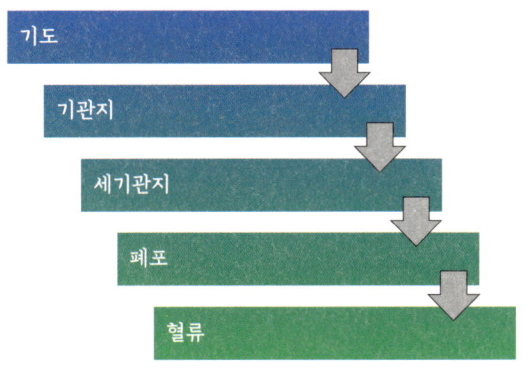

▲ 그림 6.2 호흡의 해부학적 흐름

호흡의 신경 생리

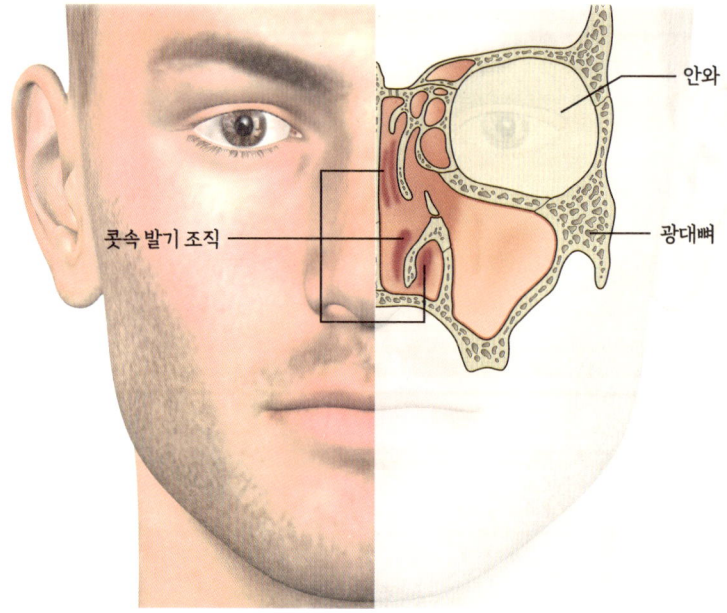

▲ 그림 6.3 콧속 발기 조직

From: https://www.researchgate.net/figure/The-location-of-the-erectile-tissue-insidethe-nasal-cavity_fig10_229079961, CC BY 2.5.

코의 중요성

"코로 숨을 들이마시고 입으로 내쉬세요."라는 지시는 그 이면에 담긴 과학은 흔히 생략된 채 요가 및 명상 수업에서 자주 사용된다. 인간은 코를 통해 숨 쉬도록 만들어졌다. 어린 아기들은 코로 숨을 쉬어서 젖을 먹는 동시에 숨을 들이마시며, 운동선수들은 코로 숨을 쉬어서 심박수를 줄이고 운동 기록을 향상시킨다.

코는 숨을 쉬는 동안 들이켠 숨을 따뜻하게 해서 그 온도를 조절한다. 폐는 차가운 온도에 민감한데, 온도가 차가워지면 위축되어 더 얕은 숨을 쉬게 된다. 예를 들어 서늘한 날 야외에서 조깅할 때 우리는 깊게 숨 쉬기가 힘들다고 느낄 수 있다. 이러한 반응을 상쇄하기 위해 코는 공기가 폐로 들어가기 전에 공기를 따뜻하게 해서 폐가 적절한 팽창을 통해 산소를 들이마시게 한다.

또한 코는 폐로 들어가는 공기의 습도를 조절한다. 코는 공기에 습기를 더해 인후통과 입 안 건조함을 막아 준다. 겨울 동안 구강 호흡을 하는 사람들은 공기가 코를 통해 습해지지 않기 때문에 인후통을 겪을 수도 있다. 또한 코는 섬모라는, 잔해물과 독소를 가두어 폐로 들어가지 못하게 하는 미세한 털 모양의 기관으로 채워져 있다.

마지막으로 후각의 전달은 코의 후각 신경을 통해 이루어진다. 냄새를 맡는 능력은 불이 난 건물에서 나오는 연기처럼 해로운 독소를 감지하는 데 도움을 준다. 요가나 명상 수업 중에 강사는 향을 태우거나 에센셜 오일을 뿌릴 수도 있는데, 향기 요소가 더해지면 수행이 향상될 수 있다.

코는 안다

코는 생식기 조직과 같은 형태인 발기 조직으로 가득 차 있다(그림 6.3). 코의 발기 조직은 중요한 조절 능력이 있다. 늘어나고 수축하면서 콧구멍의 지름을 변화시켜 몸속으로 들어오는 기류의 속도와 양을 바꾼다(Ng et al., 1999). 결과적으로 발기 조직은 공기를 따뜻하게 하고 습하게 하는 과정을 조절한다.

이러한 콧속 발기 조직은 종일 주기적으로 부풀었다가 가라앉는다(Kahana-Zweig et al., 2016). 왼쪽과 오른쪽을 번갈아 가며 반복하는 이 과정을 통해 한 번에 더 많은 기류가 한쪽 콧구멍으로 유입된다. 고대 요가 문헌인 《시바 스와로다야(Shiva Swarodaya)》에서는 이러한 비주기(nasal cycle) 현상의 흐름을 에너지 형태로 묘사한다(Telles and Naveen, 2008; Rai, 2012). 이 문서에서 호흡은 우주의 생명력으로 여겨지며, 스와라(Swara) 요가 수행자들은 각기 다른 형태의 호흡에 초점을 맞춘다. 스와라 요가의 3가지 주요 호흡 형태로는 왼쪽 콧구멍으로 숨쉬기, 오른쪽 콧구멍으로 숨쉬기, 양쪽 콧구멍으로 숨쉬기가 있다. 각 형태의 호흡법은 달의 순환과 일치하는데, 이는 양쪽 콧구멍이 각기 자연스러운 리듬을 형성해서 저절로 서로 교대하기 때문이다(Saraswati, 1982).

스와라 요가에 관한 구체적인 조사 연구는 없지만, 과학자들은 콧구멍이 종일 부풀고 가라앉는다는 사실을 분명히 알고 있다. 비주기는 구조적 MRI를 통해 근거가 제시되었다(Kahana-Zweig et al., 2016). 한쪽 콧구멍은 25분에서 길게는 몇 시간까지 부풀 수 있고 그 후 반대쪽 콧구멍이 부풀기 시작하면서 누그러진다. 그 결과 종일 부지중에 부분적인 충혈과 완화가 번갈아 가며 일어난다.

이러한 비주기는 자율 신경계에 의해 이루어질 확률이 가장 높다. 교감 신경계가 한쪽 콧구멍의 혈관을 수축시키는 동안 부교감 신경계는 반대쪽 콧구멍의 혈관을 확장한다. 더 천천히 숨쉬면 각 콧구멍이 더 활발하게 부풀고 또 누그러지면서 두 콧구멍 사이에 더 강력한 주기가 만들어질 수 있다(Kahana-Zweig et al., 2016).

또한 비주기는 건강 및 질병과 관련되어 있다. 예를 들어 아프거나 스트레스를 받는 동안 코에는 염증이 생긴다. 이 상태는 비주기 속도를 높여 주어 좌우 교대가 더 빨리 일어나게 해서 뇌에 영향을 줄 수 있는 화학 물질뿐 아니라 온도 따위를 더 잘 조절하게 할 수 있다(Nestor, 2021). 또한 한 여성 조현병 환자에 대한 사례 연구에서는 좌우 콧구멍을 통한 호흡 사이에 불균형이 나타났다(Shannahoff-Khalsa and Golshan, 2015). 과학자들이 이 불균형을 수정하기 위해 운동을 적용했을 때, 여성의 환각 증상이 줄어들었다. 따라서 비주기와 몇몇 질병 상태 사이에 관련성이 있을 수 있다. 하지만 하나의 표본 크기로는 도출될 수 있는 결론이 제한적이며 더 많은 조사가 이뤄질 필요가 있다.

> **핵심 요점**
> - 코를 통한 호흡은 요가와 명상에서 심박수를 줄이고 산소를 공급하는 데 중요한 역할을 한다.
> - 코는 흡입한 공기의 온도뿐 아니라 습도를 조절한다.
> - 또한 코에는 종일 부풀고 수축하는 발기 조직이 있어서 호흡의 흐름을 조절한다.

호흡과 뇌

사람은 일반적으로 매일 2만 5천 번 숨을 쉰다(Gross, 2020). 호흡에 얼마나 신경 쓰느냐에 따라 무의식적으로 또는 의식적으로 호흡한다. 대부분의 시간은 의식적으로 노력해서 호흡하지 않는다. 몸은 자연스럽게 공기를 들이마시고 내쉰다. 몸은 어떻게 이 활동을 조절할까?

한마디로 말하면 이 활동은 혈관의 정교한 시스템과 뇌간의 미세한 호흡 중추에서 비롯된다고 할 수 있다. 몸은 목의 경동맥과 심장의 대동맥궁의 특수 감각기인 화학 수용체(chemoreceptor)를 사용해서 산소, 이산화탄소, 수소 이온의 농도를 감지한다(Prabhakar, 2000)(그림 6.4).

혈액 속 이산화탄소 농도가 너무 많이 증가하면 화학 수용체는 몸에 산소가 더 필요하다는 신호를 뇌간의 한 부분인 연수에 보낸다. 연수는 흉곽과 횡격막 주위를 둘러싼 호흡근에 수축과 이완을 지시하여 신선한 공기가 폐로 이동하게 한다. 이 근육들은 공기를 들이마시고(들숨) 내쉬게(날숨) 한다. 또한 연수는 호흡 리듬을 유지하여 일정한 속도로 숨 쉬게 한다(Ikeda et al., 2016). 만약 몸이 충분한 산소를 공급받지 못하면 화학 수용체는 연수에 신호를 보내서 폐가 더 빈번하게 숨을 쉬게 한다. 몸의 산소 농도가 낮아지면 연수는 또한 심장이 더 빨리 뛰도록 명령 신호를 보내서 산소가 풍

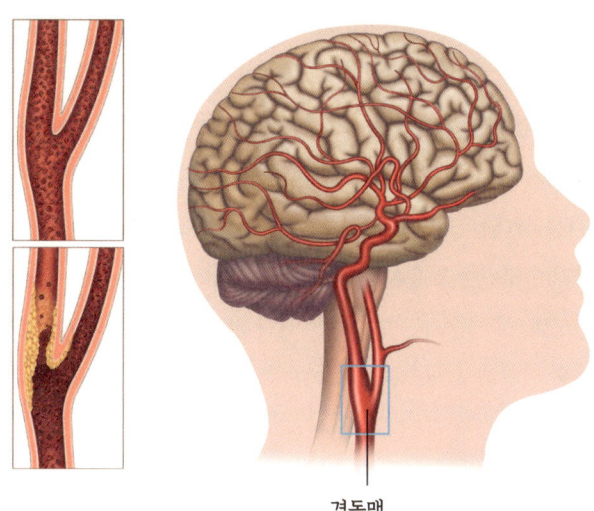

▲ 그림 6.4 경동맥은 혈액 산소 수준(blood oxygenation level)을 감지할 수 있는 화학 수용체를 포함한다.
목 양쪽에는 목과 머리로 혈액을 전달하는 경동맥이 있다.
두 손가락으로 목 옆을 누르면 심장을 출발해서 경동맥을 통과하는 맥박을 느낄 수 있다.

부한 혈액을 순환시킨다. 연수와 폐, 심장 사이의 소통은 부교감 신경계의 주요 신경인 미주 신경을 통해 주로 이루어진다.

호흡을 이용한 미주 신경 자극법(respiratory vagal nerve stimulation)을 통해 과학자들은 호흡으로도 미주 신경을 자극할 수 있다고 생각한다(Gerritsen and Band, 2018). 자율 신경계는 교감 신경계와 부교감 신경계 사이의 균형에 의지한다. 교감 신경계가 심박수, 혈압, 호흡수를 높일 수 있지만 부교감 신경계는 이 요소들을 낮추고 소화 흡수를 증진한다. 특히 미주 신경은 숨을 들이켤 때 억제되고 숨을 내쉬거나 천천히 호흡할 때 활성화된다(Chang et al., 2015; Gerritsen and Band, 2018). 따라서 통제된 느린 심호흡은 몸에 산소를 채우고, 긴장을 풀 때라고 뇌에 신호를 보낸다.

핵심 요점

- 화학 수용체는 경동맥에서 혈액 산소 수준에 관한 신호를 뇌간의 연수로 보낸다. 만약 몸이 충분한 산소를 공급받지 못하면 연수는 폐가 더 빈번하게 숨을 쉬도록 신호를 보낼 것이다.
- 연수, 폐, 심장 사이의 소통은 부교감 신경계의 주요 신경인 미주 신경을 통해 이루어진다.
- 통제된 느린 심호흡은 몸을 산소로 채우고 이완을 촉진한다.

호흡과 기분

호흡은 기분을 바꾸는 강력한 수단이 될 수 있다. 예를 들어 긴 심호흡은 차분함과 평안함을 불러오지만, 더 힘찬 호흡은 몸에 기운을 북돋을 수 있다. 수 세기 동안 사람들은 통제된 느린 호흡을 사용해 차분한 마음 상태를 만들었고, 공황 발작과 같이 스트레스를 받을 때 흥분을 가라앉혔다. 그러나 최근까지 연구진은 호흡이 어떻게 마음 상태에 영향을 주는지 알지 못했다.

스탠퍼드 대학교(Stanford University) 연구진은 쥐의 뇌간 속 뉴런을 조사하다가 우연히 호흡과 마음 사이의 연관성을 발견했다(Yackle et al., 2017). 과학자들은 호흡 리듬을 조절하는 연수 속 뉴런 그룹인 전 뵈트징어 복합체(pre-Bötzinger complex)에 관심이 생겼고, 이 영역 속 뉴런의 구체적인 역할에 대해 더 알고 싶었다. 더 살펴보기 위해 과학자들은 뉴런 아집단을 파괴했고 쥐의 행동에 어떤 변화가 나타나는지 관찰했다.

연구원들은 전 뵈트징어 복합체 일부를 상실한 쥐가 여전히 평범한 리듬으로 숨 쉴 수 있지만 지나치게 차분하고 이완되어 있다는 것을 발견했다. 과학자들은 당황했다. 왜 뇌간의 호흡 뉴런을 파괴하면 쥐가 더 차분해지는가?

그들은 우연히 호흡, 스트레스, 감정 사이의 연계성을 발견했다. 전 뵈트징어 복합체의 뉴런 아집단이 노르에피네프린이라는 신경 전달 물질을 생산하는 청반(locus coeruleus)에 신호를 보낸다. 노르에피네프린이 방출되면 스트레스 반응, 각성, 공포, 불안을 유발한다. 따라서 이러한 호흡 뉴런은 차분한 행동과 흥분한 행동 사이의 균형을 조절한다. 호흡 기법은 전 뵈트징어 복합체의 활동을 변화시켜서 기분을 바꾸는 청반의 활동을 규제함으로써 작용하는 것이다.

스트레스, 통증, 불안증 속에서 호흡하기

스트레스를 받는 동안에는 호흡수가 증가한다. 사자를 피해 달아나는 것처럼 직접적인 스트레스를 받고 있다면 빠른 호흡은 별문제가 되지 않는다. 하지만 만성 스트레스나 불안증을 겪는 사람들은 장기간 더 잦고 얕게 호흡하는 경향이 있어서 지속해서 교감 신경계를 작동시킨다. 결과적으로 교감 신

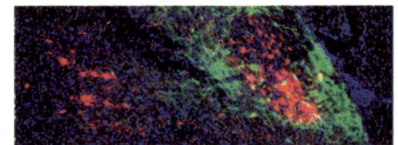

▲ 그림 6.5 호흡 중추로 뻗어 있는 쉘 뉴런(초록색)과 통증, 감정 중추로 뻗어 있는 코어 뉴런(빨간색)

Image courtesy of the Salk Institute. From https://www.salk.edu/news-release/pain-and-anxiety-impact-breathing-on-a-cellular-level/

경계는 세포에 손상을 줄 수 있는 코르티솔과 같은 스트레스 호르몬을 더 많이 방출한다.

숨은 우리에게 유익하게 사용될 수 있다. 통제된 느린 호흡을 연습하여 교감 신경계 대신 부교감 신경계를 작동시키도록 몸을 훈련할 수 있다.

스트레스를 받는 가운데 호흡하는 팁

스트레스를 받는 경우 자신의 자율 신경계를 해킹하는 한 가지 방법은 단순히 코를 통해 길게 호흡하는 것이다. 이 호흡은 몸이 회복 모드, 즉 휴식 시간에 들어섰다는 직접적인 신호를 뇌로 보낸다.

독일 뮌헨 공과 대학교(Technical University of Munich) 과학자들에 의하면 마음챙김 호흡이 스트레스와 부정적 감정을 완화할 수 있다고 한다(Doll et al., 2016). 26명의 연구 참가자들은 2주 동안 마음챙김 호흡 훈련을 받았다. 그 후 그들은 호흡에 집중하는 연습을 했던 장소인 MRI 기계로 들어가 스트레스를 유발하는 영상을 시청했고, 과학자들은 그동안 참가자들의 뇌 영역 중 어느 부분이 활성화되는지 조사했다. 연구진은 호흡에 의식적으로 집중하는 행동이 전전두피질을 활성화하고 편도체의 활동을 줄인다는 사실을 발견했다. 이러한 뇌 활동 패턴은 기분을 차분하게 만들었다.

호흡에 집중하면 마음이 걱정에서 빠져나오게 된다. 마음챙김은 마음이 불안감과 반추의 장소로 이동하는 대신, 현재에 집중하도록 뇌를 훈련한다. 수행자들은 이 지식을 활용하여 호흡 훈련과 명상을 수행함으로써 마음을 가라앉힐 수 있다.

또한 호흡은 통증과 불안의 경험과도 연결된다. 극심한 정신적 고통은 호흡이 빠르고 얕아지는 상태인 과호흡 증후군(hyperventilation)을 유발할 수 있다. 소크 생물학 연구소(Salk Institute for Biological Study) 과학자들은 쥐의 뇌 속 뉴런 그룹 중 어느 부위가 불안과 같은 부정적 감정과 정신적 고통을 호흡과 통합하는지 알아내는 데 관심을 가졌다(Liu et al., 2021). 그들은 뇌간에 있는 뇌교 호흡 뉴런 그룹(pontine respiratory group, PRG)이라 불리는 뉴런 그룹 연구에 주목했다. 뇌교 호흡 뉴런 그룹은 호흡 리듬을 만드는 것(이는 연수에 있는 뉴런 그룹의 역할이다)과는 관련이 없으며, 대신 호흡수와 호흡 패턴을 조절한다.

뇌교 호흡 뉴런 그룹 안에는 부완핵(parabrachial nucleus)이라 불리는 더 작은 뉴런 그룹이 있다. 부완핵을 활성화하면 호흡이 증가하거나 느려지는 현상이 모두 발생했다. 통증을 유발하는 과호흡 증후군에서 드러나듯이, 학자들은 뮤1 오피오이드 수용체 발현 뉴런(Oprm1-expressing neuron)이라고 불리는 부완핵의 뉴런 소그룹이 통증 및 감정과 호흡을 통합하는지를 알아보고자 했다. 과학자들은 다양한 과학 기법을 사용해서 쥐의 뉴런 회로를 측량하고 관찰하고 조종하여 호흡수에 어떤 영향을 주는지 알아보았다.

과학자들은 호흡수를 조절하는 뇌 회로가, 부완핵에서 발견되는 뮤1 오피오이드 수용체 발현 뉴런의 두 그룹과 관련되어 있다는 사실을 발견했다. 첫 번째 그룹인 쉘 뉴런(shell neuron)은 뇌의 호흡 중추(전 뵈트징어 복합체)와 연결되는 반면 두 번째 그룹인 코어 뉴런(core neuron)은 통증 및 감정 중추(편도체)와 연결되었다(그림 6.5). 이 뉴런 그룹들이 모두 자극되었을 때 쥐는 생리적 통증과 부정적인 정서 행동의 증가를 보였다.

전국 공영 라디오 인터뷰에서, 수석 과학자인 한성(Sung Han)은 두 회로가 본질적으로 서로 연계되었다며 다음과 같이 말했다(Hamilton, 2021). "만약 일반인들도 이것을 사실로 받아들인다면, 수 세기 동안 과학자들을 쩔쩔매게 했던 호흡과 감정 사이의 미스터리한 연계성을 명확히 밝히는 데 도움이 될 것입니다."

과학자들은 호흡과 부정적인 감정이 항상 서로 영향을 주지는 않는다고 말한다. 예를 들어 운동 중에도 호흡수가 증가하고 감정 상태가 고조될 수 있다. 이 경우나 이와 유사한 다른 경우에는 뮤1 오피오이드 수용체 발현 뉴런이 연관성이 없거나 다른 식으로 관련될 수 있다. 이 연구는 분자적이고 기계론적인 수준에서 불안과 같은 감정 및 통증과 호흡이 서로 어떻게 연결되는지 보여 주는 첫 번째 사례다.

핵심 요점

- 연수의 뉴런 그룹은 호흡을 스트레스, 통증, 감정과 연결한다.
- 통제된 느린 호흡은 부교감 신경계를 촉발하여 이완을 촉진하는 데 사용될 수 있다.
- 의식적인 호흡은 전전두피질을 활성화하고 편도체 활동을 줄여 주어서 스트레스와 부정적 감정을 완화할 수 있다.

의식적 호흡 조절

사람은 의식적 생각을 통해 호흡을 조절할 수 있다. **프라나야마**(pranayama)라 불리는 통제된 요가 호흡법은 전통 요가의 8지칙(八支則) 중 하나다(Rain et al., 2021). 프라나야마는 《바가바드기타(Bhagavad Gita)》나 《파탄잘리 요가 수트라》와 같은 초창기 요가 문헌 일부에서 언급되었다.

단어 '프라나야마'는 두 개의 산스크리트 용어인 '프라나(prana)'와 '야마(yama)'로 이루어졌다. 프라나는 생명을 유지하게 해 주는 필수적인 생명력으로 정의할 수 있고, 야마는 조절, 통제를 말한다. 따라서 한데 묶어서 프라나야마는 호흡 조절 기법으로 여겨진다. 요가나 명상처럼 많은 묵상 수행에는 정신적, 육체적 건강을 개선하기 위해 프라나야마가 포함된다.

의식적인 호흡 조절을 동반한 운동은 즉각적이고 장기적인 효과를 모두 가진다. 예를 들어 한 연구에서 심호흡을 동반한 운동은 폐 손상을 입은 사람들의 혈액 산소 수준을 개선하는 것으로 나타났다(Russo, Santarelli, and O'Rourke, 2017; Nuckowska et al., 2019). 운동을 하면 이산화탄소가 생성되고 혈액은 산성화되기 시작한다. 호흡은 폐를 통해 이산화탄소를 배출하고 더 많은 산소를 혈류 속으로 가져와서 이러한 산성화에 대응한다.

재밌는 사실

호흡 수행의 가장 극단적인 사례 중 하나는 프리 다이빙이다. 프리 다이버는 잠수할 때 100미터가 넘는 물속에서 완벽히 집중해서 5분이 넘도록 차분하게 숨을 참을 수 있다. 호주 프리 다이버 허버트 니치(Herbert Nitsch)는 최근 그리스 산토리니 해변에서 프리 다이빙으로 수심 253m까지 잠수하고 돌아와 기네스 세계 기록을 달성했다.

프리 다이버들은 매우 느리게 호흡하고 몸 전체의 혈관을 수축하는 '잠수 반응(diving response)'을 개발했다(Tetzlaff, K. et al., 2021). 또한 이 반응 중에 몸은 시너지 효과로 교감 신경과 부교감 신경을 모두 활성화하는 동시에 카테콜아민(catecholamine)의 방출을 늘리고 심박수를 줄이며 혈액을 주요 기관에 재분배한다.

전문 프리 다이버들은 자신의 생리적 기능을 바꾸기 위해 이러한 잠수 반응을 개발하려고 노력한다. 이를 위한 한 가지 방법은 반복적으로 산소를 공급하지 않는 무호흡 훈련(apnea training)이다. 이 훈련은 폐에서 숨을 참는 능력(폐기량이라 불린다) 또한 향상시키는데, 일부 프리 다이버의 폐기량은 10리터 이상으로 일반 성인의 거의 2배에 달한다.

호흡의 신경 생리

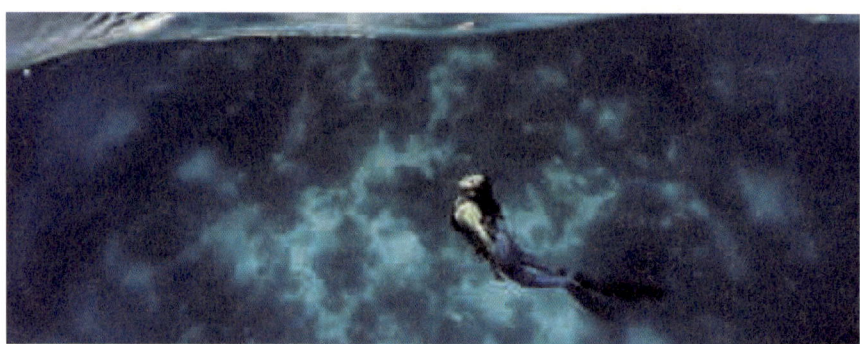

▲ 그림 6.6 프리 다이버는 시간이 지날수록 자신의 생리적 기능을 바꿔서 일반 성인보다 더 길게 숨을 참을 수 있게 된다

Sebastian Pena Lambarri on Unsplash.

의식적 호흡의 종류

여러 가지 다양한 형태의 호흡 조절이 전 세계에서 행해진다. 다음은 요가 및 명상 연구에서 사용되는 몇 가지 일반적인 형태다.

마음챙김 호흡(mindful breathing)은 호흡에 주의를 집중하는 호흡 기법이다. 마음챙김 호흡을 할 때 수행자는 스스로 자연스럽게 느껴지는 방식으로 호흡한다. 수행자는 단순하게 호흡을 받아들이고 그 특징에 주목한다. 마음챙김 호흡은 수행의 형태와 수행자가 편안함을 느끼는 정도에 따라 눈을 감거나 뜬 채로 행해질 수 있다.

심호흡(deep breathing)은 몸 전체의 이완을 불러올 때 사용되는 기법으로 스트레스와 불안을 완화할 수 있다. 이 호흡은 어떤 편안한 자세로든, 누워서나, 앉아서나, 심지어 서서도 가능하다. 심호흡의 한 가지 형태는 길고 깊은 숨을 들이마시고 몇 초 동안 숨을 멈춘 후 배출하는 방식이다. 다른 형태는 수행자가 한동안 들숨이나 날숨을 늘리거나 아니면 둘 다 늘려서 숨을 쉬는 방식이다. 심호흡은 호흡수를 줄이고 호흡 길이를 늘려서 부교감 신경계와 뇌의 진정 중추를 활성화한다.

복식 호흡으로도 알려진 **횡격막 호흡**(diaphragmatic breathing)은 횡격막을 자극해 폐 속으로 공기를 끌어 들이는 기법이다. 횡격막 호흡을 하는 몇 가지 방법이 있지만 가장 쉽고 간단한 방법은 다리를 굽히고 발을 바닥에 딱 붙인 채로 반듯이 눕는 것이다. 한 손은 배 위 흉곽 아래에 놓아서 횡격막의 움직임을 느껴 본다. 부드럽게 숨을 들이켜 배가 부풀어 올라 손을 밀어 올리는 것을 느껴 본다. 그 후 숨을 내쉬면서 복횡근을 이용해 배를 바닥을 향해 눌러 준다. 일단 바닥에서 수행하는 게 쉬워지면 의자에서도 가능하며 심지어 서 있거나 걷는 중에도 할 수 있다.

교호 호흡(alternate nostril breathing)은 손가락으로 콧구멍을 한쪽씩 번갈아 가며 막았다가 열어 주면서 한쪽 콧구멍으로 일시에 호흡하는 방식에 의존하는 기법이다. 교호 호흡은 이 장 초반에 논했던 스와라 요가 호흡법과 비슷하지만, 두 형태의 호흡법은 기원이 다르다. 이 수행을 하면 숨쉬기가 어려워지기 때문에 코가 막히거나 아픈 느낌이 들 때는 피하는 게 좋다. 편안하게 앉은 자세를 취하고 시작한다. 충분히 숨을 내쉰 다음 오른손 엄지손가락으로 오른쪽 콧구멍을 눌러 막는다. 숨을 들이마셔서 왼쪽 콧구멍으로만 공기가 들어오게 한다. 그 후 왼쪽 콧구멍을 막아서 오른쪽 콧구멍을 통해 공기가 빠져나가게 한다. 왼쪽과 오른쪽 콧구멍을 번갈아 가며 숨을 들이마시고 내쉬면서 호흡 수행을 지속한다.

통제된 호흡의 유익에 대하여 과학은 뭐라고 말하는가?

호흡은 마음에 직접적인 영향을 미치기 때문에 호흡의 과학적 원리는 신경 과학계의 많은 관심을 받는 연구 영역이다. 심지어 일부 과학자들은 호흡의 주기적인 작용이 뇌 활동을 조절할 수 있다고 주장한다(Heck et al., 2017). 다음은 각기 다른 형태의 호흡 훈련에 관한 최신 연구를 요약한 것이다.

마음챙김 호흡

마음챙김 호흡 훈련은 더 나은 인지, 감정 조절, 기분, 작업 기억, 주의력과 관련되어 있다(Eisenbeck, Luciano and Valdivia-Salas, 2018; Schone et al., 2018). 마음챙김 호흡은 또한 뇌신경망을 변화시킬 수 있다. 독일 오스나브뤼크 대학교(Osnabruck University)와 영국 리버풀 존 무어스 대학교(John Moores University)의 연구진은 마음챙김 명상가 그룹과 근육 이완법 그룹이 주의력 과제를 할 때의 뇌파를 뇌전도(electroencephalogram) 검사를 통해 비교해서 그 차이점을 조사했다(Schone et al., 2018). 연구진은 마음챙김 호흡 인식이 주의력과 관련된 뇌신경망의 개선을 이끈다는 사실을 발견했다. 마음챙김 호흡을 하는 사람들은 업무에 집중할 때 더 효과적으로 뇌를 사용하게 될 수 있다.

매사추세츠 서퍽 대학교(Suffolk University) 연구진은 22개의 연구 검토에서 마음챙김 수행의 신경학적 기반에 대해 다루었다(Falcone and Jerram, 2018). 마음챙김 수행은 연구 전반에 걸쳐 전두부, 전측대상회, 뇌섬엽의 활동과 연관되었다. 학자들은 그들의 발견이 뇌의 인지 및 학습 영역에 영향을 주는 마음챙김 호흡의 방식과 일치한다고 말한다(Falcone and Jerram, 2018).

심호흡

심호흡은 강력한 호흡 조절 형태다. 단 한 번의 느린 심호흡만으로 스트레스와 불안이 줄어들 뿐 아니라 부교감 신경의 활동이 증가하는 것으로 나타났다(Magnon, Dutheil and Vallet, 2021).

심호흡 훈련은 뇌 활동, 기분, 행동에 영향을 준다. 한 논문 리뷰에서 이탈리아 피사 대학교(University of Pisa) 연구진은 게재된 논문 15개를 살펴본 결과 심호흡을 수행한 참가자들이 과제를 할 때 전전두피질, 운동피질, 두정피질의 활동이 모두 증가한 것을 확인했다(Zaccaro et al., 2018). 추가로 많은 연구에서 참가자들은 불안, 분노, 흥분, 혼란의 증상이 줄면서 이완, 각성, 편안함이 증진되었다고 보고했다.

또한 연구진이 발견한 바에 따르면 느린 심호흡이 몸에 미치는 영향은 크고 즉각적이다. 80명이 참가한 대규모 연구에서 네팔의 카트만두 의과 대학(Kathmandu Medical College) 과학자들은 참가자들에게 4초간 숨을 들이마시고 그 후 6초간 숨을 내쉬는 호흡을 5분 동안 반복하라고 지시했다(Manandhar and Pramanik, 2019). 호흡 훈련을 끝낸 후 참가자들은 혈압이 줄고 반응 시간이 빨라졌으며, 더 각성되었고 정보를 더 빠르게 처리하는 경향을 보였다.

추가적인 연구를 통해 다른 형태의 느린 호흡 훈련 역시 즉각적인 영향을 줄 수 있는 것으로 드러났다. 예를 들어 호흡수가 분당 6회로 느린 풀무 호흡(bhastrika pranayama)과 분당 3회인 벌소리 호흡(bhramari pranayama)은 혈압을 낮추었고 5분간 수행 후에는 미세하게 심박수도 줄여주었다(Pramanik et al., 2009; Pramanik, Prajapati and Pudasaini, 2010). 또한 호흡수가 분당 6회인 평안 호흡(sukha pranayama)을 5분 동안 하고 난 뒤에는 고혈압 환자의 심박수, 수축기 혈압, 동맥 혈압이 눈에 띄게 감소하는 것으로 나타났다(Bhavanani, Sanjay and Madanmohan, 2011).

심호흡 훈련

넷을 세는 동안 숨을 들이마십니다.
이제 넷을 세는 동안 천천히 숨을 내쉽니다.

> 넷을 세는 동안 들이마십니다.
> 여섯을 세는 동안 내쉬세요.
> 넷을 세는 동안 들이마십니다.
> 여덟을 세는 동안 내쉬세요.
> 3번 반복합니다.
> 잠시 자기반성을 위한 시간을 가지세요.
> 전반적인 정신 상태와 몸의 변화에 주목하세요.

횡격막 호흡

한 국제 연구 팀은 횡격막 호흡이 주의력, 인지, 기분, 스트레스에 주는 영향을 조사했다(Ma et al., 2017). 40명의 참가자는 횡격막 호흡 실험군(20명)과 대조군(20명)에 배정되었다. 횡격막 호흡 실험군 참가자들은 실시간 피드백 장비를 사용해서 8주 동안 20번의 호흡 훈련 수업을 받았다. 그들은 횡격막 호흡을 수행할 때 분당 평균 4번 숨을 쉬었다.

과학자들은 횡격막 호흡을 한 참가자들이 호흡 수행을 하기 이전에 비해 기분과 주의력이 개선되었다는 것을 발견했다. 또한 호흡 실험군은 수행 이후 스트레스 반응 척도인 코르티솔 수치가 매우 낮아졌다. 대조군은 이러한 변화가 전혀 보이지 않았다. 이 결과는 횡격막 호흡이 정신적, 생리적 상태를 개선하여 건강 증진 및 관리에 중요한 의미를 지닐 수 있음을 보여 준다.

교호 호흡

전적으로 과학에 근거한 것은 아니지만, 많은 교호 호흡 수행자들은 오른쪽 콧구멍을 통해 숨을 쉬면 교감 신경계를 활성화하고 왼쪽 콧구멍을 통해 숨을 쉬면 부교감 신경계를 활성화한다고 여긴다. 이는 오른쪽 콧구멍을 통한 호흡은 가속 페달처럼 작용해서 혈압, 심박수, 체온, 코르티솔 수치를 높이지만(Kumari, Kalaivani and Pal, 2019; Nestor, 2021), 왼쪽 콧구멍을 통한 호흡은 브레이크처럼 작용해서 이러한 생리 반응을 낮춤을 의미한다.

교호 호흡은 또한 스트레스와 불안을 줄이는 데 유용한 방법이 될 수 있다. 인도의 카스투르바 의과 대학(Kasturba Medical College) 과학자들은 교호 호흡이 연설하기 직전의 불안감을 어떻게 줄여 주는지 연구했다(Kamath, Urval and Shenoy, 2017). 연구진은 15명의 의대생에게 15분 동안 교호 호흡을 하게 한 반면, 다른 15명의 의대생에게는 방에 조용히 앉아 있게 했다. 그 후 두 그룹에 2분 안에 4분짜리 연설을 준비하도록 지시했다. 연구진은 교호 호흡을 한 그룹의 불안 정도가 더 낮은 경향을 보인다는 사실을 발견했다.

일부 과학자들은 교호 호흡이 서로 다른 신경계를 활성화할 뿐 아니라 또한 서로 다른 쪽 뇌에도 영향을 줄 수 있다고 주장한다. 인도 비베카난다 요가 대학교(S-VYASA Yoga University) 연구진은 오른쪽과 왼쪽 콧구멍을 통한 호흡이 뇌의 두 반구에 미치는 영향을 살폈다. 과학자들은 흡광도를 측정하는 뇌 영상법인 근적외선 장치를 사용해 남성 참가자 32명의 뇌 혈액 산소 수준을 측정하여 산소가 풍부한 혈액을 뇌 활동의 간접적인 기준으로 삼고자 했다(Bhargav, Singh and Srinivasan, 2016). 과학자들은 오른쪽 콧구멍을 통한 호흡이 좌측 뇌 반구의 혈액 산소화(blood oxygenation)와 혈액량을 증가시키는 것을 발견했다. 반대로 왼쪽 콧구멍으로 호흡하면 우측 뇌 반구의 혈액 산소화가 감소하는 경향을 보인다는 것을 발견했다.

학자들은 이 발견으로 한쪽 콧구멍을 통해 호흡하면 반대쪽 뇌에 산소를 공급한다는 견해를 뒷받침했다고 주장하지만, 왼쪽 콧구멍을 통한 호흡이 중요한 결과를 전혀 보이지 않았다는 점을 고려해 볼 때 아무리 봐도 결정적인 발견이라고는 할 수 없다. 따라서 교호 호흡이 뇌 반구 활동에 영향을 주느냐 아니냐는 신경 과학자들이 미래에 더 파헤쳐 봐야 할 연구 주제로 남아 있다.

호흡을 통해 회복 탄력성 기르기

호흡 훈련은 스트레스를 유발하는 상황에 대한 몸의 반응을 줄여 몸의 회복 탄력성을 강화하는 데 사용될 수 있다. 느린 심호흡은 부교감 신경계를 활성화하고 몸에 신호를 줘 스트레스를 받는 중에도 스트레스 호르몬 생산을 줄이게 한다.

'이완 반응(relaxation response)'이라는 용어는 1970년대에 하버드 대학교 연구원 허버트 벤슨(Herbert Benson)이 만들었고, 그 이후로 줄곧 학술 연구에서 사용되었다(Benson and Proctor, 2011). 연구 전반에 걸쳐, 벤슨은 명상이 스트레스의 영향에 대응할 수 있다는 것을 보여 주었다. 추가로 벤슨은 매사추세츠 종합 병원(Massachusetts General Hospital), 베스 이스라엘 디코니스 메디컬 센터(Beth Israel Deaconess Medical Center) 연구진과 함께 이완 반응이 염증, 면역 기능, 신진대사, 장수와 관련된 유전자 발현의 즉각적인 변화 또한 만들 수 있다는 사실을 발견했다

(Bhasin et al., 2013). 마음은 몸에 변화를 주기 위해 사용될 수 있다. 따라서 호흡은 분자 수준에서 회복 탄력성을 기르는 강력한 수단이 될 수 있다.

하지만 의사와 과학자들이 사람의 건강을 고려할 때 몸의 모든 부분을 계산에 넣기 시작한 것은 최근의 일이다. 몸과 마음은 분리된 독립체라는 이원론(dualism)적 개념은 프랑스 철학자 르네 데카르트에 의해 대중화되었다. 데카르트의 이원론은 주로 몸을 마음과 별도로 여기는 의료계에서 특히 널리 퍼졌다. 하지만 이제는 점점 더 많은 연구가 분자와 세포 수준에서 몸과 마음이 어떻게 연계되는지를 입증한다. 데카르트는 영리한 사상가였지만 이원론은 그의 가장 큰 오류였는지도 모른다(Damasio, 2008).

오늘날 전 세계 과학자들은 몸과 마음의 다양한 연결점을 탐구하고 있는데, 한 가지 중점적인 분야는 몸과 마음의 연결이 어떻게 시너지 효과를 내면서 회복 탄력성을 기르는 데 도움이 될 수 있느냐 하는 것이다. 오하이오 주립 대학교(Ohio State University)의 과학자들은 의료 종사자들을 대상으로 온라인 심신 기술(mind-body skill) 훈련의 효과를 조사했다(Kemper and Khirallah, 2015). 그 대규모 연구에는 영양사, 간호사, 의사, 사회 복지사, 임상 실습생, 보건 연구원 등 513명이 참가했다. 과학자들은 마음챙김에 근거한 스트레스 완화 기법(mindfulness-based stress reduction technique)이 모든 참가자의 마음챙김, 회복 탄력성, 감정 이입을 향상시키는 것을 발견했다.

회복 탄력성 명상

편안한 자세를 취하세요.
생각과 마음의 상태를 주목해 보세요.
스트레스를 받고 있나요? 편안한가요?
피곤한가요? 힘이 넘치나요?
몸이 어떻게 느끼는지 주목하세요.
긴장하고 있지는 않은지 느껴 보세요.
깊은숨을 들이쉬고 내쉬면서 긴장이 빠져나가게 하세요.
몸이 편안해질 때 마음도 편안해질 수 있어요.
양어깨를 아래로 돌리고 다시 원위치하세요.
이제 오른쪽 귀를 오른쪽 어깨로 가져가세요.

원위치하시고요. 이번에는 왼쪽 귀를 왼쪽 어깨로 가져가세요.

턱을 왼쪽에서 오른쪽으로 돌리면서 목의 모든 긴장을 풀어 보세요.

가운데로 돌아와서 다시 한번 마음 상태를 확인해 보세요.

조금이나마 더 잠잠해지고 더 차분해짐을 느낄 수도 있어요.

어디에 있든지 상관없이 몸을 쭉 펴 보세요.

가능한 한 길게 늘여 봐요.

스트레스는 몸을 수축시키기 때문에 그러한 영향에 대응하는 거예요.

이제 몸을 수축시키면서 길고 깊게 호흡하고 그 숨을 참아 보세요.

5초 동안 몸을 단단히 고정해 보세요.

그 후 호흡과 몸을 놓아 주세요.

몸과 마음의 새로운 상태를 느껴 보세요.

Resilience Meditation by Emma Seppala, author of the book The Happiness Track.
From: https://www.youtube.com/watch?v=SNc-nElydr8

핵심 요점

- 프라나야마는 호흡 조절 기법의 조합을 지칭한다.
- 조사 연구된 호흡 조절 중 가장 흔한 형태로는 마음챙김 호흡, 심호흡, 횡격막 호흡, 교호 호흡이 있다. 이 모든 수행은 정신 및 육체 건강에 서로 다른 유익이 있는 것으로 드러났다.
- 하버드 대학교 연구원 허버트 벤슨은 느린 심호흡이 염증, 면역 기능, 신진대사, 장수와 관련된 유전자 발현의 즉각적인 변화를 만드는 이완 반응을 촉발할 수 있다는 것을 보여 주었다.

참조

Benson, H. & Proctor, W., 2011. Relaxation revolution: *The science and genetics of mind body healing.* New York; London; Toronto; Sydney: Scribner.

Bhargav, H., Singh, K. & Srinivasan, T.M., 2016. Effect of uninostril yoga breathing on brain hemodynamics: a functional near-infrared spectroscopy study. *International Journal of Yoga,* 9(1), p.12.

Bhasin, M.K., Dusek, J.A., Chang, B., Joseph, M.G., et al., 2013. Relaxation response induces temporal transcriptome changes in energy metabolism, insulin secretion and inflammatory pathways. *PLoS ONE,* 8(5), e62817.

Bhavanani, A.B., Sanjay, Z. & Madanmohan, 2011. Immediate effect of sukha pranayama on cardiovascular variables in patients of hypertension. *International Journal of Yoga Therapy,* 21(1), pp.73-76.

Chang, R.B, Strochlic, D.E., Williams, E.K., Umans, B.D., & Liberles, S.D., 2015. Vagal sensory neuron subtypes that differentially control breathing. *Cell*, 161(3), pp.622-633.

Damasio, A., *2008. Descartes' Error: Emotion, Reason and the Human Brain*. London: Vintage Digital.

Doll, A., Holzel, B.K., Bratec, S.M., Boucard, C.C., et al., 2016. Mindful attention to breath regulates emotions via increased amygdala-prefrontal cortex connectivity. *NeuroImage*, 134, pp.305-313.

Eisenbeck, N., Luciano, C. & Valdivia-Salas, S., 2018. Effects of a focused breathing mindfulness exercise on attention, memory, and mood: the importance of task characteristics. *Behaviour Change*, 35(1), pp.54-70.

Falcone, G. & Jerram, M., 2018. Brain activity in mindfulness depends on experience: a meta-analysis of FMRI study. *Mindfulness*, 9(5), pp.1319-1329.

Gerritsen, R.J. & Band, G.P., 2018. Breath of life: the respiratory vagal stimulation model of contemplative activity. *Frontiers in Human Neuroscience,* 12, p.397.

Gross, T., 2020. Deep breaths: how breathing affects *sleep*, anxiety & resilience. Available at: https://www.npr.org/2020/05/27/863395357/deep-breaths-howbreathing-affects-*sleep*-anxiety-resilience

Hamilton, J., 2021. Study into how pain and breathing are connected could lead to safer pain drugs. NPR Illinois. Available at: https://www.nprillinois.org/2021-12-17/study-into-how-pain-and-breathing-are-connectedcould-lead-to-safer-pain-drugs.

Heck, D.H., McAfee, S.S., Liu, Y., Babajani-Feremi, A., et al., 2017. Breathing as a fundamental rhythm of brain function. *Frontiers in Neural Circuits*, 10, p.115.

Ikeda, K., Kawakami, K., Onimaru, H., Okada, Y., et al., 2016. The respiratory control mechanisms in the brainstem and spinal cord: integrative views of the neuroanatomy and neurophysiology. The Journal of Physiological *Sciences*, 67(1), pp.45-62.

Kahana-Zweig, R., Geva-Sagiv, M., Weissbrod, A., & Secundo, L., et al., 2016. Measuring and characterizing the human nasal cycle. *PLoS ONE,* 11(10), e0162918.

Kamath, A., Urval, R.P. & Shenoy, A.K., 2017. Effect of alternate nostril breathing exercise on experimentally induced anxiety in healthy volunteers using the simulated public speaking model: a randomized controlled pilot study. BioMed *Research International,* 2017, pp.1-7.

Kemper, K.J. & Khirallah, M., 2015. Acute effects of online mind-body skill training on resilience, mindfulness, and empathy. *Journal of Evidence-Based Complementary & Alternative Medicine,* 20(4), pp.247-253.

Kumari, M.J., Kalaivani, S. & Pal, G.K., 2019. Effect of alternate nostril breathing exercise on blood pressure, heart rate, and rate pressure product among patients with hypertension in Jipmer, Puducherry. *Journal of Education and Health Promotion,* 8(1), p.145.

Liu, S. Ye, M., Pao, G.M., Song, S.M., et al., 2021. Divergent brainstem opioidergic pathways that coordinate breathing with pain and emotions. *Neuron.* 110(5), 857-873.e9.

Ma, X., Yue, Z., Gong, Z., Zhang, H., et al., 2017. The effect of diaphragmatic breathing on attention, negative affect and stress in healthy adults. *Frontiers in Psychology,* 8, p.874.

Magnon, V., Dutheil, F. & Vallet, G.T., 2021. Benefits from one session of deep and slow breathing on vagal tone and anxiety in young and older adults. *Scientific Reports,* 11(1), p.19267.

Manandhar, S.A. & Pramanik, T., 2019. Immediate effect of slow deep breathing exercise on blood pressure and reaction time. *Mymensingh Medical Journal,* 28(4), pp.925-929.

Nestor, J., 2021. Breath: The New *Science* of a Lost Art. London: Penguin Life.

Ng, B.A., Ramsey, R.G. & Corey, J.P., 1999. The distribution of nasal erectile mucosa as visualized by magnetic resonance imaging. *Ear, Nose & Throat Journal,* 78(3), pp.159-166.

Nuckowska, M.K., Gruszecki, M., Kot, J., Wolf, J., et al., 2019. Impact of slow breathing on the blood pressure and subarachnoid space width oscillations in humans. *Scientific Reports,* 9(1), p.6232.

Prabhakar, N.R., 2000. Oxygen sensing by the carotid body chemoreceptors. *Journal of Applied Physiology,* 88(6), pp.2287-2295.

Pramanik, T., Sharma, H.O., Mishra, S., Mishra, A., Prajapati, R., & Singh, S., 2009. Immediate effect of slow pace bhastrika pranayama on blood pressure and heart rate. *The Journal of Alternative and Complementary Medicine,* 15(3), pp.293-295.

Pramanik, T., Prajapati, R. & Pudasaini, B., 2010. Immediate effect of Buteyko breathing and Bhramari Pranayama on blood pressure, heart rate and oxygen saturation in hypertensive patients: a comparative study. *Nepal Medical College Journal,* 12(3), pp.154-157.

Rai, R.K., 2012. *Shiva Svarodaya*. Varanasi, India: Prachya Prakashan.

Rain, M., Subramaniam, B., Avti, P., Mahajan, P., & Anand, A., 2021. Can yogic breathing technique like Simha Kriya and Isha Kriya regulate COVID-19-related stress? *Frontiers in Psychology,* 12, p.635816.

Russo, M.A., Santarelli, D.M. & O'Rourke, D., 2017. The physiological effects of slow breathing in the healthy human. *Breathe*, 13(4), pp.298-309.

Saraswati, S.M., 1982. Swara yoga - Part 4: Rhythmic flow of the Swara. Available at: http://www.yogamag.net/archives/1980s/1982/8204/8204sw4.html

Schone, B., Gruber, T., Graetz, S., Bernhof, M., & Malinowski, P., 2018. Mindful breath awareness meditation facilitates efficiency gains in brain network: a steady-state visually evoked potentials study. *Scientific Reports*, 8(1), p.13687.

Shannahoff-Khalsa, D. & Golshan, S., 2015. Nasal cycle dominance and hallucinations in an adult schizophrenic female. *Psychiatry Research,* 226(1), pp.289-294.

Telles, S. & Naveen, K.V., 2008. Voluntary breath regulation in yoga: its relevance and physiological effects. *Biofeedback*, 36(2), pp.70-73.

Tetzlaff, K., Lemaitre, F., Burgstahler, C., Luetkens, J., & Eichhorn, L., 2021. Going to extremes of lung physiology-deep breath-hold diving. *Frontiers in Physiology,* 12, p.710429.

Yackle, K., Schwarz, L.A., Kam, K., Sorokin, J.M., et al., 2017. Breathing control center neuron that promote arousal in mice. *Science*, 355(6332), pp.1411-1415.

Zaccaro, A., Piarulli, A., Laurino, M., Garbella. E., et al., 2018. How breath-control can change your life: a systematic review on psycho-physiological correlates of slow breathing. *Frontiers in Human Neuroscience,* 12, p.353.

CHAPTER 7
명상과 뇌

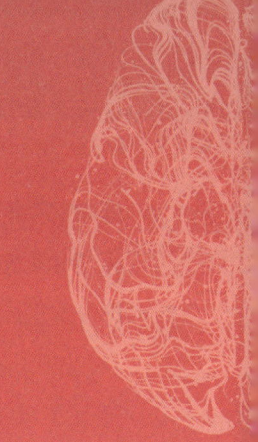

명상은 수천 년 동안 마음을 진정시키고 차분하게 하는 용도로 사용되었다(그림 7.1). 비록 명상은 고대 인도에 그 뿌리를 두고 있지만, 전 세계에서 대중적인 수행으로 발돋움했다. 스트레스, 불안증, 우울증, 통증의 증상을 줄이는 동시에 행복과 인지를 개선하는 등 명상 수행으로 얻게 되는 폭넓은 유익이 수많은 연구 조사에서 입증되었다. 이번 장에서는 명상에 담긴 과학을 탐구하고, 뇌가 이러한 명상 수행에 어떻게 관여하는지를 논할 것이다. 뇌를 이해하는 최첨단에 서 있는 입장에서, 뇌와 명상에 관한 연구가 다양하고 흥미로운 방향으로 흘러가는 것은 놀라운 일이 아니다.

연구 속 명상의 4가지 종류

명상 수행의 효과를 더 잘 연구하고 비교하기 위해 연구진은 명상 방식을 다음 4가지 종류로 특징지었다. 즉, 주의 집중 명상, 만트라 암송 명상, 자애 명상, 열린 관찰 명상이다(Fox et al., 2016).

주의 집중 명상(focused-attention meditation)은 방황하는 마음에서 벗어나는 동시에 호흡이나 심상 같은 특정 대상이나 주제에 대한 주의나 집중을 요구한다. 집중의 대상으로는 호흡이 주로 사용된다. 마음이 생각들로 가득 차기 시작할 때 수행자는 주의를 돌려 다시 대상에 집중한다. 주의 집중 명상은 주의 통제(attentional control) 기능을 발

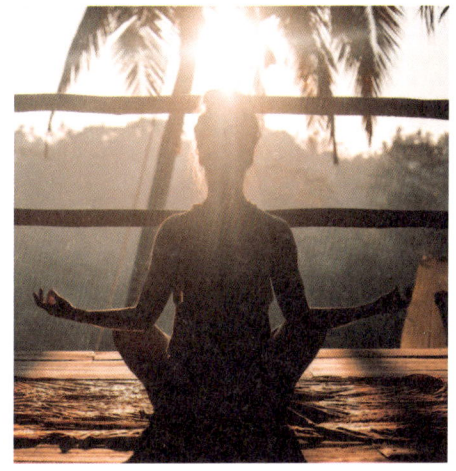

▲ 그림 7.1 명상은 건강상의 많은 유익을 준다
Jared Rice on Unsplash.

달시켜 주며, 이 기능은 일상에서 제대로 활동하고 건강하게 사는 데 대단히 중요하다. 주의 집중 명상의 방식으로는 선 명상, 촛불 응시, 명상하는 중에 호흡에 집중하는 호흡 명상 등이 있다(Brandmeyer, Delorme and Wahbeh, 2019).

사마타(shamatha) 명상 또한 주의 집중 명상의 한 방식이다. 사마타는 '평화롭게 머물기' 또는 '평정'을 의미하며 이러한 형태의 마음챙김 명상은 불교 전통에서 비롯된다(Owens, 2021). 사마타 명상 시 수행자는 우선 한 대상이나 호흡에 집중하고 그 후 체험을 바탕으로 현시점에 대한 마음챙김 명상을 하면서 사고의 수용성을 기른다.

사마타 명상의 예

편안하게 앉은 자세를 취해 보세요.
우선 호흡을 인식해 보세요.
숨이 몸으로 들어오고 나가는 것에 주목하세요.
생각들이 마음으로 들어오면 그것들을 흘려보내고 다시 호흡으로 돌아오세요.
현재에 머물면서 이 방법을 실천해 보세요.
호흡으로 돌아와서 들숨과 날숨에 집중하세요.
몸속으로 빨아들여지고 그 후 몸 밖으로 밀려 나가는 숨결을 느껴 보세요.
순환하는 호흡의 특성을 느껴 보세요.
준비되었다면 마신 숨을 밖으로 내보내기 전에 몇 초간 몸에 담고 계세요.
숨을 들이켜고 멈춘 후 내보내세요.
들이킬 때 '옴' 하고 소리를 내어 보세요.
숨을 참을 때는 '아' 하고 챈팅하세요.
내쉴 때 '헝' 하고 소리를 내세요.
이 신성한 음절들은 수행에 훨씬 더 많은 깨달음을 가져다주며 마음을 정화하는 데 도움을 줍니다.

How to Practice Shamatha Meditation by Lama Rod Owens. From: https://www.lionsroar.com/how-to-practice-shamatha/

만트라 암송 명상(mantra recitation meditation)은 집중력을 높이고 마음가짐을 고양할 목적으로 음, 단어, 구절을 소리 내거나 머릿속으로 반복해서 암송하는 것이다. 이러한 명상 형태는 주목하는 대상이 호흡과 같은 신체 감각이 아닌 말이라는 점을 제외하면 주의 집중 명상과 유사하다. 또한 만트라 암송 명상을 할 때 주목하는 대상이 신체 감각이 아닌 말로 하는 큐잉이기 때문에, 이 명상 방식은 다른 명상 방식과는 구별된 뇌 영역을 사용할 가능성이 크다(Fox et al., 2016).

또한 만트라 암송 명상은 참가자들이 만트라를 암송하기 때문에 손가락으로 염주를 돌리는 행동이 포함된다. 만트라는 그리 길지 않은 것이 이상적이기에 쉽게 반복할 수 있다. 수행과 더불어 소리의 진동은 전통적으로 샤크티(shakti)라 불리는 것의 실재를 느끼게 하여 행복과 평화를 가져다준다고 알려졌는데, 샤크티는 인식을 불러일으키는 내면의 미묘한 힘을 의미한다(Moran, 2018).

전 세계에서 가장 흔하게 수행되는 만트라 중 하나는 '옴'이라는 단어를 챈팅하는 것으로, 이는 우주 창조의 소리라고 일컬어진다. 이미 존재했고 또 앞으로 존재할 모든 진동이 이 단어에 포함된 것으로 여겨진다(Moran, 2018).

만트라 암송 명상의 예

편안하게 앉은 자세를 취하세요.
눈을 감는 게 편하다면 그렇게 하세요.
그리고 우선 호흡에 집중하세요.
몸이 편안해졌다면 만트라를 반복해 보세요.
천천히 그리고 끊임없이 만트라를 반복하면서 그 소리에 집중하세요.
당신의 목소리와 호흡을 통해 자연스러운 리듬을 발견하세요.
숨을 마시면서 만트라의 한 부분을 반복하고, 숨을 내쉬면서 다른 부분을 반복할 수 있어요.
만약 만트라가 짧다면 들이킬 때 한 번, 내쉴 때 한 번 반복해도 됩니다.
소리 내어 만트라를 말하는 게 편하고 자신감이 붙었다면, 혼자 속으로 암송을 시작해 보세요.
생각들이 마음에 들어오기 시작한다면 단순하게 만트라로 돌아오세요.
소리로 돌아오세요.
만트라는 흘러가게 하고 다시 호흡으로 돌아오세요.
이제 자신과 만나 보세요.
기분이 어떠신가요?

자애 및 자비 명상(loving-kindness and compassion meditation)은 다양한 정신적 기법을 활용해서 타인과 자신을 향한 사랑, 친절, 자비의 마음을 함양하는 데 집중한다. 이러한 형태의 명상은 행동 및 정서 패턴을 더 긍정적인 상태로 바꿀 수 있다(Brandmeyer, Delorme and Wahbeh, 2019).

일반적으로 이 방식의 명상을 배울 때, 사랑하는 사람을 위한 사랑과 친절의 마음을 먼저 기른다. 2번째 단계에서는 사랑과 친절을 자신에게로 향한다. 3번째 단계에는 사랑하는 마음을 전하기 어려울 수 있는 사람에게 긍정적인 느낌을 전달한다. 마지막 단계에서는 사랑과 친절의 느낌을 살아 있는 모든 존재에게로 확장한다. 물론 변형된 자애 명상 수행법들도 많이 있다. 일부 사람들은 자신을 향한 긍정적인 느낌을 먼저 기른 후 외부로 확장하는 것을 더 좋아한다. 이는 수행자가 어떤 방식을 가장 편하게 느끼느냐에 따라 달라진다.

다음은 사랑하는 사람을 위해 사랑과 친절을 함양하는 것에 먼저 집중하는 입문자용 자애 명상의 예이다. 그 후 수행자는 그 느낌을 평범한 지인에게 전한다.

명상 수행 중에 모든 단계를 거칠 필요는 없다. 대신 천천히, 편안하게 시작해서 이러한 긍정적인 느낌으로 발전시켜 나가면 도움이 될 수 있다.

자애 명상의 예

편안한 자세를 취하고 눈을 감으세요.
깊게 숨을 들이마시고 내쉬세요.
가까이 지내는 사랑하는 사람을 생각해 보세요.
그 사람이 당신에게 사랑을 전하는 모습을 그려 보세요.
그들은 당신이 무사하고 행복하기를 바랍니다.
그 사람으로부터 전해지는 온기를 느껴 보세요.
당신은 이 온기와 사랑으로 채워지기 시작합니다.
이 온기와 사랑을 다시 그 사람에게 돌려주세요.
그들이 무사하고 행복하기를 바라는 마음으로.
이제, 잘 알지 못하는 지인을 떠올려 보세요.
크게 마음을 두지 않는 사람을 골라 보세요.
그 사람에게 온기와 사랑을 전해 보세요.
그가 무사하고 행복하기를 바라는 마음으로.
이제 호흡으로 돌아와 들숨과 날숨에 집중하세요.
깊게 숨을 들이마시고 내쉬세요.

깜빡거리며 눈을 뜨면서 현시점으로 돌아옵니다.

열린 관찰 명상(open monitoring meditation)은 특정 대상에 집중하지 않은 채로 현시점에 주의를 기울이는 것이다(Brandmeyer, Delorme and Wahbeh, 2019). 수행자는 생각과 감각을 판단하지 않고 관찰한다. 이 생각과 감각은 긍정적이거나 중립적일 수 있으며 심지어 완전히 부정적일 수도 있다. 마음속의 주제를 심사숙고하지도, 억제하지도 않는다. 이러한 종류의 명상으로는 마음챙김 명상과 비파사나 명상(vipassana meditation)이 있다.

마음챙김 명상은 다양한 방식의 명상을 포함할 수 있는 일반적인 용어다. 기본적인 수준에서 마음챙김은 현시점에 완벽히 머물 수 있는 능력을 말한다. 이 상태는 몸과 마음이 현재 경험하고 있는 생각, 감정, 감각을 인식하는 것을 포함한다. 마음챙김 명상 중에 수행자는 판단하지 말고 그 순간을 경험하라고 요구받고 그 인간적인 경험에 대한 호기심, 따뜻함, 친절의 마음을 기르는 것이 권장된다.

마음챙김 명상은 베트남 승려 틱낫한(Thích Nhất Hạnh)을 비롯해, 존 카밧진(John Kabat-Zinn), 허버트 벤슨, 리처드 데이비슨(Richard Davidson) 등의 연구자들에 의해 서구 사회에서 대중화되었다(Harrington and Dunne, 2015). 이제 수백만 명의 사람들이 마음챙김 명상을 수행하며, 매우 다양한 치료 프로그램에 포함되어 있다. 실제로 존 카밧진의 마음챙김에 근거한 스트레스 완화(Mindfulness-Based Stress Reduction, MBSR) 프로그램 같이 마음챙김을 기반으로 한 개입법은 불안증, 만성 통증, 수면 장애를 포함한 수많은 질환을 치료하는 데 도움을 주는 용도로 사용된다(Goldin and Gross, 2010; Rosenzweig et al., 2010; Carlson and Garland, 2005).

마음챙김 명상의 예

앉거나 누워서 편안한 자세를 취하세요.
손바닥을 위로 두는 게 편하시다면 그렇게 하세요.
얼굴을 의식해 보세요.
이마나, 눈이나, 볼이 긴장되지는 않았는지 살피세요.
긴장을 풀고 그 근육들이 이완되는 것을 느껴 보세요.
이제, 턱에 주의를 기울이세요.

> 다문 턱을 풀어 보세요.
> 그 근육들이 이완되는 것을 느껴 보세요.
> 목 앞뒤로 주의를 기울여 보세요.
> 그 근육에 숨을 불어 넣어 이완되게 하세요.
> 발가락에 이를 때까지 몸의 각 부분을 훑으며 이 기법을 지속하세요.
> 떠오르는 모든 생각, 감정, 감각을 계속 의식하세요.

비파사나 명상은 불교 마음챙김 명상의 가장 오래된 형태 중 하나다(Chiesa, 2010). 마음챙김 호흡과 신체 지각을 이용해서 생각, 감정 등 현 순간에 떠오르는 것이 무엇이든 간에 조절하려 하기보다는 무비판적인 방식으로 그 경험에 집중한다. 그 목표는 실제에 대한 분명한 이해를 얻는 데 있다. 또한 비파사나 명상은 통찰 명상(insight meditation) 또는 마음챙김으로도 알려져 있다(Emavardhana and Tori, 1997).

비파사나 명상의 예

> 편안하게 앉은 자세를 취하세요.
> 눈을 감고 자연스럽게 호흡을 시작하세요.
> 호흡의 자연스러운 리듬에 집중하세요.
> 이 호흡이 몸 안팎을 드나들 때 어떤 느낌인지 주목하세요.
> 들숨과 날숨 하나하나를 의식하세요.
> 어떠한 생각, 느낌, 감각이 있는지 주목하세요.
> 그것들을 판단하지 말고 관찰하면서 그냥 지나가게 하세요.
> 만약 마음이 산만해졌다면 다시 호흡으로 돌아오세요.
> 호흡과 함께 머물며 생각, 느낌, 감각을 계속 관찰하세요.
> 그리고 그냥 내버려 두세요.

선 명상(Zen meditation)은 열린 관찰 명상의 또 다른 형태이다. 중국 당나라 때 시작된 것으로 알려진 좌선 불교 수행이다. 몸, 호흡, 마음이 하나의 전체로 인식되는 현재의 순간을 지향점 없이 열린 마음으로 인식하는 것과 관련되어 있다. 선 명상의 장기적인 유익으로는 스트레스 감소, 인지 개선, 주의 처리(attentional processing)와 관련된 뇌 구조의 변화 등이 있다(Pagnoni and Cekic, 2007).

> **선 및 좌선 명상의 예**
>
> 허리를 곧게 펴고 중심을 유지한 채로 편안하게 앉은 자세를 취하세요.
> 편안하게 호흡이 흘러 들어오고 나가게 하세요.
> 할 수 있다면, 입을 다물고 코를 통해 호흡이 들어오고 나가게 하세요.
> 시선은 대략 전방 1미터 지점까지 낮추세요.
> 이제 호흡에 집중하세요.
> 호흡이 자신을 이완시킨다는 느낌으로 몸의 모든 긴장을 풀어 보세요.
> 온전히 호흡을 경험해 보세요.
> 열까지 셀 동안 들숨과 날숨을 세어 보세요.
> 계속 반복하세요.
> 마음이 방황하게 되면 단순하게 호흡으로 돌아오세요.
> 이렇게 호흡으로 돌아오는 행위는 마음챙김을 발달시킵니다.
> 스스로 인내심을 가져 보세요.
> 마음챙김은 수행을 통해서 이뤄집니다.

명상의 신경 해부학

지난 30년 동안 신경 과학자들은 명상이 뇌 기능뿐 아니라 뇌 구조에도 어떤 변화를 줄 수 있는지 관찰했다. 명상의 종류나 방식은 다양한데, 때때로 연구 보고서에서 이 '명상'이라는 용어는 부정확하게 사용된다. 방식 간에 구별이 어려운 관계로 어떤 형태의 명상이 연구되고 있는지조차 파악하기 어려울 때가 종종 있다. 이러한 차질 속에서도 명상이 뇌 구조와 기능에 어떤 영향을 주는지에 대한 연구는 방대하게 이루어지고 있다. 이러한 예비 연구 중 상당수는 표본 크기가 제한적이거나 대조군이 없어 향후 연구의 토대를 구축하는 데 한계가 있다.

한 가지 명상 방식이 다른 명상 방식보다 더 유익할 수 있을까?

그럴 수 있다! 하지만 어떤 방식이 더 유익한지는 알 수 없다. 서로 다른 방식의 명상을 검사하고 비교한 문헌들마다 큰 차이를 보였다. 따라서 현재로서는 한 가지 형태의 명상이 다른 명상보다 더 유익한지 또는 뇌의 변화를 더 잘 이끄는지에 대해 알려진 바가 거의 없다.

명상은 뇌 구조에 영향을 준다

뇌는 경험, 학습, 행동에 따라 적응하고 변화할 수 있다. 이러한 뇌 변화는 세포 수준에서 일어날 수 있으며, 다양한 영역의 회백질(뉴런 세포체)에서부터 백질(뉴런 축삭돌기)에 이르기까지 모든 것에 영향을 미칠 수 있다. 신경 촬영법의 발명을 통해 연구자들은 명상가의 뇌 안을 살펴보고, 이러한 명상 수행을 통해 뇌 구조의 어느 부분이 특별해지는지 탐구하게 되었다.

명상가를 대상으로 한 최초의 신경 영상 연구 중 하나는 2005년에 매사추세츠 종합 병원, 매사추세츠 공과 대학교(Massachusetts Institute of Technology), 하버드 의학 전문 대학원(Harvard Medical School) 연구진에 의해 이루어졌다. 연구진은 통찰 명상 경험이 많은 사람들이 대조군에 비해 전전두피질과 뇌섬엽 등의 피질이 두껍다는 사실을 발견했다(Lazar, et al., 2005). 앞에서 설명했듯이, 전전두피질은 인지 조절, 의사 결정, 주의력과 관련되어 있고, 뇌섬엽은 자기 인식과 몸의 내부 상태를 감지하는 능력인 **내수용성 감각**(interoception)을 담당한다.

또한 과학자들이 발견한 바에 따르면 대조군은 나이 든 숙련된 명상가들에 비해 이 영역들의 피질이 더 얇은 것으로 나타났다(뉴런이 죽으면서 이러한 현상이 야기될 수 있다). 이 발견은 규칙적인 명상 수행이 신경을 보호하고 뇌 건강을 개선할 수 있음을 보여 준다.

그 후 이뤄진 많은 연구처럼, 이 연구 역시 작은 표본 크기(이 경우에는 20명의 참가자)로 인해 어려움을 겪었다. 신경 촬영 연구의 주요 제약 중 하나는 자기 공명 영상 장치를 운용하는 비용이 지나치게 비싸다는 점이다. 작은 표본 크기의 연구는 여전히 유용할 수 있지만 예비 연구로 여겨져야 하며, 결과를 확정 짓기 위해서는 더 큰 표본 크기를 가지고 재현될 필요가 있다.

회백질과 백질의 차이점을 다룬 최근 연구 리뷰

연구 보고서에 대한 리뷰와 메타 분석은 작은 표본 크기 때문에 제약받는 분야를 이해하는 데 중요한 수단이다. 이러한 한 연구에서, 브리티시 컬럼비아 대학교(University of British Columbia) 연구진은 약 300명이 참가한 21개의 신경 해부 연구를 분석했다(Fox et al., 2014). 리뷰된 연구에는 통찰 명상, 선 명상, 마음챙김에 근거한 스트레스 완화 프로그램 등 다양한 명상 방식이 포함됐다. 분석된 연구의 약 절반은 연구된 명상 형태를 언급하지 않거나 다양한 방식의 명상을 수행한 참가자들을 포함하는 바람에, 이러한 연구들은 '다양한' 방식의 명상으로 분류되었다.

연구된 명상의 형태가 다양할 뿐 아니라 연구들 전체에 사용된 영상 기법도 다양했다. 회백질 용적과 밀도는 각기 다른 뇌 영역의 회백질 양을 살필 수 있는 일반적인 2가지 방법이다. 회백질은 다수의 뉴런 세포체뿐 아니라 혈관, 무수축삭돌기(unmyelinated axons), 비신경 세포(non-neuronal cell)를 포함한다.

다시 상기시키는 차원에서. 뇌 영역이 클수록 더 좋을까?

뇌 영역이 큰 것이 더 나아 보일지 몰라도, 신경 과학자들은 뇌 크기가 기능에 어떤 영향을 주는지 여전히 완전하게 이해하지 못한다. 예를 들어 뇌 영역이 더 크다는 것은 그 사람이 더 많은 뉴런, 혈관, 지지 세포를 가지고 있다는 의미일 수 있다. 반대로 잘 알려진 아인슈타인의 뇌처럼, 뇌 영역이 작다는 것은 그 사람의 뇌가 더 효율적이라는 의미일 수 있다(Costandi, 2012).

여러 연구에서 일반적으로 뇌 영역이 클수록 좋은 의미일 수 있다는 점이 드러났다. 인지 발달은 더 큰 뇌 영역과 관련되어 있지만 뇌세포 죽음, 신경 퇴행성 질환, 인지 저하는 뇌의 수축과 관련되어 있다(Smale et al., 1995).

리뷰된 연구에서 사용된 또 다른 일반적인 방법은 뇌의 백질관을 두드러지게 하는 확산 텐서 영상(diffusion tensor imaging)을 활용하는 방식이었다. 그 밖에 피질의 두께와 피질 주름(gyrification)을 측정해서 회백질을 살펴보는 방법도 있었다(그림 7.2). 불행히도 다양한 기술이 너무 많이 사용되면 결과를 비교하기 힘들어질 수 있다(Fox et al., 2014). 따라서 연구진은 모든 연구를 통틀어 눈에 띄는 뇌 영역에 집중했다.

연구진은 리뷰된 최소 3개 이상의 연구에서 눈에 띄게 달랐던 9개의 주요 뇌 영역을 발견했다.

그중 6개의 뇌 영역이 명상 수행과 관련된 것으로 나타났다. 즉, **뇌섬엽**(인체 내부 상태를 감지하는 내부 수용성 감각), **체성운동피질**(신체 지각과 관련된 감각 영역), **전전두피질**(집행 기능, 주의력), **대상피질**(감정 조절), **해마**(기억력), **뇌량**(뇌 반구 간의 소통)이다.

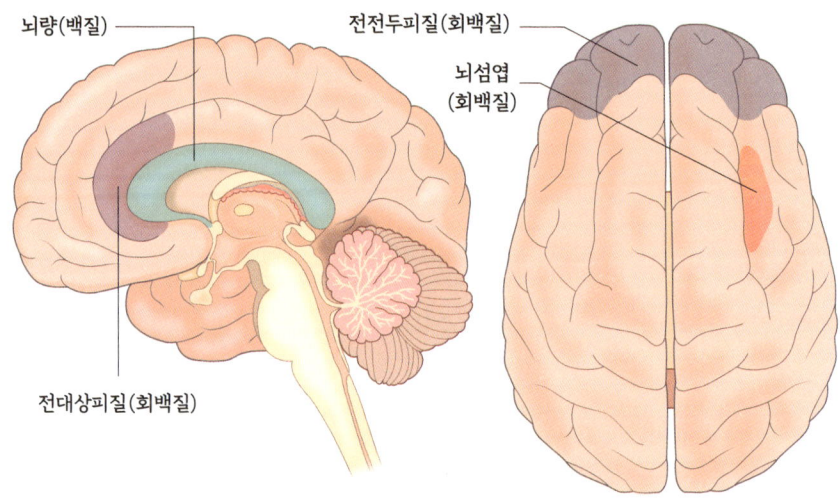

▲ 그림 7.2 명상 수행자의 뇌 구조 차이

뇌섬엽은 모든 신경 촬영법 연구 보고서에서 일관되게 명상과 관련되어 있다. 또한 연구진에 따르면, 명상가의 뇌섬엽에서 보이는 뇌 구조의 차이는 가장 반복적으로 나타난 결과 중 하나이다(Fox et al., 2014). 뇌섬엽은 명상의 가장 중요한 2가지 특징인 인식 및 내부 수용성 감각과 관련되어 있다. 인식은 호흡, 심박수, 심리 상태, 자기 인식에 주목하는 것 등을 말한다. 학자들은 뇌섬엽의 해부학적 차이를 보여 준 많은 연구가 비파사나나 통찰 명상에서처럼 명상가들이 신체 지각에 집중한 연구였음에 주목한다(Fox et al., 2014). 이러한 결과는 명상이 뇌섬엽에 의지해서 몸의 상태를 감지할 수도 있음을 나타낸다.

체성운동피질(somatomotor cortex)은 접촉이나 통증처럼 촉각 정보를 처리하는 데 관여하는 뇌 영역이다. 명상가들의 신체 지각은 더 뛰어나 보이는데, 어쩌면 접촉과 같은 촉각 정보에도 강화된 감각을 가졌을지 모른다. 장기간 명상한 사람은 명상하지 않는 사람보다 통증에 대한 내성이 더 뛰어나므로, 마음챙김 명상은 만성 통증을 줄이기 위한 목적으로 사용된다(Liu et al., 2012; Hilton et al., 2016). 명상가가 통제된 신체 지각과 수용을 통해 통증 감각을 줄이는 능력을 발휘하는 데는 이러한 뇌 구조의 차이가 바탕을 이룰 수 있다(Fox et al., 2014).

리뷰한 연구 중 3가지는 명상 수행자의 전전두피질이 대조군 참가자들과 구조적으로 차이가 난다고 보고했다. 이 연구들은 통찰 명상, 티베트 불교 명상(Tibetan buddhist meditation), 뇌파 진동 명상(brain wave vibration meditation)을 조사했는데, 모두 서로 차이점이 많은 수행이다. 예를 들어 통찰 명상은 마음챙김 명상의 한 형태이고, 티베트 불교 명상은 만트라와 심상을 포함하며, 뇌파 진동 명상은 요가 관련 운동과 함께 머리, 목, 몸의 움직임을 수반한다(Bowden, McLennan and Gruzelier, 2014). 전전두피질은 의사 결정과 감정 처리를 포함해 다양한 역할을 한다. 또한 자기 감시(self-monitoring) 역할을 할 수 있는데, 이는 많은 명상 형태의 주요 특징으로, 대조군과 비교해 명상가가 구조적으로 차이를 보이는 이유를 설명하는 근거가 될 수 있다.

대상피질은 명상 연구에서 흔히 확인하는 부위이다. 대상피질은 감정 조절, 어쩌면 자기 조절과도 관련되어 있다. 많은 형태의 명상이 감정 조절과 관련되어 있기 때문에 정기적으로 명상하는 사람들은 이 영역이 해부학적으로 다를 수 있다.

리뷰한 연구 중 5가지는 명상가의 해마가 대조군과 비교했을 때 구조적으로 다르다고 밝혔다. 해마는 기억을 담당하는 역할을 넘어 정서 학습 및 스트레스와도 관련되어 있다. 반복된 스트레스는 염증을 유발하여 해마를 코르티솔로 흠뻑 적신다. 이 과정에서 세포가 죽고 해마의 기능이 감퇴한다. 해마의 기능 장애는 알츠하이머병과 같은 신경 퇴행성 질환뿐 아니라 불안증이나 우울증과 같은 많은 정신 질환과도 연관되어 있다. 명상이 회복 탄력성을 길러 주고 스트레스에 덜 반응하도록 마음을 훈련하기 때문에, 규칙적인 명상 수행은 해마를 스트레스로부터 지킬 수 있다.

또한 명상가는 양쪽 뇌 반구의 다리인 뇌량에서도 일부 구조적인 차이를 보였다. 이 정보 고속도로는 정보를 뇌의 두 부분(반구)으로 이리저리 보내는 백질관으로 구성된다. 명상가는 뇌 영역 사이의 연계성을 높일 수 있다. 학자들은 일부 영역에서의 회백질(세포체) 증가가 그 신호들을 뇌 여기저기로 실어 나를 백질(축삭돌기)의 더 많은 필요성을 의미하는 것일 수 있다고 말한다(Fox et al., 2014). 따라서 명상가들은 명상하지 않는 사람들보다 뇌 전체에 걸쳐 더 높은 연계성과 동기화 수준을 갖추고 있을 수 있다.

명상 때문에 뇌 구조가 바뀌는 것인지 아니면 뇌 구조의 차이로 인해 사람들이 먼저 명상을 찾게 되는 것인지 알기 어렵다(Fox et al., 2014). 어쨌든 많은 연구는 명상가들이 특정 뇌 영역에서 차이를 보인다고 말한다. 인과 관계의 본질은 향후 연구에서 밝혀져야 할 것이다.

핵심 요점

- 명상은 흔히 다음과 같은 4가지 주요 형태로 분류된다. 즉, 주의 집중 명상, 만트라 암송 명상, 자애 명상, 열린 관찰 명상이다.
- 명상 수행은 뇌 구조 중 많은 부분을 바꾸는 것일지도 모른다. 명상 수행과 관련된 가장 일반적인 뇌 영역으로는 뇌섬엽, 몸운동피질, 전전두피질, 대상피질, 해마, 뇌량이 있다.

명상 경험은 중요한가?

명상의 신경 해부에 관한 대부분의 연구는 피질의 두께뿐 아니라 회백질의 차이에 초점을 맞춘다. 신경 구조를 파악하는 또 다른 방법은 형성된 뇌의 피질 주름을 검사하는 것이다(그림 7.3). **피질 주름**(gyrification)은 피질이 접힌 패턴과 정도를 말한다(Luders et al., 2012). 달리 말해 뇌 표면의 주름진 정도다.

신경 과학자들은 피질 주름이 뇌의 뉴런 숫자를 나타내는 지표라고 여긴다. 예를 들어 주름이 많으면 뉴런도 많고 회백질도 많음을 시사한다. 이 이론은 고함원숭이처럼 지능이 떨어지는 일부 영장류가 소수의 뉴런을 의미하는 거의 매끈한 뇌를 가지고 있다는 사실에 근거한다. 대조적으로 인간의 뇌는 주름과 고랑으로 가득하다.

100명이 참가한 한 연구에서 캘리포니아 대학, 로스앤젤레스 의과 대학(Los Angeles School of Medicine), 독일 예나 대학교(University of Jena) 과학자들은 명상가와 대조군 사이의 피질 주름을 검사하고 뇌에 어떠한 차이점이 있는지 살폈다(Luders et al., 2012). 과학자들은 대조군에 비해 명상가의 뇌섬엽에 특히 더 많은 주름이 있다는 사실을 발견했다. 또한 숙련된 명상가의 뇌섬엽은 경험이 적은 명상가에 비해 주름이 더 많다는 사실도 발견했다(그림 7.4). 그 결과는 명상이 이 영역의 피질 주름과 관련될 가능성이 있으며, 숙련된 명상가에게 특히 그러하다는 것을 의미한다.

이 연구는 단면적인데, 다시 말해 명상가의 뇌를 한 시점에서만 검사한 것이다. 따라서 뇌섬엽의 주름 증가가 명상 수행 때문이라고 결론 짓기 불가능하다. 뇌섬엽에 더 많은 주름이 있는 사람들은 명상할 가능성이 크다고도 볼 수 있다(Luders et al., 2012). 비록 그 결과는 긍정적이지만, 이 결과를 확정 짓기 위해서는 더 많은 연구가 수행되어야 할 것이다.

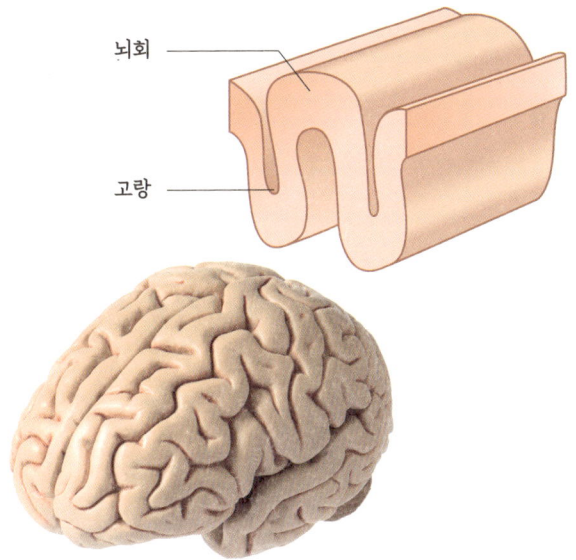

▲ 그림 7.3 뇌의 피질 주름
Lobes of the brain, *Queensland Brain Institute*. From: https://qbi.uq.edu.au/brain/brain-anatomy/lobes-brain

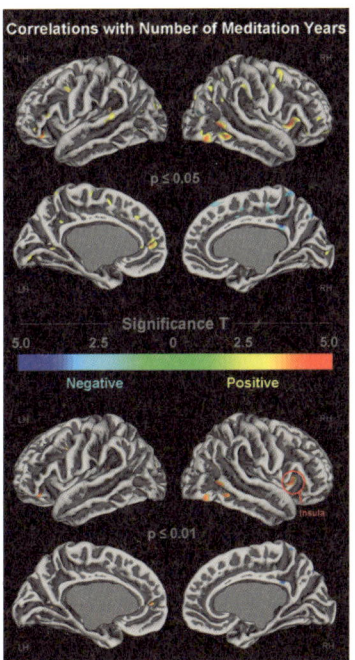

▲ 그림 7.4 뇌섬엽(빨간색으로 표시)의 피질 주름은 명상 햇수와 관련되어 있다
Originally published by Frontiers, CC-BY 4.0. (Luders et al., 2012. https://www.frontiersin.org/articles/10.3389/fnhum.2012.00034/full)

장기적인 명상이 뇌 구조에 어떤 영향을 주는지에 관해 더 나은 아이디어를 얻기 위해, 뉴질랜드의 오클랜드 대학교(University of Auckland) 연구진은 장기간 명상한 사람들과 대조군을 비교한 모든 신경 촬영법 연구를 조사하는 리뷰를 했다(Luders and Kurth, 2019). 그 분석에는 평균 10년 동안 명상을 수행한 사람들이 참여한 12개의 연구가 포함되었다.

장기적인 명상을 한 사람들이 대조군보다 다양한 부분에서 더 큰 뇌 영역(더 많은 회백질, 더 두꺼운 피질 등)이 있다는 사실이 리뷰를 통해 드러났다. 3개 이상의 연구에서 전전두피질, 뇌섬엽, 해마 등의 일부 영역이 대조군과 확연하게 다를 정도로 눈에 띄었다. 이 세 영역은 각각 집행 기능, 내부 수용성 감각, 기억력을 담당하기 때문에 명상 연구에서 흔히 발견된다.

핵심 요점

- **피질 주름**은 뇌 피질이 접힌 패턴과 정도 또는 뇌 표면의 주름진 상태를 말한다. 뇌에 얼마나 많은 뉴런이 있는지를 보여 주는 기준이 될 수 있다.
- 숙련된 명상가들은 경험이 적은 명상가들 및 대조군에 비해 많은 피질 주름을 보여 준다.
- 숙련된 명상가들은 또한 대조군보다 더 큰 뇌 영역을 가질 수도 있다. 전전두피질, 뇌섬엽, 해마가 여기에 포함된다.

뇌 영역은 어떻게 더 커질까?

세포 수준에서 많은 변화가 있어야 신경 촬영법을 통해 뇌의 차이를 관찰할 수 있다. 하지만 이러한 세포 변화에 대한 우리의 이해도는 매우 낮은 수준에 머물러 있으며 특히 인간에 대해서는 더 그러하다.

과학자들은 몇몇 가능성을 제시했다. 쥐를 모델로 한 실험에서 더 큰 용적은 더 많은 축삭돌기 및 축삭 재구성과 관련되어 있다는 사실을 발견했고, 이를 통해 뇌 영역의 성장은 뉴런 세포체(회백질) 대신 축삭돌기(백질)와 더 긴밀하게 관련될 수 있음을 시사한다(Fox et al., 2014).

일부 연구진은 새로운 뉴런이 이 영역에서 만들어질 수도 있다고 말한다. 하지만 이 이론은 부정확해 보인다. 뇌에서 새로운 뉴런이 만들어지는 과정을 신경 발생이라고 하는데, 다수의 잘 설계된 연구에서는 신경 발생이 주로 해마에 국한된다고 언급했다(Kempermann, Song, and Gage,

2015). 신경 발생은 뇌섬엽이나 대상피질과 같은 영역에서는 나타나지 않는다.

뇌 용적의 변화나 차이를 야기하는 원인을 이해하는 데 가장 제한적인 요인 중 하나는 연구진이 명상가의 뇌를 해부할 수 없다는 것이다. 따라서 명상이 미시적 차원에서 어떻게 뇌에 영향을 주는지 알아보는 직접적인 방법은 없다. 게다가 쥐에게 명상을 가르칠 수는 없으므로, 동물 모델로 명상과 같은 수행을 연구하는 데에는 제약이 따른다. 우리는 명상 덕분에 발생하는 세포적인 변화를 결코 완전히 이해할 수 없을지 모르지만, 어떤 일이 일어나는지를 신경 촬영법의 발전 덕분에 약간이나마 이해할 수 있게 되었다.

명상은 뇌 기능에 영향을 준다

지금까지 우리는 명상가들의 뇌를 대조군과 비교해서 뇌 크기, 밀도, 피질 주름 등 구조적인 차이를 살펴보았다. 뇌를 검사하는 또 다른 방법은 뇌가 명상과 같은 특정한 행위를 하는 동안에 어떻게 기능하는지 그 차이점을 살펴보는 것이다. 뇌 기능을 분석하기 위해서는 그 행위가 MRI의 스캐너 같은 뇌 영상 장치 안에서 이루어져야만 한다. MRI는 비좁고, 환자가 반듯이 누워서 가만히 있어야 한다. 따라서 MRI 스캐너 안에서는 요가와 같은 운동 수행을 할 수 없다. 하지만 연구진이 뇌의 다른 영역으로 피가 흘러가는 과정을 살펴보는 동안 명상은 쉽게 이루어질 수 있다.

명상의 신경 해부학에 관해 리뷰하고 메타 분석했던 브리티시 컬럼비아 대학의 동일 연구진은 두 번째 리뷰에서 뇌 기능과 관련한 명상 연구를 조사했다(Fox et al., 2016). 과학자들은 총 527명이 참가한 78개의 연구를 이 프로젝트에 포함했다.

리뷰된 모든 연구에서 주의 집중 명상은 인지 조절, 자기반성과 각각 관련된 전운동피질, 전대상피질을 일관되게 활성화했다. 또한 과학자들은, 통계학적으로 의미는 없지만 배외측 전전두피질(dorsolateral prefrontal cortex)과 뇌섬엽이 역치 수준 바로 아래에서 활성화되었다고 언급했다(Fox et al., 2016). 배외측 전전두피질은 주의 조절과 관련되는데, 주의 집중 명상이 지속적인 집중을 요구하는 것을 고려해 보면 이해가 간다. 뇌섬엽은 내부 수용성 감각과 신체 감각의 인식과 관련된 뇌 영역이다.

만트라 암송 명상은 배외측 전전두피질, 방추상회(fusiform gyrus), 설상엽(cuneus), 설전부

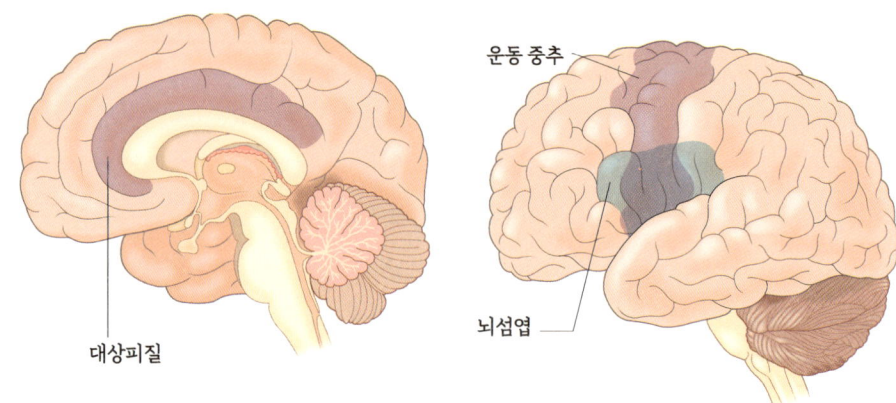

▲ 그림 7.5 네 가지 종류의 모든 명상에서 활성화된 부위와 비활성화된 부위. 모든 형태의 명상 중 일관되게 활성화를 보인 세 영역은 뇌섬엽, 운동 중추, 대상피질이었다

(precuneus) 등 계획 수립 및 움직임 조절과 관련된 다양한 뇌 영역의 활성화와 연관되었다. 이 영역들은 만트라를 큰 소리로 또는 머릿속으로 암송하는 것과 연관되어 있을 수 있다고 학자들은 말한다(Fox et al., 2016). 흥미롭게도 뇌섬엽은 만트라 암송 명상 중에 비활성화되었는데, 이는 만트라 암송 명상 중에 신체 지각이 저하되었음을 시사한다.

열린 관찰 명상은 뇌섬엽뿐 아니라 하전두회(inferior frontal gyrus), 전보조 운동 영역, 보조 운동 영역, 전운동피질과 같이 수의 운동과 관련된 많은 영역에서 뇌 활성화를 일으켰다. 시상은 이러한 형태의 명상을 하는 동안 비활성화를 보였다. 시상은 감각 정보를 처리하기 위한 뇌의 핵심 중계소이다. 따라서 열린 관찰 명상 중에는 감각 처리 과정이 약화되었을 수 있다.

끝으로 자애 명상은 뇌의 뇌섬엽과 체성감각 영역에서 활성화를 보였다. 뇌섬엽은 자애 명상의 주요 요소인 감정 이입에 적용되는 뇌 영역인 반면, 체성감각피질은 감각에 대한 정보를 처리한다. 자애 명상은 기쁨, 연민처럼 타인과 자신을 향한 긍정적인 생각을 기르는 것이다. 자애 명상은 이러한 과정과 관련된 뇌 영역을 활성화한다.

소수의 뇌 영역은 4가지 종류의 명상 방식에서 일관되게 활성화되었다(그림 7.5). 자기 인식 및 감정 이입에 관여하는 뇌섬엽은 모든 방식의 명상과 관련되어 있었다. 뇌섬엽은 열린 관찰 명상과 자애 명상 중에 가장 활성화되었다. 뇌섬엽은 만트라 암송 명상에서는 덜 활성화된 모습을 보였는데, 수행자가 만트라에 집중하기 때문에 의식적인 신체 지각에 집중할 필요성이 적어진 까닭으로 보인다.

움직임과 관련된 많은 뇌 영역이 다양한 방식의 명상에서 활성화를 보였다. 신경 촬영 중에 대상은 여전히 누운 상태였기 때문에 이 결과는 뜻밖이었다. 비록 더 많은 연구가 이루질 필요가 있지만 최근 조사에서는 뇌의 일부 운동 영역이 인지와 주의력도 담당할 수 있다고 한다(Fox et al., 2016).
 또한 연구 결과는 대상피질이 주의 집중 명상과 열린 관찰 명상에서 역할을 한다는 사실을 보여 주었다. 대상피질은 주의력뿐 아니라 정서 반응과 관련되어 있으며, 통제 및 관찰을 요구하는 명상과 연관된 것으로 보인다.

> **핵심 요점**
>
> - **주의 집중 명상**은 전운동피질 및 전대상피질과 관계가 있다.
> - **만트라 암송 명상**은 계획 수립 및 움직임 조절과 관련된 뇌 영역을 활성화하는 데 관여한다.
> - **열린 관찰 명상**은 뇌섬엽뿐 아니라 수의 운동과 관련된 많은 영역의 뇌 활성화를 일으켰다.
> - **자애 명상**은 뇌의 체성감각 영역과 뇌섬엽에서 더 활성화를 보였다.
> - 뇌섬엽과 대상피질은 모든 형태의 명상 수행에서 중요한 역할을 할 수도 있다.

명상과 관련된 뇌신경망

뇌는 단일 영역들이 독립적으로 작동하는 대신 뇌 영역들이 망을 이루어 크게 기능한다. 가장 흔하게 작동되는 뇌신경망 중 하나는 쉬는 시간 동안 사용되는 **휴지 상태 네트워크**(resting-state network)이다. 이 신경망은 뇌가 특정 활동이나 일에 종사하지 않을 때 작동한다.
 나폴리 대학교(University of Naples) 연구진은 열린 관찰 마음챙김 명상의 한 형태인 비파사나 명상이 휴지 상태 네트워크에 미치는 효과를 조사했다(Lardone et al., 2018). 과학자들은 명상이 뇌 기능의 기초 방식을 바꿀 수 있는지 알고 싶었다. 연구에는 적어도 1년 동안 매주 최소 5일을 규칙적으로 수행해 온 26명의 비파사나 명상가들과 한 번도 명상을 해 본 적 없는 29명의 대조군이 참여했다.
 과학자들은 뉴런의 전류에 의해 생성된 자기장을 측정하는 비침습적 방법인 자기 뇌파 검사(magnetoencephalography, MEG) 기법을 사용했다. 자기 뇌파 검사는 뇌전도 검사와 유사하지만, 세포 외 전류(세포 밖의 전류)의 자기장을 측정하는 대신 세포 내 전류(세포 안의 전류)의 자기장을 기록한다(Singh, 2014).
 연구진은 뇌 전체의 뇌파를 보았을 때 명상가와 대조군 사이에 실제 차이점이 없다는 것을 발

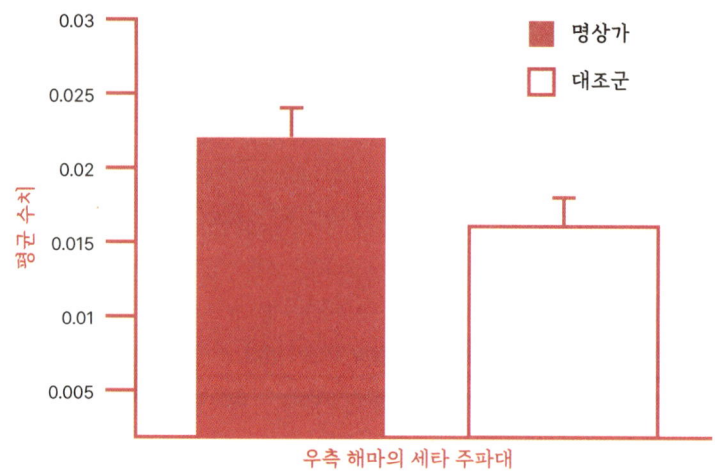

그림 7.6 명상가들은 대조군에 비해 오른쪽 해마의 세타 주파대에서 더 높은 수치를 보였다.

견했다. 하지만 뇌의 특정 영역을 비교하기 시작했을 때 명상가들은 대조군에 비해 우측 해마의 세타 주파대가 더 높은 수치를 보였다(그림 7.6).

높은 수치는 해마가 휴지 상태 네트워크의 나머지 부분과 더 연결되었다거나 대조군보다 명상가들의 해마가 더 탁월하다는 의미일 수 있다. 해당 연구진은 명상가들의 뇌를 검사한 다른 연구에서도 나타났듯이, 이 결과를 통해 해마가 비파사나 명상에서 중요한 역할을 한다는 것을 알 수 있다고 주장한다(Lardone et al., 2018). 결과가 오른쪽 해마에서만 나타났기 때문에 과학자들은 이 결과가 좌우측 해마의 기능이 미세하게 다르거나 좌우측 해마의 연계성이 다른 패턴을 보여 주기 때문일 것으로 추측한다(Lardone et al., 2018).

기본 모드 신경망

휴지 상태 네트워크의 한 형태로는 **기본 모드 신경망**(default mode network)이 있다. 뇌가 목표 지향적인 일에 종사하지 않을 때 활성화되는 전전두피질, 대상피질, 측두엽, 해마 등의 일부가 포함된다. 이 영역들은 활동을 조정하지만, 인지적인 노력이나 집중이 필요한 일을 하는 동안에는 덜 활성화되는 경향을 보인다. 기본 모드 신경망은 자신과 관련된 생각이나 방황하는 마음과 관련되어 있다(Garrison et al., 2015).

명상 수행은 기본 모드 신경망에 변화를 줄 수 있다. 예일 의과 대학(Yale University School of Medicine) 연구진이 수행한 한 실험에서 주의 집중 명상, 자애 명상, 열린 관찰 명상[연구진은 선택 없는 알아차림(choiceless awareness)이라고 부름]의 3가지 형태에서 기본 모드 신경망 활동이 줄어든 것을 발견했다(Brewer et al., 2011).

그 후에 같은 과학자 그룹은 초기 연구 결과를 확정 짓기 위해 숙련된 20명의 통찰 명상가와 26명의 대조군을 포함한 더 큰 표본 크기로 연구를 반복했다(Garrison et al., 2015). 숙련된 명상가들은 지난 2년 동안 평균 1만 시간의 명상을 수행한 이들이었고 대조군은 이전에 한 번도 명상을 해 보지 않은 이들이었다.

MRI 뇌 스캐너에 들어가기 전에 명상가들은 주의 집중 명상, 자애 명상, 열린 관찰 명상의 3가지 방식 중 하나를 수행하도록 지시받았다. 다음은 연구 학자들이 제공한 지침의 예다(Garrison et al., 2015).

1. 주의 집중 명상의 경우에는 "그 부위가 어디든 호흡하면서 가장 강하게 느껴지는 신체 감각에 집중하세요. 어떤 식으로도 변화를 주려 하지 말고, 호흡이 만드는 자연스럽고 자발적인 움직임을 따라가세요. 단지 그것에 집중하세요. 만약 다른 생각이 들고 집중이 안 된다면 천천히, 하지만 확실하게 호흡이 주는 신체 감각으로 다시 주의를 기울이세요."라고 지시했다.
2. 자애 명상의 경우 "진심으로 누군가가 잘되길 원하던 순간을 떠올려 보세요(잠시 멈춤). 이 느낌을 중심으로, 당신이 선택한 짧은 구절들을 계속 반복하면서 잠잠히 모두가 잘되길 바라 보세요. 예를 들어 볼게요. '모두가 행복하기를, 모두가 건강하기를, 모두가 위험으로부터 무사하기를.'"이라고 지시했다.
3. 열린 관찰 명상의 경우 "생각이든 감정이든 신체 감각이든 당신의 의식으로 들어오는 모든 것에 집중하세요. 어떤 식으로도 붙잡거나 바꾸려 하지 말고 다른 무언가가 의식에 들어올 때까지 그저 따라가세요. 다른 무언가가 의식에 들어온다면 또 다른 무언가가 나타날 때까지 그저 그것에 집중하세요."라고 지시했다.

명상가들은 뇌 스캐너에 들어가기 전에 지시받은 방식의 명상을 수행했다. 그 후 MRI 스캐너에 들어가서 2번째로 명상을 수행하는 동안, 과학자들은 뇌의 어느 부분이 가장 많은 혈류를 공급받고 있는지 검사했다.

전반적으로, 숙련된 명상가들은 대조군에 비해 명상 수행 중 딴생각에 빠지지 않는 것으로 보고되었다. 명상 중에 전전두피질의 두 영역[곧은이랑(rectal gyrus)과 안와전두피질]은 기준치와 비교했을 때 활성화되는 모습을 보였다. 또한 활동적인 일을 할 때와 휴식을 취할 때보다 기본 모드 신경망이 덜 활성화되는 모습을 보여 주었다. 이 결과는 명상가들이 자신의 기본 모드 신경망 활성화를 더 잘 조절할 수 있으며 명상 수행에 집중할 때 더 쉽게 작동을 멈출 수 있다는 주장을 뒷받침한다(Garrison et al., 2015).

만트라 암송 명상은 다른 형태의 명상에 비해 적게 연구되었지만, 일부 과학자들은 만트라 암송 명상 수행 또한 기본 모드 신경망 기능에 변화를 줄 수 있다고 여긴다. 스웨덴의 린셰핑 대학교(Linköping University) 연구진은 쿤달리니(kundalini) 요가와 만트라 암송 명상이 기본 모드 신경망에 어떤 영향을 주는지 알아보기 위해 참가자들에게 2주 동안 이 수행에 참여할 것을 지시했다(Simon et al., 2017). 각 과정은 요가 운동으로 시작해서 11분간의 만트라 암송 명상으로 마무리되었다. 또한 비교를 위해서 참가자들은 주의 집중 과제인 손가락 두드리기(finger-tapping) 수행도 병행했다.

과학자들은 참가자들의 기본 모드 신경망이 손가락 두드리기를 할 때보다 명상할 때 더 억제된다는 사실을 발견했다(Simon et al., 2017). 따라서 만트라 암송 명상은 기본 모드 신경망의 활성화를 감소시켜 마음이 산만해지는 것을 줄여 준다. 이 발견은 주의 집중 명상과 열린 관찰 명상도 기본 모드 신경망에 대한 억제 효과를 가진다는 다른 연구들과도 결을 같이한다.

이 결과들을 고려해 볼 때 명상은 기본 모드 신경망의 활성화를 감소시켜 자기에 관한 생각이나 방황하는 마음을 줄여 줄 수 있다. 과잉된 기본 모드 신경망 활성화는 우울증이나 불안증과 같은 신경 심리학적 질병과 관련되어 있다(Garrison et al., 2015). 따라서 명상을 통해 기본 모드 신경망의 활성화를 줄이는 이 메커니즘은 명상이 이러한 질병이 있는 사람들에게 유익하다고 알려진 근거가 될 수 있다.

핵심 요점

- **휴지 상태 네트워크**는 뇌가 특정 업무나 활동에 종사하지 않을 때 활성화되는 뇌 영역들이다. 명상가들의 해마는 명상하지 않는 사람보다 휴식 중에 미세하게 다르게 기능할 수도 있다.
- **기본 모드 신경망**은 뇌가 목표 지향적인 일에 종사하지 않을 때 활성화되며 전전두피질, 대상피질, 측두엽, 해마와 같은 조정 영역을 포함한다.
- 주의 집중, 자애, 열린 관찰, 만트라 암송 명상 방식은 신경을 보호하는 것으로 알려진 기본 모드 신경망의 활동을 줄인다.

두뇌 활동

뇌전도 검사는 뇌를 검사하는 또 다른 일반적인 방법이다. 혈류를 측정하는 간접적인 방법인 MRI와 달리 뇌전도 검사는 뇌의 커다란 뉴런 그룹의 전기적 활동을 감지한다. 뇌전도 검사를 하는 동안 대상은 두피 위에 전극을 부착하여 과제를 수행한다. 뇌전도는 간질과 같은 뇌 장애를 이해하는 데 유용한 수단이 될 수 있으며, 연구에서 흔히 사용된다.

뇌전도 검사에서는 다양한 주파수의 신호 파동, 진폭, 형태를 측정한다. 뇌파에는 5가지 주요 형태가 있는데, 감마(gamma)파, 베타(beta)파, 알파(aplha)파, 세타(theta)파, 델타(delta)파다(그림 7.7).

많은 명상 연구는 뇌전도 검사를 통해 뇌를 검사하고 수행과 관련된 세타파의 증가를 발견했다(Brandmeyer, Delorme and Wahbeh, 2019). 4~8Hz 범위의 세타파는 휴식 및 내적 사색과 관련되어 있다. 그뿐만 아니라 일부 연구에서는 불안증 증상을 줄이고 차분한 감정을 높이는 것과 관련된 알파파의 증가가 보였다. 다른 연구에서는 주의력 및 집중력과 관련된 고주파 감마파의 증가가 보였다(Brandmeyer, Delorme and Wahbeh, 2019).

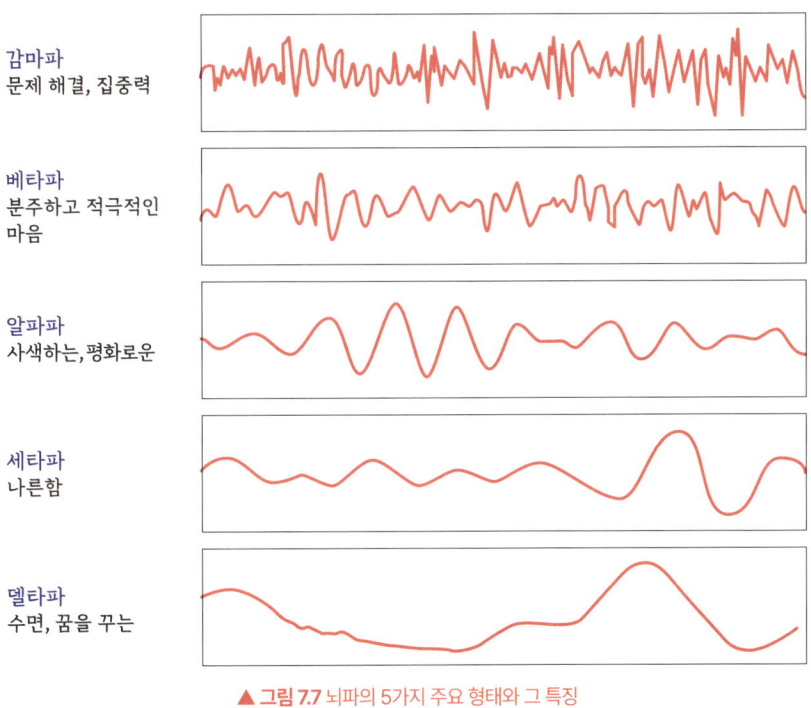

▲ 그림 7.7 뇌파의 5가지 주요 형태와 그 특징

영국 플리머스 대학교(University of Plymouth) 과학자들은 대조군과 비교했을 때 특정 방식의 명상들이 같은 뇌파 활동을 보여 주는지 알고 싶었다. 그들은 뇌전도 검사를 사용해서 비파사나, 히말라야 요가(himalayan yoga), 이샤 순야(isha shoonya) 수행자들의 뇌파를 검사했다. 비파사나는 마음챙김 명상의 한 가지 방식[정좌 명상(sitting meditation)]이고, 히말라야 요가는 명상에 근거한 요가 방식(명상을 포함한 운동)이며, 이샤 순야는 열린 알아차림(open-awareness) 명상 방식(운동 후 명상)이다(Braboszcz et al., 2013).

과학자들은 모든 명상가가 명상 중에 대조군에 비해 더 높은 감마 진폭(60~110Hz)을 보인다는 것을 발견했다. 게다가 숙련된 명상가들은 경험이 적은 명상가들에 비해 훨씬 더 높은 감마 진폭을 보였다. 이 결과는 더 많은 경험, 특별히 10년 이상의 경험을 가진 비파사나 명상가들이 더 높은 감마파 파력을 가진다는 사실을 발견한 또 다른 연구와 일맥상통한다(Cahn, Delorme and Polich, 2009). 또한 해당 연구 팀은 비파사나 명상가들이 명상 중에 다른 모든 그룹보다 알파파 활동이 더 크게 나타났다는 사실을 관찰했다. 이 결과는 명상이 뇌파를 바꿔서 차분하고 이완된 상태를 만들 수 있으며 더 많은 명상 경험이 있는 사람들에게 특히 그렇다는 것을 입증한다.

핵심 요점

- **뇌전도 검사**는 뇌의 거대한 뉴런 그룹의 전기적 활동을 감지한다.
- 뇌파에는 감마파, 베타파, 알파파, 세타파, 델타파의 5가지 주요 형태가 있다.
- 연구에 따르면, 명상 수행을 하면 세타파, 알파파, 감마파가 증가한다. 세타파는 휴식 및 내적 사색과 관계가 있는 반면 알파파는 차분한 감정과 관련되며, 감마파는 주의력 및 집중력과 관계가 있다.
- 숙련된 명상가들은 명상 중에 알파파와 감마파 활동이 더 높게 나오는데, 이는 수행 중에 경험이 부족한 명상가들보다 더 차분해지고 집중할 수 있다는 것을 보여 준다.

참조

Bowden, D.E., McLennan, D. & Gruzelier, J., 2014. A randomised controlled trial of the effects of brain wave vibration training on mood and well-being. *Journal of Complementary and Integrative Medicine*, 11(3):223-32.

Braboszcz, C., Cahn, B.R., Balakrishnan, B., Maturi, R.K., Grandchamp, R. & Delorme, A., 2013. Plasticity of visual attention in Isha Yoga meditation practitioners before and after a 3-month retreat. *Frontiers in Psychology*, 4.

Braboszcz, C., Cahn, B.R., Levy, J., Fernandez, M., & Delorme, A., 2017. Increased gamma brainwave amplitude compared to control in three different meditation traditions. *PLoS ONE*, 12(1).

Brandmeyer, T., Delorme, A. & Wahbeh, H., 2019. The neuroscience of meditation: classification, phenomenology, correlates, and mechanisms. *Progress in Brain Research*, 244:1-29, pp.1-29.

Brewer, J.A., Worhunsky, P.D., Gray, J.R., Tang, Y., Weber, J., & Kober, H., 2011. Meditation experience is associated with differences in default mode network activity and connectivity. *Proceedings of the National Academy of Sciences*, 108(50), pp.20254-20259.

Cahn, B.R., Delorme, A. & Polich, J., 2009. Occipital gamma activation during Vipassana meditation. *Cognitive Processing*, 11(1), pp.39-56.

Carlson, L.E. & Garland, S.N., 2005. Impact of mindfulness-based stress reduction (MBSR) on *sleep*, mood, stress and fatigue symptoms in cancer outpatients. *International Journal of Behavioral Medicine*, 12(4), pp.278-285.

Chiesa, A., 2010. Vipassana meditation: systematic review of current evidence. *The Journal of Alternative and Complementary Medicine*, 16(1), pp.37-46.

Costandi, M., 2012. Snapshots explore Einstein's unusual brain. Nature, https://doi.org/10.1038/nature.2012.11836

Emavardhana, T. & Tori, C.D., 1997. Changes in self-concept, ego defense mechanisms, and religiosity following seven-day Vipassana meditation retreats. *Journal for the Scientific Study of Religion*, 36(2), p.194.

Fox, K.C.R., Nijeboer, S., Dixon, M.L., Floman, J.L., et al, 2014. Is meditation associated with altered brain structure? A systematic review and meta-analysis of morphometric neuroimaging in meditation practitioners. *Neuroscience & Biobehavioral Reviews*, 43, pp.48-73.

Fox, K.C.R., Dixon, M.L., Nijeboer, S., Girn, M., et al., 2016. Functional neuroanatomy of meditation: a review and meta-analysis of 78 functional neuroimaging investigations. *Neuroscience & Biobehavioral Reviews*, 65, pp.208-228.

Garrison, K.A., Zeffiro, T.A., Scheinost, D., Constable, R.T. & Brewer, J.A., 2015. Meditation leads to reduced default mode network activity beyond an active task. *Cognitive, Affective, & Behavioral Neuroscience*, 15(3), pp.712-720.

Goldin, P.R. & Gross, J.J., 2010. Effects of mindfulness-based stress reduction (MBSR) on emotion regulation in social anxiety disorder. *Emotion*, 10(1), pp.83-91.

Harrington, A. & Dunne, J.D., 2015. When mindfulness is therapy: ethical qualms, historical perspectives. *American Psychologist*, 70(7), pp.621-631.

Hilton, L., Hempel, S., Ewing, B.A., Apaydin, E., et al., 2016. Mindfulness meditation for chronic pain: systematic review and meta-analysis. *Annals of Behavioral Medicine*, 51(2), pp.199-213.

Kempermann, G., Song, H. & Gage, F.H., 2015. Neurogenesis in the adult hippocampus. Cold Spring Harbor Perspectives in Biology, 7(9).

Lardone, A., Liparoti, M., Sorrentino, P., Rucco, R., Jacini, F., Polverino, A., et al., 2018. Mindfulness meditation is related to long-lasting changes in hippocampal functional topology during resting state: a magnetoencephalography study. *Neural Plasticity*, 2018, pp.1-9.

Lazar, S.W., Kerr, C.E., Wasserman, R.H., Gray, J.R., Greve, D.N., Treadway, M.T., et al., 2005. Meditation experience is associated with increased cortical thickness. *NeuroReport*, 16(17), pp.1893-1897.

Liu, X., Wang, S., Chang, S., Chen, W., & Si, M., 2012. Effect of brief mindfulness intervention on tolerance and distress of pain induced by cold-pressor task. *Stress and Health*, 29(3), pp.199-204.

Luders, E., Kurth, F., Mayer, E.A., Toga, A.W., Narr, K.L., & C. Gaser, C., 2012. The unique brain anatomy of meditation practitioners: alterations in cortical gyrification. *Frontiers in Human Neuroscience*, 6, p.34.

Luders, E. & Kurth, F., 2019. The neuroanatomy of longterm meditators. *Current Opinion in Psychology*, 28, pp.172-178.

Moran, S., 2018. The *science* behind finding your mantra - and how to practice it daily. Yoga Journal. Available at: https://www.yogajournal.com/yoga-101/mantras-101-the-*science*-behind-finding-your-mantra-and-how-topractice-it/

Owens, L.R., 2021. How to practice Shamatha meditation. *Lion's Roar.* Available at: https://www.lionsroar.com/how-to-practice-shamatha/

Pagnoni, G. & Cekic, M., 2007. Age effects on gray matter volume and attentional performance in Zen meditation. *Neurobiology of Aging,* 28(10), pp.1623-1627.

Rosenzweig, S., Greeson, J.M., Reibel, D.K., Green, J.S., Jasser, S.A., & Beasley, D., 2010. Mindfulness-based stress reduction for chronic pain conditions: variation in treatment outcomes and role of home meditation practice. *Journal of Psychosomatic Research,* 68(1), pp.29-36.

Simon, R., Pihlsgard, J., Berglind, U., Soderfeldt, B., & Engstrom, M., 2017. Mantra meditation suppression of default mode beyond an active task: a pilot study. *Journal of Cognitive Enhancement*, 1(2), pp.219-227.

Singh, S.P., 2014. Magnetoencephalography: basic principles. Annals of Indian Academy of Neurology, 17(5), p.107.

Smale, G., Nichols, N.R., Brady, D.R., Finch, C.E., & Horton Jr., W.E., 1995. Evidence for apoptotic cell death in Alzheimer's disease. *Experimental Neurology,* 133(2), pp.225-230.

CHAPTER 8
스트레스, 외상 그리고 회복 탄력성

> 많은 사람은 스트레스 수치를 조절하거나 줄이기 위해 요가나 명상 수행을 시작한다(그림 8.1). 이번 장에서는 스트레스가 뇌와 신체에 어떤 영향을 미치는지 살펴보고 효과적인 명상 수련을 통해 스트레스를 더 효과적으로 해소할 수 있는 방법을 알아보려 한다. 또한 스트레스가 외상이 될 때 무슨 일이 생기며 수행을 통해 어떻게 회복 탄력성을 기르는지 알아볼 것이다.

스트레스

스트레스(stress)는 부정적이거나 부담이 큰 상황 때문에 야기되는 정신적, 감정적, 육체적 압박 상태이다. '스트레스'라는 단어는 보통 부정적으로 들리지만, 급성 스트레스(acute stress)라 불리는 약간의 스트레스는 유익할 수 있다. 예를 들어 요가 강사가 수업 중에 새로운 루틴을 제시하려 한다면, 당신은 약간의 스트레스 덕분에 계속 집중하고 더 열심히 해서 수업을 마무리하게 될 것이다.

일부 스트레스는 자연스러운 현상이지만, 장기적인 스트레스는 우리 몸을 쇠약하게 할 수 있다. 과학자들은 뇌가 자신을 살리는 판단을

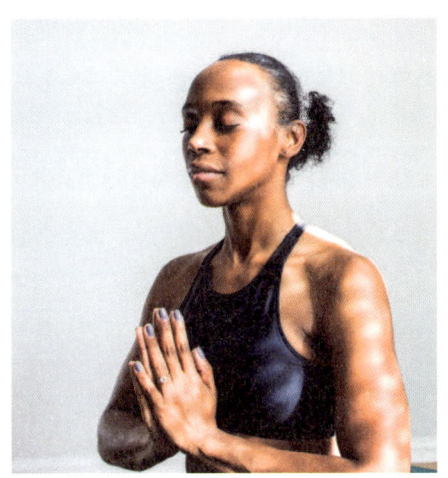

▲ 그림 8.1 명상과 요가는 스트레스를 줄이는 데 도움이 될 수 있다
Madison Lavern on Unsplash.

내리기 위해 미래에 대해 고민하도록 설계되었다고 생각한다. 하지만 이런 걱정이 너무 오래 지속되거나 너무 강하면 불안증이나 우울증과 같은 정신 건강 상태로 발전할 수 있다. 몸에서 활

용되는 자원들은 만성 스트레스로 인해 충전되지 못한 채 고갈될 수 있다.

신경계는 스트레스에 어떻게 반응하는가

회색곰을 맞닥뜨리는 것처럼 실제로 위협을 받거나 회색곰이 가까운 곳에 숨어 있을지도 모른다고 생각해 위협감이 들 때 스트레스가 유발될 수 있다. 몸은 위협과 위협감 모두를 비슷한 방식으로 처리하는데, 바로 스트레스 호르몬을 다량 방출하여 스트레스 반응을 일으키는 것이다.

자율 신경계는 교감 및 부교감 신경계와 더불어 스트레스 반응을 다스린다. 이 신경계들은 항상성이라 불리는 몸의 평형 상태를 유지하기 위해 협력한다.

뇌가 위협이나 위협감을 느끼면 교감 신경계는 투쟁, 도피, 경직 반응 가운데 하나의 반응으로 활성화된다. 몸은 위험에서 벗어나거나, 위험과 싸워서 물리치거나, 또는 눈에 띄지 않게 있거나 죽은 척하기 위해서 꼼짝하지 않을 준비를 한다. 교감 신경계가 활성화되면 심박수가 증가하고, 근육이 긴장하며, 호흡이 빨라지고, 땀이 나며, 피와 영양분은 소화 기능과 같은 휴면 과정에서 방향을 틀어 골격근처럼 활동 반응 준비와 관련된 시스템으로 이동한다. 이 시간 동안 부교감 신경계는 기본적으로 위험이 사라질 때까지 대기한다. 위험이 끝난 후에 교감 신경계는 덜 활성화되고, 부교감 신경계는 활성화되면서 몸은 다시 평형 상태로 돌아오게 된다.

이러한 불수의적 반응은 급성 스트레스의 특징이다. 장기간 또는 만성 스트레스를 받는 동안 교감 신경계는 끊임없이 활동을 유지하여 시간이 지날수록 몸에 육체적 스트레스를 야기한다. 만성 스트레스의 일부 증상으로는 근육통, 탈진, 불면, 두통, 현기증, 소화 장애, 면역계의 약화가 있다. 불안증, 우울증과 같은 정신 건강 상태와 알츠하이머병 및 파킨슨병과 같은 신경 퇴행성 장애 역시 만성 스트레스와 연관된 것으로 여겨진다(Liu, Wang, and Jiang, 2017).

뇌의 스트레스 시스템

신경 과학자들은 스트레스가 편도체에서 출발하는 많은 신경 전달 물질, 호르몬, 화학 물질에 변화를 준다고 여긴다. 스트레스를 받는 중에 편도체는 더 활성화되어 교감 신경계 및 주요 스트레스 경로인 이른바 시상하부-뇌하수체-부신 축[hypothalamic-pituitary-adrenal (HPA) axis]

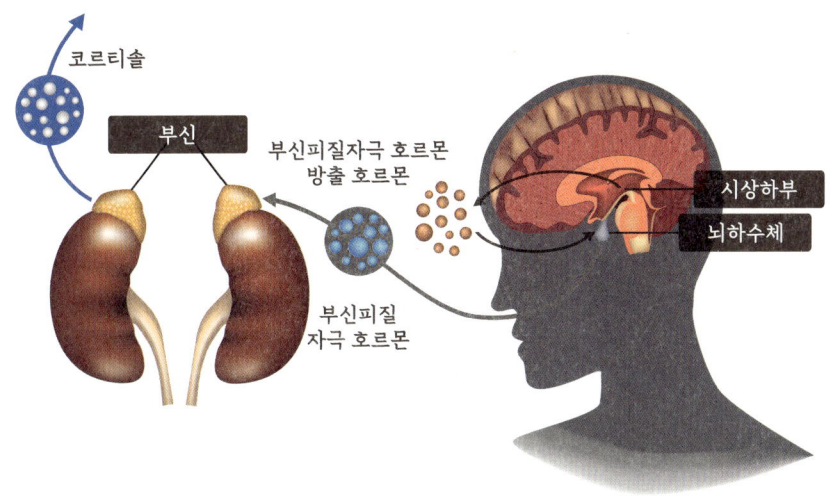

▲ 그림 8.2 시상하부-뇌하수체-부신 축

을 작동시킬 수 있다. 이 축은 시상하부, 뇌하수체(시상하부 밑에 위치한다), 부신(양 신장 위에 위치한다) 사이의 상호 작용을 말하는데, 이 부위들은 협력하여 다량의 호르몬을 방출함으로써 몸의 스트레스 반응을 조절하는 데 도움을 준다.

뇌가 스트레스를 감지하면 시상하부는 부신피질자극호르몬 방출호르몬(corticotropin releasing hormone, CRH)이라는 호르몬을 방출하여 스트레스 시스템이 활성화될 필요가 있다고 뇌하수체에 신호를 보낸다. 뇌하수체는 반응하여 부신피질자극호르몬(adrenocorticotrophic hormone, ACTH)을 혈류로 방출한다.

부신피질자극호르몬이 부신으로 흘러가서 일을 시작하라고 말하면, 부신은 반응하여 에피네프린(epinephrine), 노르에피네프린, 코르티솔을 포함한 스트레스 호르몬을 혈류로 방출한다(그림 8.2). 이 호르몬들은 온몸을 빠르게 돌아다닌다. 스트레스 호르몬 수용체는 대부분의 세포에 있어서 심박수, 혈압 및 그 밖의 스트레스 반응과 관련된 신체 시스템에 빠르게 변화를 줄 수 있다.

만성 스트레스는 시간이 흘러도 지속되는 높은 스트레스 호르몬 수치의 원인이 될 수 있다. 높은 수치의 코르티솔은 해마와 같은 특정 뇌 영역의 세포에 손상을 끼칠 수 있다. 해마에 너무 많은 코르티솔이 있으면 구조적인 변화나 심지어 세포의 죽음을 야기할 수 있다. 이러한 변화는 오랫동안 영향을 미쳐 기억력, 인지력, 심지어 스트레스에 대한 향후 대응에도 변화를 줄 수 있다(Lupien et al., 2009).

활동 중의 교감 신경계

지나치게 활성화된 교감 신경계는 좋지 않지만, 일반적으로 작용하는 교감 신경계는 혹독한 운동에 필요하다. 강렬한 육체 운동은 영양분과 산소를 근육에 보내기 위해 증가한 심박수, 혈관의 확장과 수축을 요구한다. 이 반응은 교감 신경계가 일정 수준으로 활성화되지 않으면 불가능한 일일 것이다.

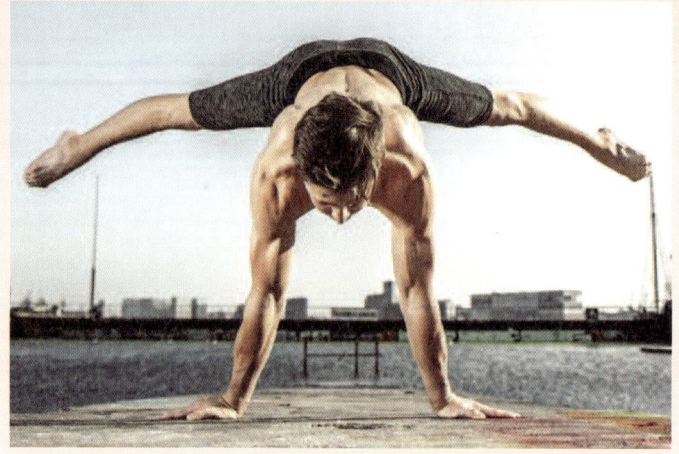

▲ 그림 8.3 일부 요가 자세를 포함하는 격렬한 운동에서는 교감 신경계가 활성화된다
Patrick Kool on Unsplash.

부교감 신경계

더 느리고 더 계획적인 운동 수행과 명상은 부교감 신경계를 겨냥해서 몸의 긴장을 풀고 회복과 자양 과정을 시작하게 만든다.

부교감 신경계는 '휴식과 소화' 시스템이다. 이 신경계가 활성화되면 소화관의 근육이 자극되어 음식을 소화하고 심장 박동이 느려진다. 부교감 신경계는 미주 신경을 통해 몸 전체의 수많은 기관과 연결된다. '미주(vagus)'라는 단어는 라틴어로 '돌아다니는(wandering)'을 의미하는데, 이는 아주 많은 여러 가지 구조물에 연결되기 때문이다.

명상은 부교감 신경계를 활성화하고 스트레스를 줄이는 일반적인 방법이다. 존스 홉킨스 대학 연구진은 총 3,515명이 참가하고 47개의 연구가 포함된 대규모 리뷰를 진행한 결과, 명상이 스트레스를 줄여 줘서 건강상의 다양한 유익을 제공할 수 있다는 사실을 발견했다(Goyal et al., 2014). 명상 프로그램이 불안증, 우울증, 통증, 스트레스 수치를 줄이는 데 효과적이라는 것이 증거를 통해 드러났다. 또한 명상은 모든 연구에서 전반적인 정신 건강을 증진했다. 하지만 명상이 운동, 약, 행동 치료와 같은 다른 치료법보다 더 효과적인지는 불확실하다. 4가지 접근법 모두 스트레스를 줄이는 데 어느 정도 유익을 제공해 주는 듯하다.

핵심 요점

- **스트레스**는 부정적이거나 부담이 큰 상황으로부터 오는 정신적, 감정적, 신체적 압박 상태다.
- 급성 스트레스는 유익할 수 있지만 만성 스트레스는 시간이 흐를수록 몸의 자원을 고갈시키며 불안증이나 우울증과 같은 정신 건강 상태를 야기할 수 있다.
- 교감 신경계는 뇌가 실제 위협 혹은 위협감을 감지할 때 작동된다.
- **시상하부-뇌하수체-부신 축**은 교감 신경계가 작동될 때 활성화되는 스트레스 경로다. 코르티솔과 같은 스트레스 호르몬을 만드는데, 이 호르몬은 계속 방출되면 뇌에 손상을 줄 수 있다.
- 명상 수행은 불안증, 우울증, 통증, 스트레스를 줄이는 것처럼 건강상의 다양한 유익을 제공할 수 있다.

만성 스트레스와 염증

만성 스트레스를 받는 동안 교감 신경계와 시상하부-뇌하수체-부신 축은 반복적으로 작동되어서 더욱더 많은 스트레스 호르몬을 방출한다. 이 호르몬은 몸의 항상성을 방해하고 시간이 흐를수록 손상을 야기한다. 마치 수도꼭지에서 물이 새어서 하수구로 계속 흘러가는 것과 같다. 코르티솔 수치는 급격하게 높아지고 아주 오랫동안 높게 유지되어 고혈압, 혈당 상승, 면역 억제, 우울증, 특히 해마에서 뉴런 죽음과 같은 문제를 야기할 수 있다(Venkatesh et al., 2020). 에피네프린과 노르에피네프린의 지속적인 증가는 면역계를 억제할 뿐 아니라 혈중 콜레스테롤과 유리지방산 수치를 더욱 높일 수 있다.

또한 지속적인 스트레스는 **만성 염증**을 야기할 수 있다. 염증은 본래 면역 반응의 한 부분으로 박테리아나 바이러스 같은 발병체와 싸울 뿐 아니라 치유 과정을 시작한다. 하지만 만성 염증이 있는 동안에는 공격을 받거나 적극적으로 손상을 받지 않을 때도 몸이 염증 세포를 만든다. 만성 염증은 만성 질환 및 스트레스 관련 질환의 주요 요소이다(Liu, Wang, and Jiang, 2017).

스트레스와 염증은 서로 강력하게 관련되어 있음에도 불구하고 그 연결 경로에 대해 여전히 알아내야 할 것들이 많다. 과학자들은 스트레스가 몸뿐만 아니라 뇌에서도 염증 반응을 일으킬 수 있다는 사실을 인지하고 있다(Liu, Wang, and Jiang, 2017). 이 연결 경로와 관련된 주요 신경 전달 물질 중 하나는 노르에피네프린으로, 교감 신경계의 핵심적인 역할을 한다. 일부 연구에서는 노르에피네프린이 염증을 개선하는 인자를 더 많이 방출시킬 수 있는 것으로 나타났다(Gosain et al., 2006).

스트레스와 염증의 일반적인 생체표지자

생체표지자(biomarker)는 스트레스나 염증과 같은 생물학적 상태를 나타내는 측정 가능한 지표다. 연구진은 생체표지자를 사용해서 면역계에서부터 우울증과 알츠하이머병에 이르기까지 무엇이든 조사한다. 예를 들어 헤모글로빈 A1C는 당뇨병에 흔히 사용되는 생체표지자다. 요가 조사 연구에서 사용되는 스트레스와 염증의 일반적인 일부 생체표지자는 다음과 같다.

- **종양 괴사 인자-α**(tumor necrosis factor alpha, TNF-α)는 염증이 있을 때 생산되는 단백질로서, 감염과 암에 대한 저항을 돕는다. 또한 세포의 죽음을 유발하는 신호를 생산할 수 있다(Idriss and Naismith, 2000).
- **인터루킨-6**(interleukin-6, IL-6)은 감염과 조직 손상에 대한 반응으로 생성되는 단백질이다. 또한 염증 반응 및 면역 반응과 관계되어 있다(Tanaka, Narazaki, and Kishimoto, 2014).
- **인터루킨-1β**(interleukin-1β, IL-1β)은 염증 반응과 병원균에 대한 저항을 조절하는 주요 단백질이다(Lopez-Castejon and Brough, 2011).
- **C-반응성 단백질**(C-reactive protein, CRP)은 염증 반응 및 면역 반응과 관련되어 있다. 알츠하이머병이나 심혈관 질환과 같은 수많은 염증 질환과 관계가 있다(Luan and Yao, 2018).

요가는 스트레스와 염증을 모두 줄일 수 있다. 그 연계성에 대해 더 알아보기 위해 오하이오 주립 대학교 의과 대학 연구진은 하타 요가 초보자와 전문가를 대상으로 호르몬과 염증 반응에 미치는 요가의 효과를 검사했다(Kiecolt-Glaser et al., 2010). 그 결과, 요가 수행이 전반적으로 참가자의 긍정적인 느낌을 고양한다는 사실을 발견했다. 초보자와 전문가를 비교했을 때 초보자는 전문가보다 인터루킨-6이라 불리는 스트레스 생체표지자의 수치가 41% 더 높았다. 학자들은 스트레스 호르몬 수치의 차이가 수행 햇수로 설명될 수 있다고 말한다 (그림 8.4). 전문 수행자들은 초보 수행자들보다 스트레스 호르몬을 더 잘 조절해서 염증 반응을 줄일 수도 있다.

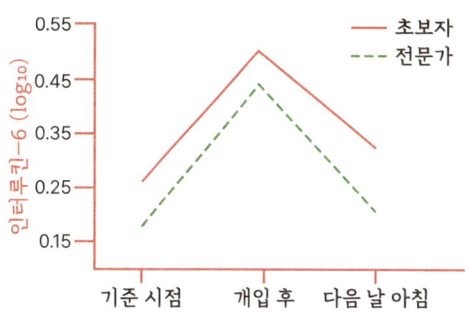

그림 8.4 전문 요가 수행자들은 초보 요가 수행자들에 비해 기준 시점, 요가 수행(개입 후) 후, 다음 날 아침에 스트레스 및 염증 생체표지자인 인터루킨-6 수치가 더 낮은 모습을 보였다

몇 년 뒤에 같은 과학 팀은 200명의 유방암 생존자를 포함해 엄격한 무작위 대조 임상 시험을 진행했다(Kiecolt-Glaser et al., 2014). 보고된 피로, 활력, 우울의 수치와 함께 하타 요가가 염증 표지자(인터루킨-6, 종양 괴사 인자-α, 인터루킨-1β)에 미치는 효과를 검사했다.

참가자들은 요가군(90분간 일주일에 2번씩 세 달 동안 하타 요가를 수행) 또는 대조군으로 배정되었다. 과학자들이 발견한 바에 따르면, 참가자들은 요가를 3개월 수행한 뒤 종양 괴사 인자-α를 제외한 인터루킨-6과 인터루킨-1β의 염증 수치가 더 낮아졌고 대조군보다 덜 피로하다고 보고했다. 그 결과를 통해 규칙적인 요가 수행이 다양한 염증 수치를 줄여 건강을 증진할 수 있다는 사실을 알 수 있다. 일부 염증 수치가 줄어든 반면 다른 염증 수치가 줄어들지 않은 이유는 명확하지 않다.

또 다른 연구에서 네브래스카 대학교 의료 센터(University of Nebraska Medical Center)의 과학자들은 서로 다른 방식의 요가가 염증표지자에 미치는 영향을 조사하기 위해 연구 리뷰를 진행했다(Djalilova et al., 2018). 그들은 15개의 연구를 리뷰에 포함했는데 대부분의 연구에서 요가 개입 시 인터루킨-6, C-반응성 단백질, 종양 괴사 인자-α가 감소하는 결과를 보였다. 게다가 더 많은 '양'의 요가(한 연구당 요가 수행 시간이 1천 분 이상)를 할수록 기준 시점으로부터 요가 개입 후 시점까지 염증이 더 많이 감소하는 결과를 보였다. 결과를 종합해 보면 요가가 염증을 줄이는 데 성공적인 개입일 수 있다는 것을 의미한다.

또한 명상은 스트레스를 감소시키는 효과적인 수단으로, 세포 수준에서 염증을 줄여 준다. 하버드 대학과 매사추세츠 종합 병원 과학자들은 명상이 몸의 신진대사와 염증 경로에 어떤 영향을 주는지 검사했다(Bhasin et al., 2013). 그 결과 단 한 차례의 명상으로도 염증 및 스트레스 반응과 관련된 유전자의 영향이 줄어드는 동시에 신진대사나 DNA 수명과 관련된 유전자의 활성화가 촉진된다는 사실을 발견했다.

자애 명상을 할 때처럼 다른 사람에 대한 자비의 마음을 품는 것은 코르티솔과 같은 스트레스와 염증표지자를 줄일 수 있다(Buchanan et al., 2012). 에모리 대학교(Emory University)와 애리조나 대학교(University of Arizona)의 과학자들은 자비 훈련이 C-반응성 단백질이라 불리는 염증표지자와 어떤 관련이 있는지 조사했다(Pace et al., 2013). 그 연구에서 조지아주 위탁 보호 시스템에 속한 71명의 청소년은 6주간 자비 훈련군 또는 대조군에 무작위로 배정되었다. 훈련 전후로 침 샘플을 수집하여 C-반응성 단백질의 수치를 측정했다. 비록 두 그룹은 C-반응성 단백질 수치의 차이가 없었지만, 자비 훈련군 내에서는 훈련을 거듭할수록 단백질 수치가 줄어들었다. 따라서 자비 훈련을 더 많이 할수록 염증의 양은 줄어든다(Pace et al., 2013).

마음챙김에 근거한 스트레스 완화 프로그램은 기분을 개선하고 정신적 행복감을 향상시킬 수 있다. 이러한 요소들이 면역계의 기능과 관련되기 때문에 펜실베이니아의 폭스 체이스 암 센터(Fox Chase Cancer Center)에서는 마음챙김에 근거한 스트레스 완화 프로그램이 면역 기능에 긍정적인 영향을 줄 수 있는지 조사하기 시작했다(Fang et al., 2010). 참가자 24명은 두 달간 마음챙김에 근거한 스트레스 완화 과정을 거쳤다. 각 수업 시간은 2시간 반이었고 참가자들은 주중 대부분의 날에 집에서 20~30분씩 명상을 수행하도록 지시받았다. 참가자들은 기준 시점에, 그리고 마음챙김에 근거한 스트레스 완화 과정을 끝내고 2주 안에 검사를 받았다. 대체로 참가자들은 C-반응성 단백질의 감소와 관련된 불안 수치가 굉장히 호전되었다. 전반적인 정신 건강이 개선되었다고 보고한 참가자들은 면역 반응의 척도인 NK세포(natural killer cell)의 세포 용해 활동이 증가했다.

핵심 요점

- 만성 스트레스는 고혈압이나 뇌의 뉴런 죽음과 같은 건강 문제를 야기할 수 있다.
- **만성 염증**이 있는 동안 몸은 장기간 염증 세포를 만든다.
- **생체표지자**는 스트레스나 염증과 같은 생물학적 상태를 나타내는 측정 가능한 지표다.
- 요가와 명상 수행은 몸의 염증 수치를 줄일 수 있다.

스트레스와 면역계

스트레스와 면역계는 복잡하게 얽혀 있다. 단기간의 가벼운 스트레스는 면역계를 강화하는 반면, 장기간의 또는 극심한 스트레스는 면역계를 억제할 수 있다. 스트레스는 염증 반응을 유발하는 호르몬을 생산하고 이를 통해 면역계는 억제된다. 하지만 스트레스에 관해 이야기할 때 면역계에 영향을 줄 수 있는 것은 신체적 스트레스뿐만이 아니라 정신적 스트레스도 마찬가지이다. 실제로 정신적 스트레스는 많은 염증 질환의 주요 원인이다(Rosenkranz et al., 2013).

요가와 명상은 정신적 스트레스를 감소시킬 수 있고, 따라서 염증 반응을 줄여 면역계의 기능을 향상시킬 수 있다. 면역계에 대한 요가의 효과를 조사한 15개의 무작위 대조 임상 시험의 최근 리뷰에서, 과학자들은 요가가 인터루킨-1β와 같은 전 염증(pro-inflammatory)표지자를 하향 조정할 수도 있다는 것을 발견했다(Falkenberg, Eising and Peters, 2018). 따라서 요가는 염증을 줄이고 면역 반응을 향상시키는 효과적인 수단이 될 수 있다. 이 결과는 류머티즘성 관절염이나 크론병과 같이 면역 또는 염증 요소를 가진 환자에게 특히 의의가 있다.

마음챙김 명상은 다른 스트레스 완화 방식보다 더 뛰어날 수 있다. 와이즈먼 뇌 영상 및 행동 연구소(Waisman Laboratory for Brain Imaging & Behavior)와 위스콘신 대학교 매디슨 캠퍼스(University of Wisconsin-Madison)의 건강한 마음 조사 센터(Center for Investigating Healthy Minds) 과학자들은 건강 증진을 위한 조정인 이른바 건강 강화 프로그램(the Health Enhancement Program)과 비교해서, 스트레스와 염증에 대한 마음챙김에 근거한 스트레스 완화(이하 MBSR) 조정의 유효성 검사를 시도했다(Rosenkranz et al., 2013). 건강 강화 프로그램은 MBSR에 근거한 연구의 대조군으로 고안된 활동 조건으로, 마음챙김 요소가 없는 것을 제외하고는 MBSR과 동일하다.

참가자들은 MBSR 그룹 또는 건강 강화 프로그램 그룹에 배정되어 두 달간의 과정을 마무리했다. 청중 앞에서 연설하고 암산해야 하는 시험인 사회적 스트레스 테스트(trier social stress test)를 통해 참가자들의 정신적 스트레스를 유발했으며(Kirschbaum, Pirke and Hellhammer, 1993), 캡사이신 크림을 팔뚝 피부에 발라서 염증을 유발했다. 캡사이신 크림은 고추에서 추출해 만들었으며, 따뜻하거나 타는 듯한 느낌을 유발할 수 있다.

연구진은 훈련 전후로 스트레스 및 염증 수치를 측정했다. 두 그룹은 스트레스 실험을 하는 동안 코르티솔 수치가 증가했지만, 개입 이후에는 스트레스에 대한 정신적, 육체적 느낌이 줄어드는 모습을 보였다. 비록 두 그룹은 비슷한 스트레스 호르몬 수치를 보였지만 스트레스 실험 후에 MBSR 그룹은 건강 강화 프로그램 그룹보다 염증 반응이 더 적었다. 학자들은 그 결과를 통해 명상이 염증 질환자들에게 유익할 수 있고 건강을 증진하는 다른 개입보다 염증을 줄이는 데 훨씬 더 효과적일 수 있다고 말한다(Rosenkranz et al., 2013).

연구에서 사용된 건강과 면역 기능의 또 다른 상관물은 세포 건강의 척도인 텔로머레이스(telomerase) 효소다(Epel et al., 2004). 텔로머레이스는 염색체 끝단의 보호모인 텔로미어(telomere)가 풀리는 것을 막고 오랫동안 유지시키는 활동을 한다. 텔로머레이스가 더 활성화되는 것은 더 나은 면역 작용을 하는 표지자와 관련되며, 더 긴 텔로미어는 건강 및 장수와 직접적으로 연관되어 있다(Wolkowitz et al., 2011).

호주의 뉴잉글랜드 대학(University of New England) 과학자들은 마음챙김 명상과 텔로머레이스를 포함한 연구를 리뷰했다(Schutte and Malouff, 2014). 연구진은 총 190명의 참가자가 포함된 4개의 무작위 대조 임상 시험에서 마음챙김 명상이 텔로머레이스의 활동 증가와 관련되어 있다는 사실을 발견했다. 그 결과들을 통합해 보면 명상은 세포 건강과 면역 작용의 표지자에 분명히 영향을 줄 수 있다(Schutte and Malouff, 2014).

핵심 요점

- 단기적이고 가벼운 스트레스는 면역계를 강화할 수 있지만 장기적이거나 극심한 스트레스는 면역계를 억제한다.
- 육체적, 정신적 스트레스 모두 염증의 원인이 될 수 있고 면역계를 억제할 수 있다.
- 요가와 명상은 염증표지자를 줄이고 면역계 작용을 향상할 수 있다. 명상은 다른 건강 증진 프로그램보다 더 효과적이며 스트레스에 대한 몸의 반응을 바꿀 수도 있다.
- 명상은 텔로머레이스 효소의 활성화를 높여 세포 건강에 유익을 줄 수 있다.

외상의 영향을 받은 뇌

가끔 경험하는 스트레스는 건강에 좋지만 극심한 스트레스는 뇌에 해로운 영향을 줄 수 있다. 연구 논문에서는 스트레스를 유발하는 경험과 외상 경험 사이의 차이점이 무엇인지 불분명할 수 있다. 최근에 과학자들은 스트레스를 유발하는 경험이 회복 탄력성을 이끌 수 있지만, 외상의 경험은 흔히 불안증이나 우울증과 같은 정신병의 발생을 초래할 수 있다고 주장했다(Richter-Levin and Sandi, 2021). 외상의 경험은 학대, 방치 그리고 특히 폭행 때문이며 신체적으로 뇌에 영향을 줄 수 있다. 다른 영역은 성장하는 반면 특정 뇌 영역은 줄어들 수 있으며 외상을 유발하는 사건에 반응해서 뇌 회로가 재구성된다.

또한 외상은 뇌가 스트레스에 반응하는 방식을 바꿀 수 있다. 너무 많은 스트레스를 받으면 편도체는 과항진되어서 끊임없이 위험하다고 몸에 말한다. 편도체가 일단 과항진되면 더 적은 스트레스 수치에도 더 쉽게 작동할 수 있다. 따라서 가벼운 스트레스를 겪을 때조차 지나친 반응이 일어날 수 있다.

결정 중추인 전전두피질 또한 극심한 스트레스를 받는 동안 정지될 수 있어서 의사 결정, 집중력, 학습의 문제가 발생할 수 있다. 극심한 스트레스는 감정을 조절하는 데 도움을 주는 영역인 전대상피질의 변화를 야기할 수 있다. 시간이 지남에 따라, 스트레스를 받는 순간에 감정을 관리하는 것이 극심한 스트레스에 노출되기 이전보다 더더욱 어려워질 수 있다. 예를 들어 겁을 먹으면 그 원인이 제거된 후에도 오랫동안 겁을 먹고 있을 수 있다.

이러한 외상의 장기적인 결과는 특히 아이들에게 해로울 수 있다. 인생 초반에 외상을 경험한 아이들은 불안증, 외상 후 스트레스 장애, 우울증과 같은 정신 건강 장애를 더 쉽게 겪을 수 있다.

비 온 뒤에 땅이 굳는 것처럼 회복 탄력성 기르기

회복 탄력성은 스트레스를 경험한 후 회복 또는 '반등'하는 능력이다. 기술을 배우는 것처럼 수행을 통해 기르고 향상시킬 수 있다. 요가와 명상 같은 묵상 수행으로 회복 탄력성을 길러 스트레스를 경험하는 방식을 바꿀 수 있다.

예를 들어 2020년에 전 세계는 코로나 팬데믹으로 마비되었다. 시내 거리는 텅 비었고 고속도로는 황폐해졌으며 선진국들은 봉쇄에 들어갔다. 장기간의 격리와 봉쇄로 인한 고립이 코로나-19 감염에 대한 두려움과 합쳐져 사람들의 정신 건강을 뒤흔들었다.

많은 어린이집과 학교가 문을 닫으면서 여성들은 집에서 육아와 교육을 병행하며 곡예하듯 업무를 봐야 했기 때문에 더 큰 부담을 안게 되었다. 그 결과로 여성은 남성보다 스트레스, 불안증, 우울증 증상이 생길 위험이 더 컸다(Matiz et al., 2020).

많은 사람은 정신 건강을 지키기 위해 각자 집에서 할 수 있는 심신 수행을 모색했다. 코로나 팬데믹 동안 이탈리아의 연구진은 여성 교사 66명을 대상으로 두 달간의 마음챙김 중심의 명상이 정신 건강에 미치는 영향을 연구했다(Matiz et al., 2020). 과학자들이 일부러 코로나 팬데믹 동안 마음챙김 효과 연구를 시작한 것은 아니지만, 연구 타이밍 덕분에 극심한 정신적 스트레스 속에서 명상이 주는 유익에 대한 일부 중요한 결론에 이르게 되었다.

교사들은 성격 분석표를 토대로 대상자들을 회복 탄력성이 높은 그룹과 낮은 그룹으로 나누었다. 두 그룹은 코로나 사태가 발생하기 한 달 전후로 자기 보고식 평가를 가졌다. 두 그룹은 마음챙김 중심의 명상 훈련을 받은 후 불안증, 우울증, 감정 이입, 감정 소모, 행복, 마음챙김 수준이 나아진 모습을 보였다. 회복 탄력성이 높은 그룹보다 낮은 그룹이 우울 증상과 행복 개선 정도가 더 컸다. 그 결과는 낮은 회복 탄력성을 가진 사람들처럼 취약한 개체군에서조차 마음챙김 명상이 많은 측면의 정신 건강을 개선할 수 있다는 것을 보여 준다(Matiz et al., 2020).

회복 탄력성을 위한 마음챙김 명상

양손은 편한 곳에 놓고 편안한 자세를 취하세요.
몸에 주목하고 몸의 무게에 주목하세요.
자기 육체에 스스로 더 많은 호기심을 가져 보세요.
긴장된 몸의 모든 부분에 주목하세요.
긴장된 부위에 숨을 불어 넣어 부드럽게 흘러가게 하세요.
그리고 이제 호흡에 집중하세요.
몸의 어느 부위에서 호흡이 느껴지나요?
코를 통해 들어오는 공기를 느끼고 폐로 내려가는 길을 만들어 주세요.
그 공기가 다시 올라와서 코로 나가는 것에 주목하세요.
이러한 호흡의 자연스러운 흐름을 따라가세요.
호흡의 감각에 집중하세요.
하나의 호흡이 끝나고 다음 호흡이 시작되는 곳을 찾아보세요.
마음이 방황하기 시작하면 그 생각을 받아들이고 다시 호흡으로 돌아가세요.
만약 마음이 다시 흐트러진다 해도 괜찮아요.
자신에게 관대하세요. 당연한 겁니다.
호흡에 다시 집중하고 더 깊은 고요의 상태로 자신을 넘겨주세요.

잠깐 여기에서 머무르세요.

그 순간에 완전히 잠기세요.

온전히 집중하세요.

천천히 조심스럽게 호흡으로 돌아오세요.

호흡이 몸 안팎을 오갈 때 파도를 닮게 하세요.

당신 주위의 세상으로 돌아올 때 그 파도에 몸을 실으세요.

촉감을 느낄 수 있도록 손가락과 발가락을 꼼지락거려 보세요.

눈을 감았다면 눈을 뜨시고 이 새롭고 편안해진 자신을 만끽하세요.

핵심 요점

- 외상의 경험은 불안증이나 우울증 같은 건강 이상을 발생시킬 수 있다.
- 편도체와 전전두피질은 외상 스트레스에 노출되면 변화가 생겨 뇌 구조와 기능을 바꿀 수 있다.
- **회복 탄력성**은 스트레스를 경험한 뒤 회복 또는 '반등'하는 능력이다.
- 명상은 회복 탄력성이 약한 사람들처럼 취약 개체군의 정신 건강을 다양한 측면에서 크게 개선할 수 있다.

정신 건강 상태: 불안, 외상 후 스트레스 장애 및 우울증

외상 경험은 불안, 외상 후 스트레스 장애(PTSD), 우울증과 같은 심리적 상태를 유발할 수 있다.

불안증

불안 장애는 미국에서 가장 흔한 정신 건강 상태 중 하나로, 미국 불안 우울증 협회(Anxiety and Depression Association of America, ADAA)에 따르면 대략 성인 5명 중 1명에게 발생하며, 남성보다 여성에게 발생할 확률이 2배 더 높다. 불안증의 증상은 지속된 지나친 걱정, 비이성적인 두려움, 공황 발작이다. 불안증은 약물, 인지 행동 치료 및 다른 방법을 통해 완벽히 치료될 수 있지만, 치료를 받는 사람은 43%에 불과하다 (ADAA, 2022).

불안증이 생기는 원인은?

미국에서 불안 장애가 유행임에도 불구하고 과학자들은 여전히 그 질환과 관련된 메커니즘을 이해하기 위해 노력하고 있다. 불안 장애는 신경 내분비계, 신경 전달 물질, 신경 구조의 다양한 붕괴를 보이는 특징이 있다(Martin et al., 2009). 뇌의 감정 중추 불균형에서 기인하며 아마도 편도체와 관련된 것으로 여겨진다.

뇌의 감정 중추를 모두 일컬어 대뇌변연계(limbic system)라고 한다. 이 뇌 영역에 해당하는 뇌섬엽과 대상피질은 감각과 감정 정보의 통합뿐 아니라 내부 수용성 감각으로 알려진 통증 및 내면 인식의 인지적 측면과도 관련되어 있다. 기억 중추인 해마는 시상하부-뇌하수체-부신 축의 활동을 줄일 수 있고, 편도체는 공포 반응의 시작 및 공포 관련 기억의 회수와 관련되어 있다. 영상 연구에서 불안증이 있는 사람이 그렇지 않은 사람에 비해 편도체가 큰 경향이 있는 것으로 나타났다(Martin et al., 2009). 이러한 뇌 영역들은 함께 작동하여 변연계를 형성함으로써 감정 반응을 처리한다. 이 시스템이 붕괴할 때 감정은 불안정해질 수 있다.

신경 전달 물질은 뇌 영역들 내부에서, 그리고 이들 사이에서 소통 수단이 된다. 과학자들은 과도한 소통 또는 신경 전달 물질의 활성화 증가가 불안 장애를 야기할 수 있다고 여긴다. 활성화 증가는 감마아미노부티르산에 의한 억제의 부족 또는 글루탐산염으로 인해 흥분성 신경 전달 작용이 너무 과도해진 결과일 수 있다.

또한 신경 전달 물질인 세로토닌, 노르에피네프린, 도파민은 감정 장애와 연관된다. 시냅스(뉴런 간의 소통 장소)에서 세로토닌 수치를 높여 주는 세로토닌 재흡수 억제제(serotonin reuptake inhibitors, SSRIs)가 많은 사람의 불안증 및 우울증 증상을 줄이는 데 도움을 주기 때문에 과학자들은 세로토닌이 감정 장애에서 한몫을 담당한다고 여긴다.

또한 다이어트나 운동과 같은 환경적 요소나 유전적 요소가 불안증을 발생시키는 감수성(susceptibility) 역할을 할 수가 있다. 같은 유전자들이 다양한 형태의 기분 장애와 관련되며, 특히 시상하부-뇌하수체-부신 축의 스트레스 경로에 영향을 주는 기분 장애와 관련될 수 있다. 환경적 요소는 직접적으로 유전자 발현에 영향을 주어 실질적으로 유전자 스위치를 켜거나 꺼서 육체적, 정신적 건강 상태로 이어지는 연쇄적인 반응을 초래한다.

불안증을 위한 요가

요가는 아이들, 청소년, 청년의 불안증 증상을 줄이는 데 효과적인 것 같지만, 성인에게는 효과가 덜할 수도 있다. 청소년과 아이들을 위한 요가 개입을 다룬 16개의 연구를 리뷰한 결과 거의 모든 연구에서 요가 개입 후에 불안 수치가 줄어드는 모습이 나타났다(Weaver and Darragh, 2015). 또한 연구진은 실험 연구에서 6주간의 요가와 명상 개입이 대학생들의 스트레스 및 불안을 줄여 준다는 사실을 발견했다. 하지만 그 연구는 겨우 17명의 학생으로 이뤄졌고 대조군도 없었다.

요가가 불안증 증상을 개선하는 데 도움이 될 것이라는 주장은 합리적으로 보이지만 많은 연구에서, 특히 성인층에서는 어긋난 결과를 보였다. 총 319명이 참가한 8개의 무작위 대조 임상 시험 리뷰에서, 요가가 진단 및 통계 편람(Diagnostic and Statistical Manual, 미국에서 진단용으로 임상의와 정신과 의사가 사용하는 지침서)을 사용해 진단받은 불안증 환자에게는 도움이 되지 않지만, 공식 진단을 받지 않았거나 다른 방법으로 진단받은 환자들에게는 유익한 것으로 나타났다(Cramer et al., 2018). 따라서 요가는 주관적인 불안증을 심하게 겪는 환자들에게는 효과적인 개입일 수 있지만, 공식적으로 진단받은 불안증 환자들에게는 기대할 만한 방법이 아닌 것으로 볼 수 있다.

18개의 연구를 조직적으로 다룬 또 다른 리뷰에서는 하타 요가가 급·만성 또는 치료 저항성의 기분 장애와 불안 장애의 심각성을 줄이는 데 어떤 도움을 주는지 조사했다(Vollbehr et al., 2018). 그중 14개의 연구는 급성 장애 환자에 관한 연구인 반면 나머지 4개는 만성 장애 환자에 관한 연구였다. 그 결과 하타 요가가 대조군과 비교할 때 불안증 또는 우울증의 증상을 줄이는 데 큰 효과가 없다는 것을 발견했다. 학자들은 리뷰에 포함된 대부분의 연구가 질이 떨어졌다는 사실을 인정한다. 따라서 이 결과를 확정 짓거나 부정하기 위해서는 더 많은 연구가 필요하다.

불안증을 위한 명상

치료사들은 불안증 증상을 줄이는 데 도움을 주기 위해 흔히 마음챙김 명상을 추천한다. 그리고 요가와 달리 명상이 치료를 돕는 데 유익할 수 있다는 가설은 연구를 통해 일반적으로 입증된다. 2013년에 매사추세츠 종합 병원 연구진은 범불안 장애에 대하여 마음챙김에 근거한 스트레스 완화 프로그램과 활성 대조군을 비교하는 첫 무작위 대조 임상 시험을 시행했다(Hoge et al., 2013). 불안증을 겪는 참가자 93명은 8주 명상 그룹 또는 스트레스 관리 교육 그룹에 배정되었다. 두 개입 모두 불안 수치를 매우 줄였다. 하지만 명상 그룹은 대조군보다 불안 및 고통 평가가 더 많이 줄었고 긍정적인 자기 진술이 더 많이 증가한 모습을 보였다. 이는 명상이 불안증을 겪는 사람들에게 어떤 긍정적인 영향을 미치는지 보여 주는 정확한 첫 번째 연구였다.

2018년도에 독일 하이델베르크 대학(University of Heidelberg) 과학자들이 시행한 연구 리뷰에서 마음챙김에 근거한 개입이 더 큰 치료 체계의 일부가 아님에도 불구하고 불안증과 우울증 증상을 줄이는 데 소량에서 중간 정도의 효과를 가진다는 것을 발견했다(Blanck et al., 2018). 그 리뷰는 총 1,150명이 참가한 18개의 연구를 다루었다. 비록 개입은 치료법의 일부가 아니었지만, 이 리뷰는 마음챙김에 근거한 개입이 불안증과 우울증을 겪는 사람들에게 유익할 수 있다는 것을 보여 주는 첫 메타 분석이었다.

가장 최근에 조지타운 대학(Georgetown University)과 하버드 의학 전문 대학원 연구진은 8주간의 마음챙김 명상 과정 참가자들과 항불안제인 에스시탈로프람[escitalopram, 렉사프로(Lexapro)의 일반적인 형태]을 복용한 참가자들을 비교하는 임상 시험을 진행했다(Hoge et al., 2022). 그 연구에는 불안 장애가 치료되지 않았다는 진단을 받은 276명이 포함됐다. 그중 절반은 8주 명상 과정에 배정되었고 나머지 절반은 항불안제를 복용하기 시작했다.

그 결과, 두 그룹은 불안증 증상이 20% 줄었다. 달리 말해 명상은 불안증을 다스리기 위해 약을 먹는 것과 마찬가지의 효과가 있었다. 학자들은 명상이 약 복용을 원치 않는 사람들에게는 유용한 치료 전략이 되고 이미 약을 복용 중인 사람들에게는 보조 치료법이 될 수 있다고 말한다(Hoge et al., 2022). 또한 명상은 약을 먹기에 앞서 1차 치료로 행해질 수 있다. 따라서 명상은 불안증을 겪는 사람들에게 효과적인 치료법이 될 수 있다.

핵심 요점

- **불안증**은 지속적이고 과도한 걱정, 비이성적 두려움, 공황 발작의 특징을 가진다.
- 요가는 아이, 청소년, 청년의 불안증 증상을 줄이는 데 효과적이지만 성인에게는 효과가 떨어질 수도 있다.
- 명상은 수많은 연구에서 불안증을 완화해 주는 것으로 나타났다.

외상 후 스트레스 장애

외상 후 스트레스 장애(Post-Traumatic Stress Disorder, PTSD)는 미국 인구의 약 3.5%에 영향을 미치는 외상 또는 스트레스 관련 장애다. 지속적인 정신적, 감정적 스트레스 질환으로, 수면 장애와 스트레스를 유발했던 경험의 생생한 기억을 동반할 수 있다. PTSD는 개인의 사회적 상호작용, 작업 능력, 일상 기능의 장애를 야기한다.

PTSD의 원인은 무엇인가?

과학자들은 최근에 뇌에서 PTSD를 유발하는 단서를 연구하고 있으며, 편도체가 PTSD의 공포 학습 측면에서 핵심 역할을 한다는 사실을 파악했다(Martin et al., 2009). PTSD에서 편도체는 흔히 과잉 반응을 보이며 지나치게 민감하다. 따라서 PTSD를 앓지 않는 사람보다 편도체가 더 쉽게 작동될 수 있다.

또한 더 활성화된 대상피질을 가진 사람이 인지 행동 치료와 같은 치료법에 잘 반응하지 않는 경향이 있는 것으로 보아 전대상피질도 PTSD 발병에 한몫을 담당할 수 있다(Martin et al., 2009).

또한 PTSD 환자의 뇌 인지 구조에서는 거슬리는 생각이나 부정적인 감정의 기억을 억제하는 능력이 없을 수도 있다. 예를 들어 PTSD가 있는 사람은 전전두피질과 같이 집행 기능과 관련된 뇌 영역의 반응이 둔한 반면 편도체와 같이 두려움과 관련된 영역은 과잉 활동을 보인다(Shin, 2006). 또한 반응도의 크기는 증상의 심각성과 관련되어 있다. 따라서 편도체가 더 활동적이고 전전두피질이 덜 활동적일수록 더 심각한 PTSD 증상을 가진 것으로 볼 수 있다(Shin, 2006). 또한 해마도 기억 관련 문제를 야기하며 비정상적으로 기능할 수 있지만 이 결과를 확정 짓기 위해서는 더 많은 연구가 수행되어야 한다. 또한 PTSD에서 신경 전달 물질은 균형을 잃을 수 있다. 뇌에서 가장 풍부한 흥분성 신경 전달 물질인 글루탐산염은 해마와 관련된 학습뿐 아니라 편도체에서 스트레스 가득한 감정 처리에도 관여한다. 너무 많은 글루탐산염 또는 불규칙한 신호 방식은 이러한 뇌 영역의 활동 증가로 이어질 수 있다(Averill et al., 2017). 또한 노르에피네프린(신경 전달 물질이자 스트레스 호르몬)은 PTSD에서 비정상적일 수 있다. 보통 노르에피네프린은 급성 스트레스를 겪을 때 분비되어 심박수, 혈압을 올려 주지만, PTSD일 때는 발동 요건이 끝난 후에도 노르에피네프린의 수치가 높은 상태를 유지하는 듯하다.(Southwick et al., 1999)

시상하부-뇌하수체-부신 축의 스트레스 경로는 PTSD에서 다르게 기능할 수도 있지만, 결과는 연구마다 일관되지 않았다(Dunlop and Wong, 2019). 몇몇 연구에서는 대조군과 비교해 PTSD가 있는 사람들의 코르티솔 농도(스트레스를 받는 동안 시상하부-뇌하수체-부신 축에서 생성)가 감소한 반면 다른 연구에서는 두 그룹 사이에 눈에 띄는 차이가 나타나지 않았다(Klaassens et al., 2012). 또한 PTSD를 겪는 사람은 시상하부-뇌하수체-부신 축이 활성화될 때 생성되는 부신피질자극호르몬 방출 인자 또는 부신피질자극호르몬의 수치가 변할 수도 있다(de Kloet et al., 2007; Carpenter et al., 2007).

또한 PTSD는 유전적 요소도 있는 것 같다. 특히 어린 시절의 스트레스와 상호 작용 하는 유전자는 아주 중요한 역할을 담당할 수 있다. FK506 결합 단백질 5(FK506 binding protein 5) 유전자의 발현은 급성 외상으로 유발되며 PTSD 발병과 관련되어 있다(Sarapas et al., 2011; Watkins et al., 2016). 훨씬 더 많은 유전자가 영향을 주는 것으로 보이며, 추후 연구는 PTSD를 보여 주는 정확한 메커니즘을 규정하는 데 도움이 될 것이다.

PTSD를 위한 요가와 명상

요가 및 명상 수행이 PTSD 증상에 미치는 효과는 많은 연구를 통해 조사되었다. 643명이 참가한 10개의 연구를 리뷰한 결과, 마음챙김에 근거한 스트레스 완화, 요가, 다른 방식의 명상 개입이 PTSD와 우울증 증상을 줄이는 데 효과적일 수 있음이 나타났다(Hilton et al., 2017). 하지만 PTSD가 있는 사람들을 위한 요가 개입을 다룬 7가지 무작위 대조 임상 시험에 관한 또 다른 리뷰에서는 효과가 큰 폭의 차이를 보였다(Sciarrino et al., 2017).

일반 대중들 가운데에서는 결과의 차이를 보였지만, PTSD가 있는 퇴역 군인을 위해 조정된 명상 개입은 계속 긍정적인 결과를 보였다. 중국의 해군 의과 대학(Naval Medical University) 과학자들은 군 관련 PTSD 치료에서 마음챙김 명상의 효능을 검사했다(Sun et al., 2021). 그 리뷰에는 1,326명이 참가한 19개의 선정된 논문이 포함되었다. 그 결과, 마음챙김 명상은 대조군과 비교해서 군 관련 PTSD 증상을 완화하는 데 좋은 효과가 있는 것으로 드러났다.

명상 수행이 퇴역 군인에게 어떤 영향을 미치는지 더 잘 이해하기 위해, 하와이 대학(University of Hawaii) 과학자들은 비영리 단체인 워리어스앳이즈(Warriors at Ease)와 협력하여 퇴역 군인들이 트라우마 치유 요가(trauma-sensitive yoga) 수행의 유익, 장애물, 동기를 인지하는지 실험했다(Cushing, Braun and Alden, 2018). 워리어스앳이즈는 트라우마를 치유하고 군 문화에 부합하는 심신 수행을 퇴역 군인들에게 제공한다. 과학자들은 9명의 퇴역 군인과 인터뷰를 진행하여 트라우마 치유 요가가 그들의 삶에 어떤 영향을 주었는지 알아보려 했다.

인터뷰에서 많은 주제가 나왔다. 즉, 퇴역 군인들은 요가를 통해 정신적 평온, 신체 지각, 사회적 유대감을 경험했다. 중요한 점은 학자들 또한 요가 수행의 많은 장애물을 발견했는데, 요가가 사회적으로 남성에게 환영받기 어렵고, 육체적으로 매력적인 운동이 아니라는 인식도 포함되었다(Cushing, Braun and Alden, 2018). 군인이나 퇴역 군인 스스로 남성 강사가 되어 수업을 더 많이 가르치게 함으로써, 요가는 퇴역 군인들을 위해 더 폭넓게 활용될 수 있다. 이 작은 변화는 강한 남자에게 요가 수업은 어울리지 않는다는 인식을 변화시킬 수 있다(Cushing, Braun and Alden, 2018). 또한 요가는 외상 후에만 권장되는 것이 아니라, 신체 활동 루틴이나 활동적인 임무의 일환과 같은 주도적인 수단이 될 수도 있다.

퇴역 군인이 요가 개입을 이끌었던 연구에서 과학자들은 군 맞춤형 요가가 과다 각성, 회상, 회피를 포함한 PTSD의 3가지 측면을 크게 줄여 준다는 사실을 발견했다(Cushing et al., 2018). 또한 연구에서 퇴역 군인들은 마음챙김이 향상되고 불면증, 불안증 증상이 개선된 모습을 보였다. 따라서 트라우마 치유 요가 개입은 PTSD를 위한 효과적인 보조 치료법이 될 수 있다.

핵심 요점

- **외상 후 스트레스 장애(PTSD)**는 외상 또는 스트레스와 관련된 장애로써 지속된 정신적, 감정적 스트레스, 수면 장애, 스트레스를 유발했던 경험의 생생한 기억을 포함한다.
- 요가와 명상은 PTSD의 증상을 완화할 수 있다.
- 마음챙김 명상은 퇴역 군인들의 PTSD 증상을 크게 줄여 줄 수 있다. 퇴역 군인들은 명상 개입 후에 차분함, 신체 지각 및 사회적 소속감의 증가를 보고했다.
- 군 맞춤형 요가는 PTSD가 있는 퇴역 군인들의 과다 각성, 회상, 회피를 줄이는 데 도움을 줄 수 있다.

우울증

우울증은 의기소침과 낙담의 느낌으로 특징지어진 정신 질환이다. 개인이 느끼고 생각하고 행동하는 방식에 영향을 줄 수 있으며, 지속해서 슬픔을 느끼게 하고 이전에 즐겼던 활동에 흥미를 잃게 만든다. 우울증은 여러 가지 이유로 생길 수 있는데, 유전적, 환경적, 상황적, 정신적 요인을 포함한다.

미국 불안 우울증 협회에 따르면, 우울증은 미국 내 15~44세 사람들의 장애를 유발하는 주요 원인으로, 약 10%의 미국 성인이 앓고 있다. 전 세계적으로 3억 5000만 명이 넘는 사람들이 다양한 형태의 우울증을 앓는 것으로 추정된다(Bridges and Sharma, 2017; Shadrina, Bondarenko and Slominsky, 2018; ADAA, 2022).

사람들이 우울증을 가지고 태어나는 것은 아니다. 대신 어떠한 계기나 스트레스를 유발하는 경험이 분자 수준에서 연쇄적인 사건을 일으켜 우울증을 처음 발생시킨다. 신경 과학자들은 뇌에서 일어나는 우울증 메커니즘을 온전히 이해하지는 못하는데, 어떤 화학 물질 수치는 너무 낮고 또 다른 화학 물질 수치는 너무 높아서 그렇다는 식의 간단한 문제가 아니기 때문이다(Harvard Health Publishing, 2022). 더 정확히 말해, 기분과 삶의 인식을 바꾸는 수백만 개(또는 심지어 수십억 개일 수도)의 화학 반응이 매 순간 일어난다. 따라서 우울증의 원인은 하나가 아니다. 두 사람이 비슷한 증상을 경험하더라도 그들의 뇌 속에서는 매우 다른 화학 반응이 일어난다.

또한 특정 뇌 영역은 우울증 발생의 한몫을 담당하는데, 기분을 조절하는 데 도움을 주는 해마, 편도체, 시상 같은 뇌 영역이 거기에 포함된다. 신경 영상 연구에서는 우울증을 겪는 사람들에게서 장기 기억 중추인 해마가 더 작게 나타났다. 재발성 주요 우울 장애 이력을 가진 24명의 여성에 관한 한 연구에서 우울증에 시달리는 여성의 해마는 건강한 대조군에 비해 평균적으로 9~13% 더 작은 것으로 나타났다(Sheline et al., 1999). 게다가 우울증을 많이 겪은 사람일수록 해마는 더 작았다. 만성 스트레스는 해마의 크기에 영향을 줄 수 있는데, 스트레스가 시간이 흐를수록 뉴런을 죽이는 것으로 알려진 코르티솔의 방출을 증가시키기 때문이다.

분노, 공포, 각성, 기쁨의 느낌과 관련된 편도체는 감정적으로 격앙된 기억을 떠올릴 때 활성화된다. 우울증을 겪는 사람은 우울증이 없는 사람에 비해 편도체가 더 크고 더 많은 활동과 뉴런 활성화를 보인다(van Eijndhoven et al., 2009). 끝으로, 뇌의 중계소인 시상 또한 우울증을 앓을 때 변하는 것으로 알려졌다. 부분적으로 우울증은 유쾌하거나 불쾌한 느낌에 관한 감각 정보를 전달하는 과정에 문제가 생기면 발생할 수 있다. 따라서 우울증을 앓는 사람은 본질적으로 나쁜 자극이 아닐 때조차 더 자주 불쾌한 느낌을 경험할 수 있다.

불안증 및 PTSD처럼, 다른 사람들보다 우울증에 더 민감하게 만드는 특이한 유전자들이 있다. 쌍둥이나 가족 연구에서 우울증 유전 확률은 37%였다(Shadrina, Bondarenko and Slominsky, 2018). 가장 흔히 연구된 유전자는 신경 전달 물질인 세로토닌을 조절하는 SLC64A이다

(Shadrina, Bondarenko and Slominsky, 2018). 우울증의 경우 이 유전자는 하향 조절되어서 뉴런 간의 연결부인 시냅스에서 세로토닌이 덜 나오게 만든다. 흔히 처방되는 우울증 약물인 SSRIs는 시냅스에서 세로토닌의 양을 늘려 준다. SSRIs는 유효하지만 즉각적이지 않아서 보통 증상이 개선되기까지 몇 주에서 몇 달이 걸리며, 여전히 과학자들은 증가한 세로토닌이 왜 많은 사람의 우울증 증상을 감소시키는지 온전히 이해하지 못한다.

시중에 일부 효과적인 약물들이 있음에도 많은 사람은 부작용, 접근성의 부족, 개인의 선택 등의 이유로 약을 먹으려 하지 않는다(Bridges and Sharma, 2017). 또한 일반적으로 항우울제와 정신 건강을 중심으로 사회적 낙인이 붙어 있다 보니 치료법을 찾는 사람들은 의욕을 잃는다. 연구를 통해 분명 대체 치료법의 가치를 자세히 검토할 필요성이 있다.

우울증을 위한 요가

요가나 명상 같은 심신 개입은 이제 우울증을 위한 하나의 치료 방법으로 실험되고 있다. 비록 요가는 불안증 증상을 크게 줄여 주지 못하지만, 우울증에는 도움이 되는 수단인 것으로 나타났다. 잭슨 주립 대학(Jackson State University) 과학자들이 우울증 대체 또는 보조 치료법으로의 요가를 조사한 23개의 연구를 리뷰한 결과, 요가가 우울증을 앓는 사람들과 그 보호자들의 증상까지 줄이는 데 도움이 된다는 사실을 발견했다(Bridges and Sharma, 2017). 그 연구 리뷰는 14~136명에 이르는 중소 규모의 표본 크기를 가지기 때문에 통계적인 분석력이 한계를 가진다. 불행하게도 대부분의 연구는 어떤 개입이 들어갔는지 명시하지 않아서, 우울증을 치료하는 데 어떠한 형태의 요가가 다른 형태에 비해 더 나은지 불명확하다.

우울증 증상을 개선하기 위해 요가를 얼마나 많이 수행해야 할까?

간단하게 말해, 일주일에 2~3번 요가를 수행하면 충분히 호전을 경험할 수 있다.
보스턴 대학(Boston University) 과학자들은 주요 우울 장애를 앓는 참가자들을 고강도 요가 그룹과 저강도 그룹으로 나눠 비교하면서 효과를 실험했다(Streeter et al., 2017). 고강도 그룹은 아헹가 요가와 느린 심호흡(분당 5번)을 매주 3번씩 12주 동안 진행했지만, 저강도 그룹은 일주일에 2번씩 진행했다.

> 두 그룹 모두 우울증 증상이 크게 줄었다. 따라서 요가 수행과 호흡법을 통해 분명한 차이를 경험하려면 일주일에 2번씩 진행하면 충분할 것이다.

심신 연계성 증진을 위한 지면과 맞닿은 태양 경배 변형 플로(flow)의 예시

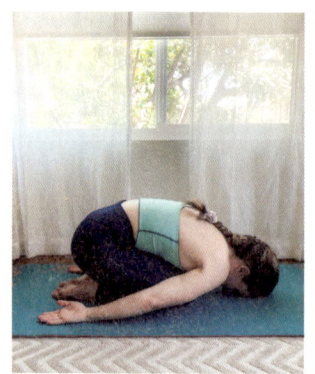
▲ 그림 8.5 아기 자세

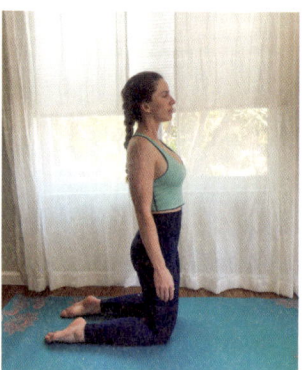
▲ 그림 8.6 무릎 꿇기 자세

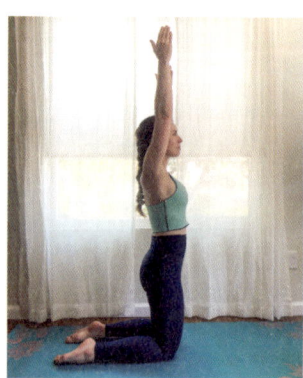
▲ 그림 8.7 팔을 머리 위로 뻗은 자세

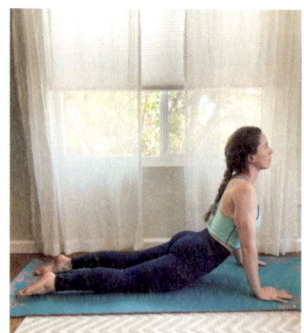
▲ 그림 8.8 위를 향한 개 자세

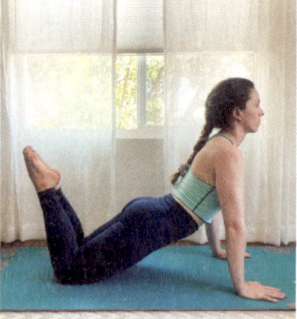
▲ 그림 8.9 위를 향한 개 자세 변형

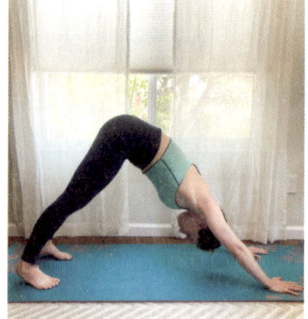
▲ 그림 8.10 아래를 향한 개 자세

우울증을 위한 명상

우울증을 위한 치료법으로 명상을 사용하여 시행한 일부 연구들이 있다. 워싱턴주 시애틀의

재향 군인부 퓨젓사운드 헬스 케어 시스템(Puget Sound Health Care System) 과학자들은 명상 연구를 조사하여 마음챙김 명상 개입이 우울증을 포함한 여러 가지 정신 장애를 치료하는 데 도움을 줄 수 있는지 알아보았다(Goldberg et al., 2018). 그 리뷰에는 142개의 각기 다른 표본에 포함된 1만 2,005명의 사람이 참여했다. 그 결과 모든 연구에서 마음챙김이 우울증 증상을 줄이는 데 도움을 준다는 강력한 근거를 발견했다. 마음챙김 개입은 치료받지 않거나 다른 적극적인 치료를 받을 때보다 나을 뿐 아니라 근거 기반 치료법과 같은 효능을 가졌다. 이 결과는 후속 연구들에서도 유효했다. 종합해 보면, 이 결과들은 마음챙김에 근거한 개입이 우울증을 위한 효과적인 대체 또는 보조 치료법이 될 수 있음을 확실하게 보여 준다.

마음챙김 명상 개입은 또한 우울증이 있는 노인들(65세 이상)을 위한 효과적인 치료법이 될 수 있는 것으로 드러났다. 세인트루이스 대학(Saint Louis University) 연구진은 1,000명이 넘는 참가자들이 포함된 19개 연구에 대한 조직적인 리뷰와 메타 분석을 실시했다(Reangsing, Rittiwong and Schneider, 2020). 전반적으로 마음챙김 명상 개입이 우울증 증상을 개선했다. 특히 명상 가이드를 포함한 개입들이 명상 가이드를 포함하지 않은 개입들과 비교해 우울증 증상을 줄이는 데 가장 효과적이었다. 따라서 명상 가이드는 노인과 관련된 치료에 반드시 포함되어야 한다.

우울증 증상을 줄이는 데 요가와 명상 중 어떤 게 더 나을까?

바로 이 질문에 대해 답하기 위해 한 가지 연구가 설계되었다(Falsafi, 2016). 연구진은 우울증 또는 불안증 진단을 받은 90명의 대학생을 대상으로 요가 그룹, 마음챙김 명상 그룹, 대조군 그룹으로 구성된 무작위 대조 임상 시험을 준비했다. 요가와 명상 그룹 참가자들은 2달간 훈련받았고 기준 시점, 한 달, 두 달, 세 달 후에 우울증과 불안증 증상을 검사받았다. 과학자들은 기준 시점에서부터 추후 시점에 이르기까지 요가와 명상 그룹의 우울증 증상이 크게 줄어들었다는 사실을 발견했다. 하지만 그 결과는 요가와 명상 그룹 사이에서 크게 차이가 나지 않았다. 한 가지 예외 사항은 명상 그룹이 요가 그룹에서는 보이지 않았던 자기 연민의 개선을 보였다는 점이다. 따라서 명상과 요가 모두 우울증을 앓는 사람들에게 일부 유익을 제공하는 것으로 보인다.

핵심 요점

- **우울증**은 의기소침과 낙담의 느낌으로 특징지어지는 감정 장애다.
- 요가는 우울증을 앓는 사람과 그들의 보호자 모두에게서 우울증 증상이 감소하도록 돕는다. 일주일에 2~3번씩 요가를 수행하면 증후의 개선을 충분히 볼 수도 있다.
- 마음챙김 명상이 우울증 증상을 줄이는 데 도움을 줄 수 있다는 강력한 증거가 있다.
- 명상 가이드는 65세 이상 노인들의 우울증 증상을 줄이는 가장 효과적인 형태의 명상일 수 있다.

참조

ADAA, 2022. Anxiety disorders: facts & statistics. Anxiety and Depression Association of America. Available at: https://adaa.org/understanding-anxiety/facts-statistics

Harvard Health Publishing, 2022. *What causes depression?* Available at: https://www.health.harvard.edu/mind-and-mood/what-causes-depression

Averill, L.A., Purohit, P., Averill, C.L., Boesl, M.A., Krystal, J.H., & Abdallah, C.G., 2017. Glutamate dysregulation and glutamatergic therapeutics for PTSD: evidence from human study. *Neuroscience Letters*, 649, pp.147-155.

Bhasin, M.K., Dusek, J.A., Chang, B., Joseph, M.G., et al., 2013. Relaxation response induces temporal transcriptome changes in energy metabolism, insulin secretion and inflammatory pathways. *PLoS ONE*, 8(5), e62817.

Blanck, P., Perleth, S., Heidenreich ,T., Kroger, P., et al., 2018. Effects of mindfulness exercises as stand-alone intervention on symptoms of anxiety and depression: systematic review and meta-analysis. *Behaviour Research and Therapy*, 102, pp.25-35.

Bridges, L. & Sharma, M., 2017. The efficacy of yoga as a form of treatment for depression. *Journal of Evidence-Based Complementary & Alternative Medicine*, 22(4), pp.1017-1028.

Buchanan, T.W., Bagley, S.L., Stansfield, R.B., & Preston, S.D., 2012. The empathic, physiological resonance of stress. *Social Neuroscience*, 7(2), pp.191-201.

Carpenter, L.L., Carvalho, J.P., Tyrka, A.R., Wier, L.M., et al., 2007. Decreased adrenocorticotropic hormone and cortisol responses to stress in healthy adults reporting significant childhood maltreatment. *Biological Psychiatry*, 62(10), pp.1080-1087.

Cramer, H., Lauche, R., Anheyer, D., Pilkington, K., et al., 2018. Yoga for anxiety: a systematic review and meta-analysis of randomized controlled trials. *Depression and Anxiety*, 35(9), pp.830-843.

Cushing, R.E., Braun, K.L., Alden, S.W., & Katz, A.R., 2018. Military-tailored yoga for veterans with post-traumatic stress disorder. *Military Medicine*, 183(5-6), pp.e223-e231.

Cushing, R.E., Braun, K.L. & Alden, S., 2018. A qualitative study exploring yoga in veterans with PTSD symptoms. *International Journal of Yoga Therapy*, 28(1), pp.63-70.

de Kloet, C.S., Vermetten, E., Geuze, E., Lentjes, E.G.W.M., et al., 2007. Elevated plasma corticotrophin-releasing hormone levels in veterans with posttraumatic stress disorder. *Progress in Brain Research*, 167, pp.287-291.

Djalilova, D.M., Schulz, P.S., Berger, A.M., Case, A.J., Kupzyk, K.A., & Ross A.C., 2018. Impact of yoga on inflammatory biomarkers: a systematic review. *Biological Research for Nursing*, 21(2), pp.198-209.

Dunlop, B.W. & Wong, A., 2019. The hypothalamic-pituitary-adrenal axis in PTSD: pathophysiology and treatment interventions. *Progress in Neuro-Psychopharmacology and Biological Psychiatry,* 89, pp.361-379.

Epel, E.S., Blackburn, E.H., Lin, J., Dhabhar, F.S., Adler, N.E., Morrow, J.D., et al., 2004. Accelerated telomere shortening in response to life stress. *Proceedings of the National Academy of Sciences,* 101(49), pp.17312-17315.

Falkenberg, R.I., Eising, C. & Peters, M.L., 2018. Yoga and immune system functioning: a systematic review of randomized controlled trials. *Journal of Behavioral Medicine,* 41(4), pp.467-482.

Falsafi, N., 2016. A randomized controlled trial of mindfulness versus yoga. Journal of the American Psychiatric *Nurses Association,* 22(6), pp.483-497.

Fang, C.Y., Reibel, D.K., Longacre, M.L., Rosenzweig, S., Campbell, D.E., & Douglas, S.D., 2010. Enhanced psychosocial well-being following participation in a mindfulness-based stress reduction program is associated with increased natural killer cell activity. *The Journal of Alternative and Complementary Medicine,* 16(5), pp.531-538.

Goldberg, S.B., Tucker, R.P., Greene, P.A., Davidson, R.J., et al., 2018. Mindfulness-based interventions for psychiatric disorders: a systematic review and meta-analysis. *Clinical Psychology Review,* 59, pp.52-60.

Gosain, A., Jones, S.B., Shankar, R., Gamelli, R.L., & DiPietro, L., 2006. Norepinephrine modulates the inflammatory and proliferative phases of wound healing. *The Journal of Trauma: Injury, Infection, and Critical Care,* 60(4), pp.736-744.

Goyal, M., Singh, S., Sibinga, E.M.S., Gould, N.F., et al., 2014. Meditation programs for psychological stress and well-being. *JAMA Internal Medicine,* 174(3), p.357.

Hearon, C.M. & Dinenno, F.A., 2015. Regulation of skeletal muscle blood flow during exercise in ageing humans. *The Journal of Physiology,* 594(8), pp.2261-2273.

Hilton, L., Maher, A.R., Colaiaco, B., Apaydin, E., et al., 2017. Meditation for posttraumatic stress: systematic review and meta-analysis. Psychological Trauma: Theory, *Research, Practice, and Policy,* 9(4), pp.453-460.

Hoge, E.A., Bui, E., Marques, L., Metcalf, C.A., et al., 2013. Randomized controlled trial of mindfulness meditation for generalized anxiety disorder. *The Journal of Clinical Psychiatry,* 74(08), pp.786-792.

Hoge, E.A., Bui, E., Mete, M., Dutton, M.A., Baker, A.W., & Simon, N.M., 2022. Mindfulness-based stress reduction vs escitalopram for the treatment of adults with anxiety disorders: a randomized clinical trial. *JAMA Psychiatry. Doi:10.1001/jamapsychiatry*.2022.3679.

Idriss, H.T., & Naismith, J.H., 2000. TNF alpha and the TNF receptor superfamily: structure-function relationship(s). *Microscopy Research and Technique.* 50(3):184-95.

Kiecolt-Glaser, J.K., Christian, L., Preston, H., Houts, C.R., et al., 2010. Stress, inflammation, and yoga practice. *Psychosomatic Medicine,* 72(2), pp.113-121.

Kiecolt-Glaser, J.K., Bennett, J.M., Andridge, R., Peng, J., et al., 2014. Yoga's impact on inflammation, mood, and fatigue in breast cancer survivors: a randomized controlled trial. *Journal of Clinical Oncology,* 32(10), pp.1040-1049.

Kirschbaum, C., Pirke, K.-M. & Hellhammer, D.H., 1993. The 'Trier Social Stress Test' - a tool for investigating psychobiological stress responses in a laboratory setting. *Neuropsychobiology,* 28(1-2), pp.76-81.

Klaassens, E.R., Giltay, E.J., Cuijpers, P., van Veen, T., & Zitman, F.G., 2012. Adulthood trauma and HPA-axis functioning in healthy subjects and PTSD patients: a meta-analysis. *Psychoneuroendocrinology,* 37(3), pp.317-331.

Lemay, V., Hoolahan, J. & Buchanan, A., 2019. Impact of a yoga and meditation intervention on students' stress and anxiety levels. *American Journal of Pharmaceutical Education,* 83(5), p.7001.

Liu, Y.-Z., Wang, Y.-X. & Jiang, C.-L., 2017. Inflammation: the common pathway of stress-related diseases. *Frontiers in Human Neuroscience,* 11, p.316.

Lopez-Castejon, G., & Brough, D., 2011. Understanding the mechanism of IL-1β secretion. *Cytokine Growth Factor Reviews.* 22(4):189-95.

Luan, Y.Y. & Yao, Y.M., 2018. The clinical significance and potential role of c-reactive protein in chronic inflammatory and neurodegenerative diseases. *Frontiers in Immunology.* 9:1302.

Lupien, S.J., McEwen, B.S., Gunnar, M.R., & Heim, C., 2009. Effects of stress throughout the lifespan on the brain, behaviour and cognition. *Nature Reviews Neuroscience,* 10(6), pp.434-445.

Martin, E.I., Ressler, K.J., Binder, E., & Nemeroff, C.B., 2009. The neurobiology of anxiety disorders: brain imaging, genetics, and *psychoneuroendocrinology*. *Psychiatric Clinics of North America,* 32(3), pp.549-575.

Matiz, A., Fabbro, F., Paschetto, A., Cantone, D., Paolone, A.R., & Crescentini, C., 2020. Positive impact of mindfulness meditation on mental health of female teachers during the COVID-19 outbreak in Italy. *International Journal of Environmental Research and Public Health,* 17(18), p.6450.

Pace, T.W.W., Negi, L.T., Dodson-Lavelle, B., Ozawa-de Silva, B., et al., 2013. Engagement with cognitively-based compassion training is associated with reduced salivary C-reactive protein from before to after training in foster care program adolescents. *Psychoneuroendocrinology*, 38(2), pp.294-299.

Reangsing, C., Rittiwong, T. & Schneider, J.K., 2020. Effects of mindfulness meditation interventions on depression in older adults: a meta-analysis. *Aging & Mental Health,* 25(7), pp.1181-1190.

Richter-Levin, G. & Sandi, C., 2021. Title: "Labels matter: is it stress or is it trauma?" Translational Psychiatry, 11(1), p.385.

Rosenkranz, M.A., Davidson, R.J., MacCoon, D.G., Sheridan, J.F., Kalin, N.H., & Lutz, A., 2013. A comparison of mindfulness-based stress reduction and an active control in modulation of neurogenic inflammation. *Brain, Behavior, and Immunity*, 27, pp.174-184.

Sarapas, C., Cai, G., Bierer, L.M., Golier, J.A., et al., 2011. Genetic markers for PTSD risk and resilience among survivors of the World Trade Center attacks. *Disease Markers,* 30 (2-3), pp. 101-110.

Schutte, N.S. & Malouff, J.M., 2014. A meta-analytic review of the effects of mindfulness meditation on telomerase activity. *Psychoneuroendocrinology*, 42, pp.45-48.

Sciarrino, N.A, DeLucia, C., O'Brien, K., & McAdams, K., 2017. Assessing the effectiveness of yoga as a complementary and alternative treatment for post-traumatic stress disorder: a review and synthesis. *The Journal of Alternative and Complementary Medicine,* 23(10), pp.747-755.

Shadrina, M., Bondarenko, E.A. & Slominsky, P.A., 2018. Genetics factors in major depression disease. *Frontiers in Psychiatry*, 9, p.334.

Sheline, Y.I., Sanghavi, M., Mintun, M.A., & Gado, M.H., 1999. Depression duration but not age predicts hippocampal volume loss in medically healthy women with recurrent major depression. *The Journal of Neuroscience,* 19(12), pp.5034-5043.

Shin, L.M., 2006. Amygdala, medial prefrontal cortex, and hippocampal function in PTSD. *Annals of the New York Academy of Sciences,* 1071(1), pp.67-79.

Southwick, S.M., Paige, S., Morgan, C.A., Bremner, J.D., Krystal, J.H., & Charney, D.S., 1999. Neurotransmitter alterations in PTSD: catecholamines and serotonin. *Seminars in Clinical Neuropsychiatry*, 4(4), pp.242-248.

Streeter, C.C., Gerbarg, P.L., Whitfield, T.H., Owen, L., et al., 2017. Treatment of major depressive disorder with Iyengar yoga and coherent breathing: a randomized controlled dosing study. *Alternative and Complementary Therapies*, 23(6), pp.236-243.

Sun, L.-N., Gu, J.-W., Huang, L.-J., Shang, Z.-L., et al., 2021. Military-related posttraumatic stress disorder and mindfulness meditation: a systematic review and meta-analysis. *Chinese Journal of Traumatology*, 24(4), pp.221-230.

Tanaka T., Narazaki, M., & Kishimoto, T., 2014. IL-6 in inflammation, immunity, and disease. *Cold Spring Harbor Perspective Biology.* 4;6(10).

van Eijndhoven, P. van Wingen, G., van Oijen, K., Rijpkema, M., et al., 2009. Amygdala volume marks the acute state in the early course of depression. *Biological Psychiatry,* 65(9), pp.812-818.

Venkatesh, H.N., Ravish, H., Wilma Delphine Silvia, C. R., & Srinivas, H., 2020. Molecular signature of the immune response to yoga therapy in stress-related chronic disease conditions: an insight. *International Journal of Yoga*, 13(1), pp.9-17.

Vollbehr, N.K., Bartels-Velthuis, A.A., Nauta, M.H., Castelein, S., et al., 2018. Hatha yoga for acute, chronic and/or treatment-resistant mood and anxiety disorders: a systematic review and meta-analysis. *PLoS ONE*, 13(10), e0204925.

Watkins, L.E., Han, S., Harpaz-Rotem, I., Mota, N.P., et al., 2016. FKBP5 polymorphisms, childhood abuse, and PTSD symptoms: results from the National Health and Resilience in Veterans study. *Psychoneuroendocrinology*, 69, pp.98-105.

Weaver, L.L. & Darragh, A.R., 2015. Systematic review of yoga interventions for anxiety reduction among children and adolescents. *The American Journal of Occupational Therapy,* 69(6), 6906180070p1-9.

Wolkowitz, O.M., Mellon, S.H., Epel, E.S., Lin J., et al., 2011. Resting leukocyte telomerase activity is elevated in major depression and predicts treatment response. *Molecular Psychiatry*, 17(2), pp.164-172.

CHAPTER 9

신경 장애, 만성 통증 그리고 중독과 관련해서 요가와 명상이 뇌에 미치는 영향

뇌는 몸의 조절 중추로서 외상성 손상이나 질병에 의해 변화될 수 있다. 신경 장애는 뇌, 척수 또는 신경에 손상을 입었을 때 발생하여 기능에 영향을 미치거나 다양한 증상으로 이어진다. 이번 장에서는 외상성 뇌 손상, 뇌졸중, 다발성 경화증, 알츠하이머병을 포함해서 가장 흔한 신경 장애 중 일부를 다룰 것이다. 이러한 장애들은 많은 경우 만성 통증의 증상을 포함하므로, 요가와 명상이 만성 통증에 어떤 도움을 주는지 알아볼 계획이다. 명상 수행이 긍정적인 영향을 줄 수 있다는 확실한 근거가 있으므로 관절염과 중독처럼 만성 통증과 관련된 다른 장애들 또한 논의될 것이다.

외상성 뇌 손상

외상성 뇌 손상(traumatic brain injury, TBI)은 뇌에 손상을 야기할 수 있는 부상을 머리에 입은 것이다. 넘어지거나 머리에 충격을 받거나 심지어 물체가 두개골을 관통(3장의 게이지에 해당)한 결과일 수 있다. 외상성 뇌 손상은 뇌 기능에 영향을 주며, 부상은 뇌의 한 영역에 손상을 주거나 더 분산되어 다양한 뇌 영역에 영향을 미칠 수 있다. 미국 신경외과 학회(American Association of Neurological Surgeons)에 따르면 약 1350만 명의 미국인들이 외상성 뇌 손상으로 인한 장애를 가지고 산다.

외상성 뇌 손상의 가장 흔한 형태는 폐쇄성 뇌 손상으로, 뇌 움직임의 급작스러운 변화로 뇌 조직과 혈관에 상처가 생기거나 찢어지면서 발생한다. 폐쇄성 뇌 손상은 자동차 사고, 운동 중의

신경 장애, 만성 통증 그리고 중독과 관련해서 요가와 명상이 뇌에 미치는 영향

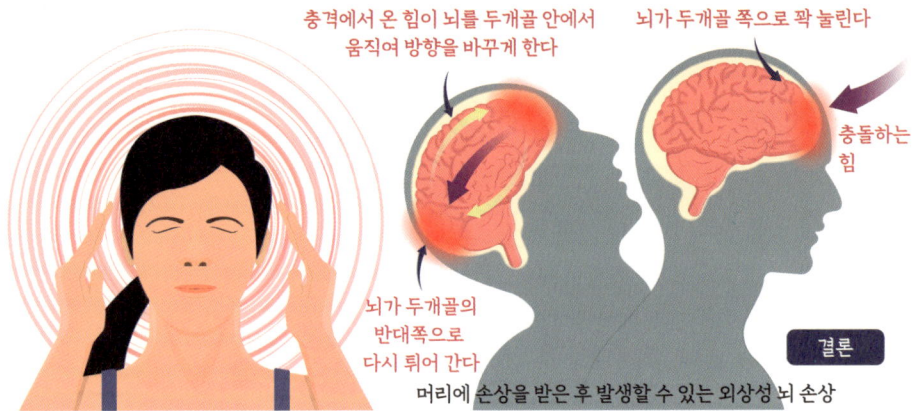

▲ 그림 9.1 외상성 뇌 손상은 충격 손상과 맞충격 손상을 포함할 수 있다

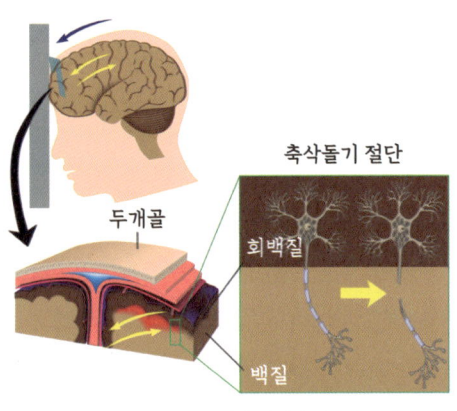

▲ 그림 9.2 뉴런의 축삭돌기가 찢어진 미만성 축삭 손상

사고, 또는 넘어져서 생길 수 있다. 뇌진탕은 폐쇄성 뇌 손상의 흔한 형태다.

두개골이 물체에 부딪히면 뇌는 충격 지점에서 두개골과 쾅 하고 충돌하여 충격 손상(coup injury)이라 불리는 첫 손상을 입는다. 또한 두 번째 부상은 뇌가 튀어서 되돌아올 때 두개골의 반대 지점을 때리는 맞충격 손상(contrecoup injury)으로 인해 발생할 수 있다(그림 9.1). 따라서 머리 앞쪽을 물체에 부딪치더라도 뇌 뒤쪽에서 외상성 뇌 손상을 입을 수도 있다. 만약 맞충격 손상 때 후두엽이 피해를 받으면, 뉴런들이 산발적으로 작동하여 손상 이후 짧은 시간 동안 '별이 보이게' 만들 수도 있다.

맞충격 손상을 경험한 사람은 또한 미만성 축삭 손상(diffuse axonal injury)을 입을 수 있다. 이러한 형태의 뇌 손상에서는 두개골 안에서 뇌가 빠르게 움직이면서 만드는 강력한 힘 때문에 뉴런의 축삭돌기가 찢어진다(그림 9.2). 미만성 축삭 손상은 흔히 많은 뇌 부위의 손상 및 코마를 야기한다.

비록 외상성 뇌 손상의 1차 뇌 손상(primary injury)은 사고 후 즉시 생길 수 있지만, 2차 뇌 손상은 사고 후 몇 시간, 심지어 며칠이 지나고 발생할 수 있다. 2차 뇌 손상은 보통 미시적 수준에서 발생하며, 세포나 혈관의 변화를 수반하여 추가적인 부상을 낳는다. 가장 잘 알려진 2차 뇌 손상 사례 중 하나는 2009년 여배우 나타샤 리처드슨(Natasha Richardson)이 캐나다에서 스키를 타다가 넘어졌을 때 발생했다. 당시 그녀는 안전모를 쓰지 않았다. 전하는 바에 따르면 처음에는 괜찮다고 했지만 넘어지고 1~2시간 후 극심한 두통으로 발전해서 병원으로 향하게 되었다. 불행하게도 그녀에게는 두개골과 뇌의 두꺼운 외막 사이에 피가 고이는 뇌출혈의 일종인 경막외출혈(epidural hematoma)이 발생했고 이틀 뒤에 사망했다. 그녀의 사연을 통해 외상성 뇌 손상의 치료와 예방의 중요성에 국민적 관심이 쏠렸다(Stump, 2009).

외상성 뇌 손상의 중증도는 범위가 넓어서 가벼운 타박상에서부터 생명을 위협하는 사건에 이르기까지 다양할 수 있다. 외상성 뇌 손상의 중증도와 형태에 따라 다양한 증상을 경험할 수 있는데 인지 결함, 움직임의 문제, 감각의 변화, 언어 장애, 사회적 기술 저하, 특히 성격 변화가 포함된다(Johns Hopkins Medicine, 2022). 외상성 뇌 손상은 다른 사람들의 눈에 띄지 않는 경우가 많기 때문에 생존자들은 이해받지 못하여 소외감을 느끼고, 따뜻한 보살핌을 구하는 데 어려움을 겪을 수 있다.

과학자들은 뇌세포가 한번 손상되거나 파괴되면 치료되거나 재생되기 어려울 수 있다고 여긴다. 하지만 인간의 뇌는 유연하다. 일부 사례에서는 뉴런 간의 연결이 손상되지 않은 영역으로 재편성되어 기능을 회복할 수 있었다(Johns Hopkins Medicine, 2022). 심각한 손상을 입은 사람들은 회복하려면 평생 재활이 필요할 수 있으므로 불가피하게 효과적인 치료법을 찾아야 한다. 명상 수행은 많은 외상성 뇌 손상 생존자들의 전반적인 증상을 줄여 주고 삶의 질을 개선하는 효과적인 수단이다.

외상성 뇌 손상을 위한 요가와 명상

요가와 명상은 많은 연구에서 가벼운 외상성 뇌 손상 증상을 개선하는 것으로 나타났다. 코네티컷 대학(University of Connecticut) 연구진은 총 539명의 참가자가 포함된 20개의 연구를 리뷰한 결과 명상, 요가, 마음챙김에 근거한 개입이 가벼운 뇌 손상을 입은 사람들의 심신 건강, 삶의 질, 인지 수행을 크게 향상한 반면, 피로와 우울증 증상을 감소시킬 수 있다는 사실을 발견했다(Acabchuk et al., 2020).

버몬트에 있는 러브유어브레인(LoveYourBrain) 재단은 외상성 뇌 손상을 경험한 사람들에게 요가, 명상, 지역 사회 연계, 교육을 제공하는 선도적 기관 중 하나다. 2010년 동계 올림픽을 위해 훈련하는 도중 중증 외상성 뇌 손상을 입은 프로 스노보드 선수 케빈 피어스(Kevin Pearce)가 이 재단을 설립했다. 케빈 피어스는 그의 형제 애덤 피어스(Adam Pearce)와 함께 과학과 지역 사회에 근거한 6주간의 요가 및 명상 프로그램을 만들어, 외상성 뇌 손상을 경험한 사람들에게 도움을 주기로 마음먹었다.

러브유어브레인 요가 프로그램이 외상성 뇌 손상 생존자들과 그들의 보호자에게 미치는 영향에 관한 학문적 연구가 일부 시행된 바 있다. 1,563명이 참가한 한 대규모 연구에서 러브유어브레인 프로그램에 참여하는 것이 삶의 질에 대한 인식, 행복, 인지력을 크게 개선해 주는 것으로 나타났다(Donnelly et al., 2019). 게다가 외상성 뇌 손상 생존자들은 요가 프로그램을 진행한 후 불안, 분노, 스트레스, 충동성을 더 잘 조절할 수 있었다. 또한 많은 스트레스를 흔하게 경험하는 보호자들도 프로그램에 참여한 후 심신 건강이 개선된 모습을 보였다.

별도로 진행된 질적 연구에서 연구진이 러브유어브레인 프로그램 참가자들을 인터뷰한 결과, 외상성 뇌 손상 생존자들과 그들의 보호자들은 더 커진 소속감, 더 나아진 지역 사회와의 융화, 신체 건강의 개선, 더 커진 자기 통제력, 회복 탄력성의 향상을 느끼게 되었다고 전했다(Donnelly, Goldberg and Fournier, 2019).

외상성 뇌 손상을 경험한 사람을 가르치는 팁

- 외상성 뇌 손상을 겪은 사람들은 때때로 다른 속도로 정보와 지시를 처리하기 때문에 단순하고 반복적이며 느린 움직임을 사용한다.
- 자주 반복해서 큐잉한다.
- 강습소 안에 모든 사람을 맞이하는 안전한 공간을 마련한다. 외상성 뇌 손상을 경험한 사람들은 흔히 공동체로부터 소외감을 느끼므로 그들을 수용하기 위해 추가로 노력해야 한다. 게다가 너무 밝지 않게 하고 소음은 최소화해야 사람들이 더 편안함을 느낄 수 있다.
- 움직이는 동안 목에 무리가 가지 않도록 머리 위치를 신중하게 조정해 준다. 어떤 사람들은 의료진으로부터 머리 위치에 대한 특정 지시를 받았을 수 있다는 점을 기억해야 한다.
- 시간이 허락한다면 움직임과 순서를 행동으로 보여 준다. 그래야 사람들이 따라 하기 더 쉬울 수 있으며 그 자세가 처음인 사람들의 경우 특히 그러하다.
- 소품을 사용하면서 어떻게 적절히 사용하는지 보여 준다. 소품은 적절한 자세를 가능하게 하면서 몸을 지탱해 주는 유용한 도구가 될 수 있다.

permission from LoveYourBrain.

> **핵심 요점**
> - **외상성 뇌 손상**(TBI)은 뇌에 손상을 일으키는 부상을 머리에 입은 것이다.
> - 외상성 뇌 손상의 가장 흔한 형태는 폐쇄성 뇌 손상으로, 뇌 움직임의 급작스러운 변화가 생겨 뇌 조직과 혈관에 상처가 생기거나 찢어지면서 발생한다.
> - 요가와 명상은 삶의 질, 인지, 피로, 우울증을 개선할 수 있다. 이러한 수행은 또한 회복 탄력성과 자기 통제력을 향상시킬 수 있다.

뇌졸중

뇌졸중(stroke)은 미국에서 장기간의 장애를 야기하는 주된 원인 중 하나로, 질병 통제 예방 센터(Centers for Disease Control and Prevention, CDC)에 따르면 매년 약 80만 명의 미국인이 뇌졸중을 경험한다. 뇌졸중은 뇌의 한 부분에 혈류 공급이 중단될 때 발생한다. 뇌졸중에는 2가지 주요 형태가 있다. 첫 번째는 출혈성 뇌졸중(hemorrhagic stroke)으로 혈관이 터져서 벌어질 때 발생하며, 두 번째는 허혈성 뇌졸중(ischemic stroke)으로 혈관이 막혔을 때 발생한다(그림 9.3). 뇌 조직은 산소 공급이 부족해지면 손상되거나 세포가 죽을 수 있다. 뇌졸중의 약 87%는 허혈성 뇌졸중에 해당한다.

뇌졸중은 뇌의 어디에서든지 일어날 수 있다. 따라서 뇌졸중의 결과로 나타나는 증상은 손상

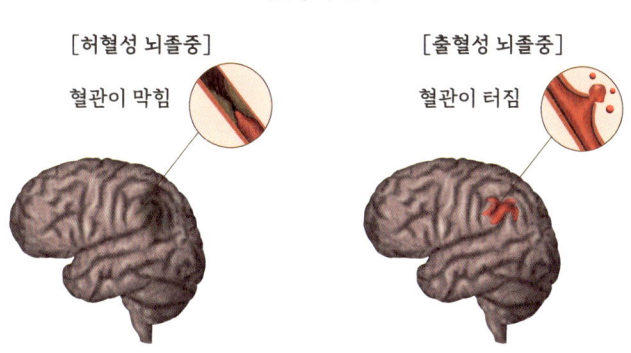

▲ 그림 9.3 뇌졸중의 두 가지 주요 형태

위치에 따라 극단적으로 다를 수 있다. 예를 들어 한 사람은 말하는 데 어려움을 겪을 수 있지만 다른 사람은 기억하는 데 문제가 생길 수도 있다. 또한 뇌졸중은 움직임에 영향을 주어 균형을 잡는 데 어려움을 야기한다.

신경 과학 분야에서는 뇌졸중 이후에 발생하는 뇌의 변화를 오랫동안 검사해 왔다. 신경 촬영법이 발명되기 이전의 신경 과학자들은 혈류 공급의 부족으로 환자들의 특정 뇌 영역이 망가졌을 때에야 뇌를 연구하여 행동에 어떤 변화가 생기는지 알아볼 수 있었다.

물구나무를 서면 뇌로 가는 혈류가 증가하는가?

물구나무를 서면 뇌로 가는 혈류가 증가한다는 말을 요가 수업 중에 흔히 듣게 된다. 하지만 실제로는 그렇지 않다.

최근 연구에 따르면, 뇌로 가는 혈류는 엄격하게 통제되므로 물구나무를 선다고 해서 혈류가 많이 증가하거나 감소하지는 않는다. 그 연구에서는 물구나무를 선 20명의 사람을 대상으로 초음파 검사를 진행해서 내경동맥의 혈류를 측정했다. 그 결과, 물구나무서기를 시작했을 때 뇌로 가는 혈류가 감소했다가 이어서 기준치로 회복되었다. 이 결과는 몸의 자세와 상관없이 뇌로 가는 혈류를 일정하게 유지해 주는 자동 조절 메커니즘 때문으로 보인다. 비록 처음 자세의 변화가 혈류의 변화를 야기했지만 몸은 재빨리 혈류를 일정하게 유지하도록 조정한 것이다.

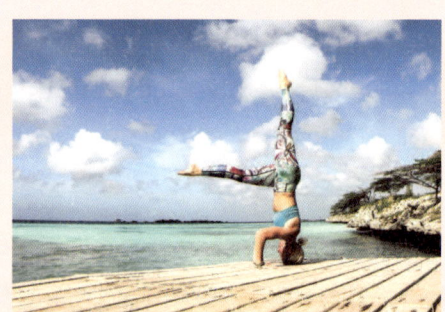

▲ 그림 9.4 물구나무서기는 뇌로 가는 혈류를 증가시키지 않는다

뇌졸중을 위한 요가

요가가 어떻게 뇌졸중 생존자의 움직임과 삶의 질을 개선할 수 있는지 실험한 연구는 매우 적다. 영국의 글래스고 칼레도니안 대학(Glasgow Caledonian University) 과학자들은 72명의 참가자가 포함된 2개의 무작위 대조 임상 시험을 리뷰한 결과 요가가 기억력은 개선하지만, 회복의

육체적, 정신적, 사회적, 소통적 측면은 전혀 개선하지 못한다는 사실을 발견했다(Lawrence et al., 2017). 불행하게도 이 2가지 연구에서 나온 자료는 뇌졸중을 위한 치료법으로 요가가 가지는 효능을 확인하거나 반박하지 못했다. 또한 두 연구 모두 질이 떨어지며 편향될 위험성이 컸다. 학자들은 여전히 요가가 잠재적으로 뇌졸중 재활을 위한 유용한 도구로 탐구되어야 한다고 강조한다.

호주 모내시 대학(Monash University) 연구진이 시행한 또 다른 5개의 무작위 대조 임상 시험 리뷰에서 요가가 삶의 균형과 질을 개선한다는 사실을 발견했으나 그리 눈에 띄는 결과물은 아니었다(Thayabaranathan et al., 2017). 하지만 요가는 대조군에 비해 분노와 우울증 증상을 감소시키는 데 큰 도움을 주었고 정신 건강에 유익을 주었다.

요가 수행의 심리적 이점에 더 집중하면서, 사우스오스트레일리아 대학(University of South Australia) 연구진은 10주간의 요가 및 명상 개입을 마친 9명의 뇌졸중 생존자들과 인터뷰를 진행했다(Garrett, Immink and Hillier, 2011). 전반적으로 참가자들은 요가와 명상 프로그램을 마친 후 더 차분해지고 몸과 연결된 느낌을 받았다고 전했다. 또한 더 힘이 생기고 움직이는 능력도 개선된 느낌을 받았다고 보고했다. 이 연구는 뇌졸중 치료로서의 요가에 대한 현재 증거가 강력하지는 않지만, 요가가 여전히 정신적, 육체적 건강을 개선하는 데 도움이 되는 수단일 수 있다고 강조한다.

의자 요가(chair yoga)는 의자나 휠체어를 사용하거나 앉은 자세로 구성된 대중적인 맞춤형 요가 형태다. 의자 요가는 매트에서 하는 요가보다 더 접근이 용이하고 적응하기 쉽다. 더 중요한 사실은 의자 요가가 다른 형태의 요가에서 일부 사람들이 겪는 육체적 어려움을 제거해 준다는 점이다.

뇌졸중 생존자들을 위한 의자를 이용한 요가 운동

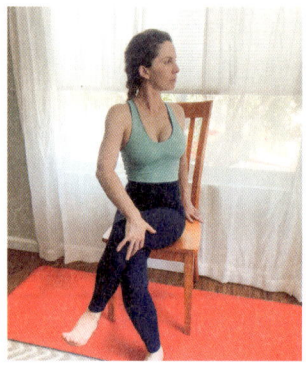

▲ 그림 9.5 앉아 척추 비틀기

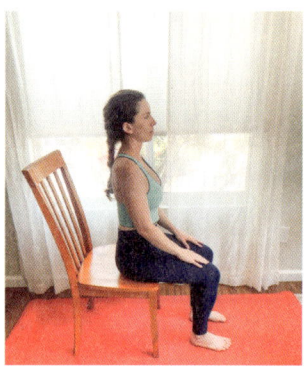

▲ 그림 9.6 의자 위에 앉은 자세

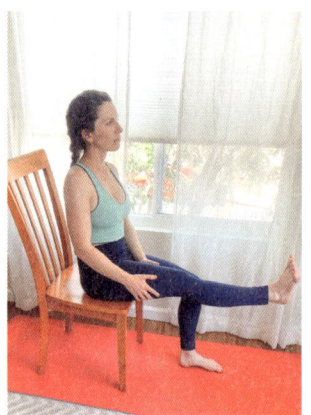

▲ 그림 9.7 다리 들기

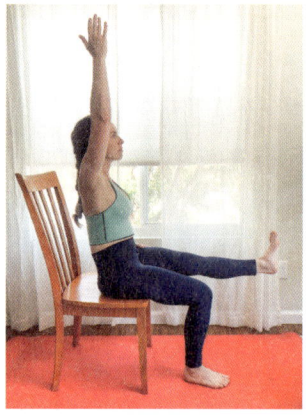

▲ 그림 9.8 반대편 팔과 다리 들기 변형

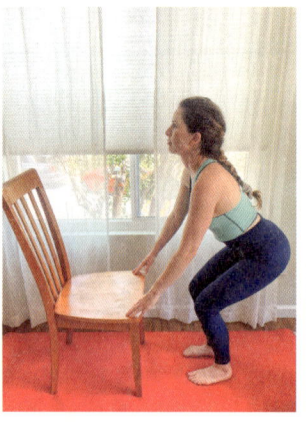

▲ 그림 9.9 두 팔로 의자 잡고 균형 잡기

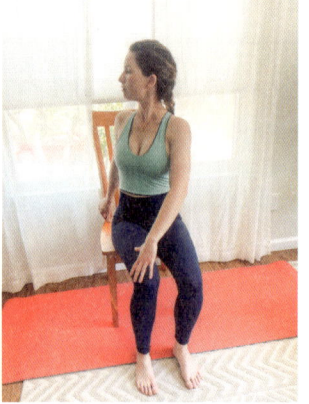

▲ 그림 9.10 앉아 척추 비틀기 변형

뇌졸중을 위한 명상

명상은 혈압과 스트레스를 낮춰서 뇌졸중의 위험을 줄여 줄 수 있으며(Larkin, 2000), 몇몇 연구에서는 명상이 뇌졸중 후유증을 개선하는 효과가 있는 것으로 나타났다.

한 예비 연구는 2주간의 명상 프로그램이 뇌졸중 생존자들의 삶의 질과 경직에 어떠한 영향을 미치는지 조사했다(Wathugala, et al., 2019). 경직은 근육의 비정상적 수축으로, 움직임을 방해할 수 있다. 그 연구에서 10명의 참가자는 녹음된 짧은 마음챙김 명상을 듣고 설문지를 작성하고 일기를 썼다. 참가자들은 경직, 에너지, 생산성이 개선되었다고 보고했고, 이를 통해 짧은 명상 개입으로도 이러한 뇌졸중의 회복을 도울 수 있다는 점이 드러났다.

핵심 요점

- **뇌졸중**은 뇌 일부분에 혈류 공급이 중단될 때 발생한다.
- 뇌졸중의 2가지 주요 형태는 출혈성 뇌졸중(혈관이 터져서 벌어질 때)과 허혈성 뇌졸중(혈관이 막혔을 때)이다.
- 물구나무서기는 뇌로 향하는 혈류를 증가시키지 않는다.
- 요가 개입은 기억력, 힘, 움직임, 균형, 삶의 질을 개선할 뿐 아니라 불안증, 우울증 증상을 감소하는 데 도움을 줄 수도 있다.
- 명상은 뇌졸중의 위험을 줄이기 위한 효과적인 방법이며 뇌졸중 후에 발생할 수 있는 경직 문제를 완화하는 데 도움을 줄 수 있다.

다발성 경화증

다발성 경화증(multiple sclerosis, MS)은 20~40세 성인에게 발병하는 가장 흔한 장애성 신경 질환으로, 일반적으로 남성보다 여성에게서 더 잘 발병한다. 다발성 경화증은 중추 신경계(뇌와 척수)의 자가 면역 질환으로, 면역계가 중추 신경계의 신경 섬유 주위에서 보호막 역할을 하는 수초를 잘못 공격하면서 발생한다(그림 9.11).

신경 장애, 만성 통증 그리고 중독과 관련해서 요가와 명상이 뇌에 미치는 영향

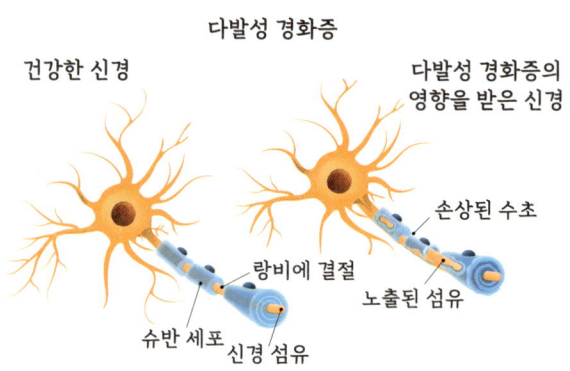

▲ 그림 9.11 신경 주위의 수초는 다발성 경화증의 영향을 받는다

수초가 벗겨지면 전기 신호가 충분히 빠르게 전달될 수 없어서 소통에 문제가 생긴다. 이 상태는 뇌와 몸의 서로 다른 부분 사이에서 소통 문제를 야기하여 결과적으로 약화, 무감각, 아린 느낌, 만성 통증, 떨림, 시력 문제, 피로감 및 그 밖의 증상들을 만든다. 다발성 경화증의 증상은 신경 손상의 정도, 발병한 신경의 위치와 형태에 따라 사람마다 천차만별일 수 있다. 어떤 사람은 아주 미미한 증상을 앓는 반면 어떤 사람은 자발적으로 움직이기 위해서 고군분투해야 하거나 아예 움직이지도 못한다.

다발성 경화증에는 4개의 주요 형태가 있는데 가장 흔한 형태는 재발 완화(relapsing-remiting)라 불린다. 발병한 사람은 며칠 또는 몇 주(재발)간 증상이 유지되는 기간을 보낸 후 증상이 호전되거나 해결(완화)된 채로 더 오랜 기간을 보낸다. 재발과 완화를 반복하면서 육체적으로 어려움을 겪고 정신적으로도 부담을 느낄 수 있다. 다발성 경화증의 형태는 환자가 살아가면서 변할 수 있지만, 다발성 경화증을 앓는 환자의 약 85%가 처음에는 재발 완화형 진단을 받는다(National Multiple Sclerosis Society, 2022).

다발성 경화증을 위한 요가

요가는 피로, 기분, 유연성, 운동 범위를 개선할 수 있으므로 다발성 경화증 치료를 위한 잠재력이 있다. 다발성 경화증 증상이 균형 및 조정 문제를 포함할 수 있으므로 맞춤형 요가는 훌륭한 선택이 될 수 있다. 맞춤형 요가는 형태와 방식을 개인에게 맞춰, 변화하는 요구와 능력을 수용하는 요가이다. 다발성 경화증을 앓는 사람들을 위한 요가 수업의 목적은 운동 범위와 유연성

을 증가 또는 유지하는 동시에 부상을 방지하는 것이다.

> ### 다발성 경화증을 가진 학생들을 가르치는 팁
>
> - 다발성 경화증을 가진 사람들의 신체 능력은 하루하루 다를 수 있으므로 매 수업을 시작할 때 학생들의 요구와 능력에 대해 더 알아보기 위해서 대화를 나눈다.
> - 운동은 중심 체온을 높여 다발성 경화증 증상을 악화시킬 수 있다. 복잡한 시퀀스 중에는 느리고 정적이며 이완시켜 주는 움직임을 제안한다.
> - 각기 다른 수준의 능력을 수용하기 위해 변형된 자세도 제안한다.
> - 사람들이 자기 몸이 하는 말에 귀를 기울이도록 장려하는 환경을 조성한다.
> - 이완을 증대하기 위해 호흡 운동과 자세를 결합하여 호흡에 주의를 기울인다.
> - 태양 경배처럼 빈번하게 위아래로 움직이는 운동은 다발성 경화증을 가진 사람들에게는 어려울 수 있다. 수행할 때 일정한 수준을 유지하는 데 신경 쓰고, 다른 단계나 수준으로 이행할 때는 천천히 넘어가도록 주의한다.

다발성 경화증을 가진 사람을 위한 의자를 활용한 요가 운동

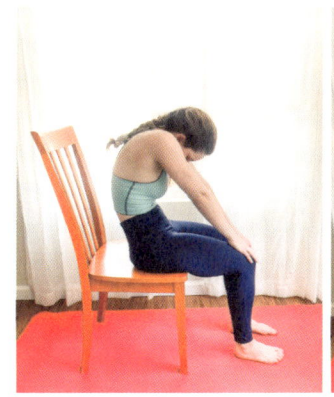

▲ 그림 9.12 앉은 고양이 자세

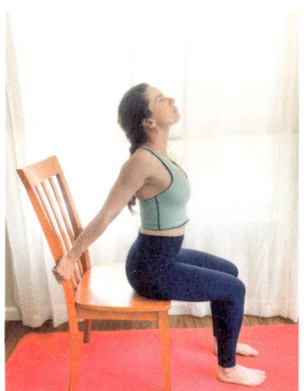

▲ 그림 9.13 앉은 소 자세

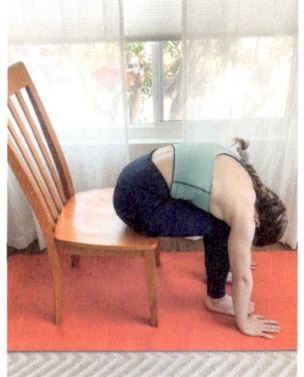

▲ 그림 9.14 전굴 자세

신경 장애, 만성 통증 그리고 중독과 관련해서 요가와 명상이 뇌에 미치는 영향

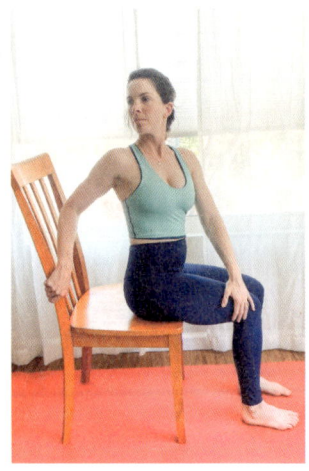
▲ 그림 9.15 척추 비틀기

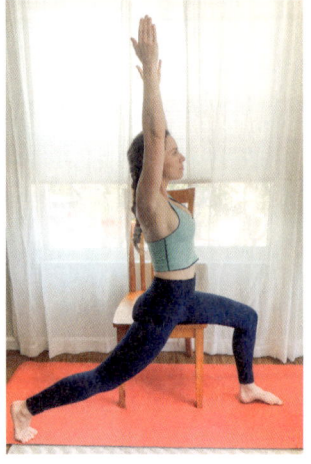
▲ 그림 9.16 초승달 런지

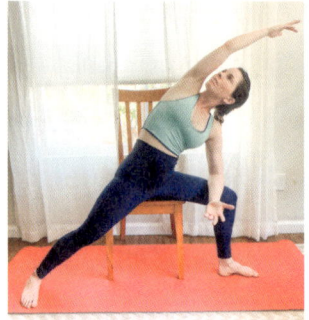
▲ 그림 9.17 앉은 측면 확장 자세

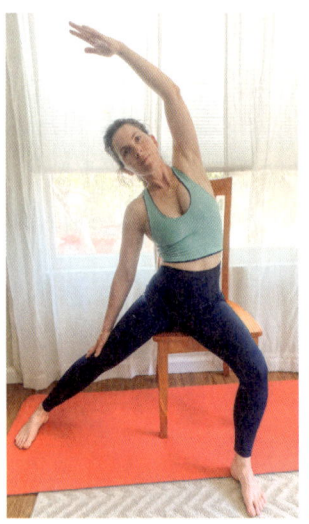
▲ 그림 9.18 전사 자세2 옆구리 늘리기 변형

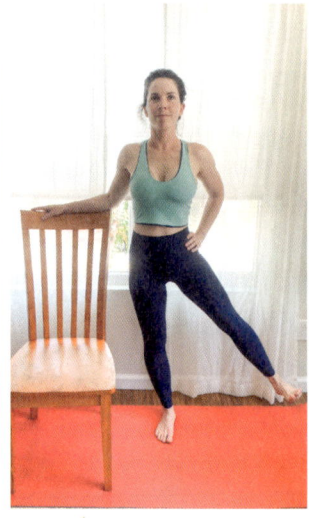
▲ 그림 9.19 의자를 이용한 다리 들어 올리기

다발성 경화증을 위한 명상

환자들은 예측 불가능한 질병을 안고 지속적인 치료를 받다 보니 여러 독특한 어려움을 겪게 된다. 많은 스트레스를 야기하고 몇 시간 동안 진행되는 뇌 정밀 검사를 받기 위해 커다란 MRI 기계 안에서 가만히 있어야 한다. 스트레스는 다발성 경화증의 증상을 악화시켜 이러한 상황을 훨씬 더 어렵게 만든다.

호주 멜버른 대학(University of Melbourne) 연구진은 12개의 연구를 리뷰하여 다발성 경화증 환자들을 위한 개입으로서 명상이 가지고 있는 가능성을 살펴보았고, 그 결과 명상이 삶의 질과 대처 기술을 개선하는 데 도움을 준다는 사실을 발견했다(Levin et al., 2014). 이탈리아 사크로 쿠오레 가톨릭 대학(Università Cattolica del Sacro Cuore)과 하버드 대학 연구진이 시행하고 139명이 참가한 또 다른 연구에서, 온라인 마음챙김 명상 개입이 심리 교육을 받은 대조군에 비해 환자들의 삶의 질을 개선하고 우울증, 불안증, 수면 문제 증상을 줄여 주는 것으로 나타났다(Cavalera et al., 2018). 두 달간의 마음챙김 개입은 존 카밧진이 개발하고 다발성 경화증에 특화되었으며 전통적인 마음챙김에 근거한 스트레스 완화(MBSR) 임상 시험 계획서에 근거했다. 이를테면 학자들은 음악 명상과 다발성 경화증 증상 수용에 관한 논의를 개입에 포함했다. 8주 후 개입을 통해 즉각적인 유익이 보였지만 추후 6주 동안 두 그룹은 큰 차이를 보이지 않았다. 이 결과는 유익한 효과를 보기 위해서는 마음챙김 명상을 지속해서 수행해야 한다는 점을 나타낸다.

핵심 요점

- **다발성 경화증**(MS)은 중추 신경계의 자가 면역 질환으로, 면역계가 중추 신경계의 신경 섬유 주위에서 보호막 역할을 하는 수초를 잘못 공격하여 발생한다.
- 요가는 피로, 기분, 유연성, 운동 범위를 개선할 수 있다. 의자 요가는 개인에게 맞춰 줄 수 있는, 접근성이 쉬운 형태의 요가다.
- 명상은 다발성 경화증 환자들의 삶의 질과 대처 기술을 개선하는 데 도움을 줄 수 있다. 수행이 지속되지 않으면 유익함도 지속되지 않을 수 있지만 명상은 스트레스를 줄이는 데 도움을 줄 수 있다.

호흡에 집중하는 이완 명상

편안한 자세를 취해 보세요.
누워서도 가능하고 의자에 앉아서도 가능합니다.
이 순간 가장 편하게 느껴지는 자세라면 그 어떤 것도 상관없습니다.

이제 호흡에 집중해 보세요.

호흡을 있는 그대로 관찰하고 호흡이 주는 자연스러운 리듬에 편하게 몸을 맡기세요.

숨이 어떻게 몸 안으로 들어오고 몸 밖으로 나가는지 주목하세요. 부드럽게. 힘들이지 않고.

팔다리의 긴장을 풀고 어떤 긴장도 남기지 않고 흘려보내세요.

이제 바닥이나 의자에 닿아 있는 몸의 접점을 더 의식해 보세요.

몸이 주변 환경과 어떻게 상호 작용하는지, 주변 환경에 어떻게 둘러싸여 있는지 주목하세요.

호흡에 다시 주의를 기울이고 숨이 코로 들어오고 나갈 때를 느껴 보세요.

숨이 들어오고 다시 나가는 그 흐름을 따라가 보세요.

알츠하이머병

알츠하이머병(Alzheimer's disease)은 궁극적이고 효과적인 치료법이 없는 치명적인 질병이다. 알츠하이머병이 흔하기는 하지만, 노화의 정상적인 부분은 아니다. 알츠하이머병은 많은 뇌 영역의 기능 상실이나 뉴런의 죽음을 야기하여 이 질환을 앓는 사람은 기억력을 잃고 대화가 어려워지며 상황을 인식하지 못하게 된다. 수십 년간의 연구에도 불구하고 알츠하이머병 사례의 95% 이상은 원인이 전혀 밝혀지지 않았다. 하지만 초기에 발견하고 개입하면 신경 퇴행을 늦출 수 있다.

나이는 알츠하이머병의 가장 큰 위험 인자이며, 유전적 요소가 역할을 한다는 강력한 증거도 있다(Kunkle et al., 2019). 식단, 교육, 운동과 같은 다른 요소들 역시 알츠하이머병이 생기는 데 영향을 줄 수 있다.

알츠하이머병과 관련된 2가지 주요 생체표지자가 있다. 첫 번째는 아밀로이드 베타 반(amyloid beta plaques)으로, 많은 조직과 뉴런 시냅스에서 발견되는 막 단백질의 일종인 아밀로이드 전구 단백질의 한 조각이다. 아밀로이드 베타 단백질은 뇌에서 축적되어 뉴런들을 둘러싼 공간에서 아밀로이드 반이 된다. 비록 과학자들은 그 메커니즘을 완벽하게 이해하지 못하지만 아밀로이드 베타 반이 뇌에서 세포 죽음, 대사의 변화, 염증 증가를 야기하는 것으로 본다. 이 요소들은 뇌의 비정상적 기능을 야기할 수 있다. 하지만 일부 사람들은 아밀로이드 베타 반이 생겨도 알츠하이머병을 앓지 않는다.

눈에 띄는 다른 생체표지자는 뉴런 안의 구조 단백질로서, 타우(tau)라 불린다. 알츠하이머병에서 타우는 뉴런 구조를 손상한다고 여겨지는 탱글(tangle)이라는 비정상적인 덩어리를 만들기 시작한다. 이 과정을 통해 뉴런의 기능이 저하되고 뉴런이 죽게 되는 것으로 보인다.

이러한 생체표지자들은 질병의 단계를 밝히는 데 사용될 수 있기에 의사들이 알츠하이머병을 치료하는 최고의 방법을 결정하는 데 도움을 준다. 치료 방법을 테스트하기 위해 많은 임상 실험이 진행 중이다. CMS121이라 불리는 약물은 지난 15년간 소크 연구소 과학자들에 의해 개발되고 연구되었다. 딸기에서 발견된 천연 화합물에서 추출한 CMS121은 쥐의 뇌에서 노화 징후를 억제하고 알츠하이머병과 관련된 기억 상실을 예방한다(Ates et al., 2020). 현재는 사람에게 효과가 있는지 시험하기 위해 임상 실험을 진행 중이다.

또한 알츠하이머병에 관한 뇌 손상 이론이 있는데, 혈액 뇌 장벽(blood-brain barrier)이라는 최고의 뇌 방어 체계와 관련되어 있다. 혈액 뇌 장벽은 뇌혈관과 뇌 조직 사이의 필터로, 뇌 감염 또는 손상을 야기할 수 있는 박테리아, 바이러스, 독소로부터 뇌를 보호하는 반면 중요 영양소들은 들여보낸다.

연구진은 스트레스가 혈액 뇌 장벽을 '새게' 만들 수 있다는 사실을 발견했다(Friedman et al., 1996). 또한 나이가 들면서도 혈액 뇌 장벽이 새게 되어 알부민과 같은 단백질이 뇌로 들어가게 된다(Senatorov et al., 2019). 이 변화는 알츠하이머병에서 보이는 염증 증가, 비정상적인 뉴런 활성, 인지 저하를 야기한다. 같은 연구진은 관문을 보호해 주는 약물을 쥐에게 투여하면 알부민 단백질이 뇌로 들어가는 것을 막아 주고 염증을 줄이며 인지력을 향상한다는 사실을 발견했다. 연구진은 이 필터와 관련된 문제가 알츠하이머병을 비롯한 모든 종류의 신경 질환을 야기할 수 있다고 추측한다.

알츠하이머병의 치료법은 왜 많지 않을까?

혈액 뇌 장벽은 원래 독일 의사 파울 에를리히(Paul Ehrlich)가 쥐의 혈류에 염료를 투여했을 때 발견되었다. 에를리히는 염료가 쥐의 몸 전체로 퍼지면서도 뇌와 척수로는 들어가지 않자 놀랐다. 그는 분명 몸에 보이지 않는 장벽이 있어서 중추 신경계를 보호한다는 가설을 세웠다.

훗날 1960년대에 과학자들은 강력한 현미경을 사용해서 혈액 뇌 장벽을 상세하게 조사할 수 있었다. 과학자들은 내피세포(endothelial cell)가 각 세포 사이의 단단한 접합부를 가지고 혈관

안에서 막을 형성하는 것을 발견했다. 혈액 뇌 장벽은 원치 않는 병원체가 뇌로 출입하는 것을 통제하는 데 매우 효과적이다. 불행하게도 이 관문은 또한 알츠하이머 약물과 치료제도 효과적으로 막는다.

과학자들은 최근 유익한 약물 투입을 위해 혈액 뇌 장벽에 구멍을 뚫는 방법을 고안하고 있다. '트로이 목마 접근법(trojan horse approach)'이라 불리는 한 방법에서는 약물이 혈액 뇌 장벽을 통과할 수 있는 분자에 융합된다. 또 다른 방법은 초음파를 사용해서 혈액 뇌 장벽을 일시적으로 열어서 약물이 들어가게 한다. 두 방법 모두 최근 들어 연구되고 있다. 이 방법들이 장래에 새로운 치료법으로 이어지기를 바란다.

알츠하이머병을 위한 요가

요가 관련 수행이 경도 인지 장애, 치매, 인지 저하를 가진 사람들에게 어떤 영향을 주는지를 주제로 발표된 연구는 많지 않다(Brenes et al., 2019; Bhattacharyya, Andel and Small, 2021). 웨이크포레스트 의과 대학(Wake Forest School of Medicine) 연구진은 요가가 경도 인지 장애와 치매를 앓는 사람들에게 미치는 영향을 조사한 12개의 연구를 리뷰했다(Brenes et al., 2019). 그들은 전체 연구에서 요가 수행이 인지 기능, 수면, 기분 그리고 아마도 뉴런 간의 연계성을 개선하는 데 도움이 된다는 사실을 발견했다.

개선된 인지 기능에는 기억력과 주의력이 포함되었는데, 경도 인지 장애와 치매는 이 2가지에 큰 영향을 줄 수 있다. 수면 장애도 흔한데, 기억의 통합이 자는 동안 대부분 일어나기 때문에 수면 장애도 인지 기능에 영향을 줄 수 있다. 요가는 수면 시간뿐 아니라 수면의 질도 개선하는 것으로 나타났다. 따라서 요가는 수면 개선을 통해 인지 기능을 나아지게 하는 요인으로 작용할 수 있다(Brenes et al., 2019).

불안증이나 우울증과 같은 기분 장애는 흔히 가벼운 인지 장애와 치매에서 발생한다. 리뷰된 5개의 연구에서 요가 개입 후에 불안증과 우울증 증상이 개선되었다. 정신 증상의 감소는 잠재적으로 보호자의 번아웃을 줄여 줄 수 있다고 학자들은 말한다(Brenes et al., 2019). 연구들은 다양한 방식의 요가와 각기 다른 개입 임상 시험 계획서를 사용했지만, 요가는 가벼운 인지 장애와 치매가 있는 사람들의 건강을 개선하는 안전하고 유용한 도구로 보인다.

사우스플로리다 대학(University of South Florida)의 노화 연구학과(School of Aging Study) 연구

진이 시행한 또 다른 최근 리뷰에서는 요가 관련 심신 치료가 인지 기능에 미치는 영향을 조사한 11개의 무작위 대조 임상 시험을 노화의 맥락에서 분석했다(Bhattacharyya, Andel and Small, 2021). 900명이 넘는 사람들이 이 연구에 참여했다. 연구 어디에서도 부정적인 영향은 보고되지 않았으며 결과적으로 요가 관련 치료가 인지 장애가 있든 없든 상관없이 노인들의 기억력, 집행 기능, 주의력, 처리 속도를 향상시키는 것으로 나타났다.

이 리뷰 논문은 요가가 경도 인지 장애, 치매, 인지 저하를 가진 사람들의 건강을 개선하는 효과적인 방법이 될 수 있다는 예비적 증거를 제공한다. 이 결과가 특히 알츠하이머 환자들에게 유효한지 알아보기 위해서는 추후에 연구가 시행될 필요가 있다.

또한 명상은 스트레스와 염증을 줄여 유익을 줄 수 있다. 스트레스 호르몬인 코르티솔의 수치가 높으면 뇌의 기억 중추인 해마가 손상될 수 있다. 스트레스를 줄이면 해마에 누적되는 손상의 양을 줄일 수 있으며, 알츠하이머병의 특징인 기억력 저하를 늦추거나 멈출 수 있다. 14명이 참가한 한 작은 연구에서는 마음챙김에 근거한 스트레스 완화 그룹의 해마 세포가 대조군에 비해 덜 죽는 경향을 보였다(Wells et al., 2013).

비록 요가와 명상이 경도 인지 장애와 치매에 미치는 영향에 관한 연구가 얼마 없지만, 분명 일부 유익이 나타나는 것으로 보인다. 요가와 명상 수행은 노인들에게 안전하며 실천하기 쉽다. 모든 효과를 더 잘 이해하기 위해서는 여전히 더 대규모의 많은 연구가 엄격하게 이뤄질 필요가 있다.

핵심 요점

- **알츠하이머병**은 궁극적으로 효과적인 치료법이 없는 치명적인 질병이다.
- **혈액 뇌 장벽**은 뇌혈관과 뇌 조직 사이의 필터이다.
- 알츠하이머병과 관련된 2가지 주요 생체표지자는 아밀로이드 베타 반과 타우 단백질이다.
- 유전, 식단, 운동, 교육, 혈액 뇌 장벽의 구멍 또한 알츠하이머병이 발생하는 데 영향을 줄 수 있다.
- 요가는 기억력, 주의력, 수면, 기분, 불안증, 우울증을 개선할 수 있다.
- 명상은 전반적인 스트레스를 줄여 스트레스 호르몬인 코르티솔을 감소시킴으로써 해마에 가해지는 손상을 줄일 수 있다.

통증과 뇌

통증은 직접적인 원인으로 인해 급성으로 나타날 수도 있고, 몇 주, 몇 년, 심지어는 평생에 걸쳐 만성적으로 나타날 수도 있다. 통증은 복잡하며, 뇌의 단일 영역에서 기인하지 않는다. 대신 신호를 처리하기 위해 협력하는 많은 영역이 연관된다. 통증에는 신체적 요소와 정서적 요소가 있다. 정신적 스트레스와 감정적 스트레스는 육체적 통증의 원인일 수 있지만, 또한 그 결과일 수도 있다.

육체적 통증은 특수 통증 감지 뉴런인 **통각 수용기**(nociceptor)를 통해, 방광이나 소화관과 같은 내장 기관이나 피부의 조직을 훼손하는 자극을 감지한다(Blumenrath, 2020). 일반적인 촉각은 통각 수용기를 자극하지 않지만, 예를 들어 넘어지거나 추락하면 자극을 받는다. 다른 통각 수용기는 열과 관련된 통증(너무 뜨겁거나 너무 차갑거나), 물리적 통증(상처), 화학적 통증(독소) 등 뚜렷한 유형의 통증을 감지한다. 통각 수용기는 경험한 통증의 형태에 따라 각기 다른 경로를 통해 통증에 대한 메시지를 뇌에 보낸다.

통각 수용기는 A-델타 섬유(A-delta fibers)와 C-섬유(C-fibers)라 불리는 신경에 의지해서 정보를 전달한다. A-델타 섬유는 뉴런처럼 수초를 가지고 있어서 뇌로 빠르게 통증 신호를 전달한다. 반면 C-섬유는 수초가 없어서 신호를 더 느리게 전달한다. A-델타 섬유는 날카롭고 갑작스러운 통증을 전하는 데 유용한 반면, C-섬유는 둔통이나 계속되는 통증에 대한 정보를 전달한다.

통증 신호는 척수로 이동하고, 척수는 정보를 뇌의 시상으로 차례차례 보낸다. 시상은 중계소 역할을 하여 메시지를 대뇌 피질로 보내어 통증에 대한 경험과 인식을 만들어 낸다. 비록 뇌는 발달한 기관이지만 몸에서 통증의 출처를 항상 정확하게 찾지는 못한다. 심장 마비를 겪는 사람은 왼팔에 '연관통(referred pain)'을 느낄 수도 있다. 과학자들은 왜 이런 현상이 발생하는지 정확히 알지는 못하지만, 일부 통증 섬유가 척수에서 겹치다 보니 신호가 교차하면서 발생할 수도 있다.

뇌는 통증 경험을 처리할 때 주의력, 기분, 감정 상태 등의 영향을 받는다(Bushnell, Čeko and Low, 2013). 예를 들어 상처에 주목하면 통증이 더 악화될 수 있다. 만약 관심을 다른 데로 돌리면 통증은 줄어들 수 있다. 마음챙김 명상이 주의를 돌리고 통증을 줄이는 이러한 과정에 활용될 수 있다.

감정적 통증은 육체적 통증만큼이나 실제적이다. 아세트아미노펜(acetaminophen)과 같은 진통제가 실제로 감정적 통증을 완화한다(Mischkowski, Crocker and Way, 2019). 통증의 감정적 측면을 조절하는 것은 수도관 주위 회백질(periaqueductal gray matter)이라 불리는 뇌간 영역에 달린 것으로 여겨진다. 이 뇌 영역은 감정 상태에 따라 통증을 키우거나 줄인다. 예를 들어 친구의 통증에 감정 이입을 하면 자신의 통증도 커진다(Bushnell, Čeko and Low, 2013). 감정적 통증은 또한 육체적 통증과 같이 많은 뇌 영역을 활성화하는 것으로 드러났다(Kross et al., 2011).

통증에 대한 모든 메시지가 뇌로 이동하는 것은 아니다. 우연히 뜨거운 냄비를 만지면 손을 뒤로 당기는 반응이 시작된다. 이 반응은 너무 빨라서 뇌를 거치지 않고 처리된다. 대신 감각 뉴런은 신호를 손에서 척수로 보내고 척수는 그 정보를 운동 뉴런으로 전해서 움직이라는 신호를 다시 손으로 보낸다.

핵심 요점

- 통증은 육체적 경험일 수도 있고, 감정적 경험일 수도 있다.
- **통각 수용기**는 열과 관련된 통증, 물리적 통증, 화학적 통증을 감지한다.
- 수초를 가져서 빠른 A-델타 섬유는 날카로운 통증에 대한 신호를 전달하는 반면, 수초가 없어 느린 C-섬유는 둔통이나 계속되는 통증을 전달한다.
- 통증을 느끼는 것은 주의력, 기분, 감정 상태의 영향을 받는다.
- 마음챙김 명상은 주의를 다른 데로 돌려서 통증을 줄일 수 있다.

만성 통증

약 20%의 미국 성인이 만성 통증(chronic pain)을 경험하는 것으로 추정된다(Dahlhamer et al., 2018). 만성 통증은 3개월 이상 지속되는 통증으로 대인 관계, 삶의 질, 생산성에 영향을 미칠 수 있다(American Society of Anesthesiologists, 2021).

비록 만성 통증의 출처를 완전히 이해하지는 못하지만, 과학자들은 감정, 주의력, 통증 조절과 관련된 영역에서 뇌의 변화를 관찰했다(Bushnell, čeko and Low, 2013). 이러한 뇌의 변화는 통증에 대한 지각을 높여서 신경계가 과민해지게 만들 수 있다.

만성 통증은 부상이 치료된 뒤에도 계속될 수 있다. 예를 들어 복합 부위 통증 증후군(complex regional pain syndrome, CRPS)은 부상을 당한 뒤 보통 팔이나 다리에 영향을 주는 만성 통증의 형태다. 잘 알려지지 않았고 치료법도 제한적인 CRPS는 일반적으로 골절과 같은 신체적 외상을 겪은 후에 발생한다. 만성 통증은 심신을 매우 약화시킬 수 있어서 CRPS가 있는 약 50%의 사람들이 자살을 기도한다(Sharma et al., 2009). 극심한 통증은 부상 중에 발생한 신경 손상 때문인 것으로 여겨진다. 뇌는 혼란스러워져서, 심지어 부상이 치료된 후에도 여전히 부상이 있다고 착각한다. 또한 교감 신경계의 과항진 때문일 수도 있지만 더 많은 연구가 시행될 필요가 있다.

약물을 제외한 만성 통증의 성공적인 치료법은 흔히 대뇌변연계와 관련된 통증의 감정적 요소에 초점을 맞춘다. 명상과 같은 묵상 수행은 감정적 통증 경로와 주의 관련 통증 경로에 변화를 주어서 통증을 줄일 수 있다(Bushnell, Čeko and Low, 2013). 이스라엘 네게브의 벤구리온 대학(Ben Gurion University) 연구진은 마음챙김의 만성 통증에 미치는 영향에 관한 16개의 연구를 리뷰했는데, 그중 절반은 대조 연구였다(Strauss et al., 2014). 대조된 8개의 실험 중 6개는 마음챙김에 근거한 개입이 통증 강도를 성공적으로 줄여 줄 수 있다는 점을 보여 주었다.

더 많은 38개의 연구 리뷰에서 연구진은 만성 통증을 위한 마음챙김 명상을 살펴보았고, 그 결과 삶의 질이 전반적으로 개선되면서 통증과 우울증 증상이 조금 감소한 것을 발견했다(Hilton et al., 2016). 전반적으로 연구의 질들이 좋지는 않았지만, 명상 수행은 어느 정도의 통증 감소로 이어지는 것으로 보인다.

핵심 요점

- **만성 통증**은 3달 이상 유지되는 통증으로 대인 관계, 삶의 질, 생산성에 영향을 줄 수 있다.
- 만성 통증은 감정, 주의력, 통증 조절과 관련된 뇌 영역의 변화를 포함한다.
- 명상은 감정적 통증 경로와 주의 관련 통증 경로에 변화를 주어서 통증을 줄일 수 있다.

통증을 줄이기 위한 마음챙김 명상

편안한 자세를 취하고 주변의 소리에 귀 기울이세요.
외부에서 들려오는 소리뿐 아니라 내면에서 들려오는 소리에도 주의를 기울이세요.
자연에서 들려오는 모든 소리를 인식의 영역으로 끌어오세요.
모든 소리가 함께 만들어 내는 조화에 집중하세요.

이 소리를 귀로 가져다주는 공기에 주목하세요.

몸을 감싸는 공기를 느껴 보세요.

호흡을 통해 몸 안팎을 오가는 공기를 의식하세요.

들어오고 나가는 이 공기에 집중하세요.

숨이 들어오고 나가는 감각이 느껴지나요?

호흡이 몸 전체에 어떤 영향을 주나요?

공기가 들어올 때 갈비뼈가 확장되는 것을 느껴 보세요.

공기가 밀려 나갈 때 배가 단단해짐을 느껴 보세요.

호흡할 때 몸 전체가 어떻게 함께 움직이는지 주목하세요.

아프지 않은 몸의 한 부분으로 이제 주의를 기울이세요.

그 부분의 감각에 집중하세요.

이제 몸의 아픈 부분에 주목하세요.

감각의 강도와 통증으로 주의를 돌리세요.

몇 초 동안 열린 마음으로 느낌을 관찰하세요.

이제 그 순간을 돌이켜 보세요.

어떤 느낌이었나요?

몸의 통증을 받아들인 뒤 맞이하는 이 새로운 순간이 어떤가요?

비록 단시간의 열린 마음이었지만, 통증을 느끼는 방식과 새로운 관계를 맺기 시작한 거예요.

허리 통증

요통은 만성 통증의 가장 흔한 형태로, 우리 몸을 쇠약하게 만든다. 미국 내과학회(American College of Physicians)에서는 최근 요가와 명상에 근거한 스트레스 완화를 비약물적 치료 방법으로 추천한다(Qaseem et al., 2017). 더 확실해지고 있는 근거들을 통해 명상 수행이 주의를 다른 데로 돌려서, 허리 건강을 개선하고 육체적 기능을 향상시킨다는 점이 드러났다. 메릴랜드 대학(University of Maryland) 연구진은 1,080명의 참가자가 포함된 12개 연구를 리뷰한 결과, 3~6개월 동안 적극적으로 요가(대부분 아헹가, 하타 또는 비니 요가)를 수행한 뒤 약간이나 절반 정도 허리 관련 기능이 개선된 점을 발견했다(Wieland et al., 2017). 또 다른 연구에서 영국 요크 대학 (University of York) 연구진은 만성 요통과 관련해서 요가에 대한 무작위 대조 임상 시험을 대규모로 진행했다(Tilbrook et al., 2011). 그들은 3개월간의 요가 프로그램이 허리 기능 및 통증에 미치는 영향을 대조군과 비교해서 1년 넘게 조사했다. 그 결과 요가 그룹은 일반적인 치료를 받은 그룹에 비해 허리 기능이 더 나아졌으며 3개월과 6개월 뒤에 통증이 더 줄었다고 전했다.

만성 요통으로 힘들어하는 퇴역 군인이 많으므로 캘리포니아 대학교 샌디에이고 캠퍼스 연구진은 요가가 150명의 퇴역 군인에게 미치는 영향을 조사했다(Groessl et al., 2017). 요가 수업은 일주일에 2회씩 세 달 동안 이루어졌고 신체 자세, 운동, 호흡 기법으로 구성되었다. 연구진은 3개월과 6개월 뒤에 통증의 강도가 많이는 아니지만 감소했다는 사실을 발견했다.

명상은 요통을 앓는 사람들을 위한 효과적인 또 다른 치료법이다. 워싱턴 대학 과학자들은 만성 요통을 앓는 성인을 대상으로 인지 행동 치료와 일반 치료, 마음챙김에 근거한 스트레스 완화 사이의 차이점을 조사하는 무작위 대조 임상 시험을 엄격하게 진행했다(Cherkin et al., 2016). 인지 행동 치료에는 통증 관련 생각과 행동 변화가 포함된다. 마음챙김에 근거한 스트레스 완화는 참가자들이 통증에 대해 호기심과 열린 마음으로 생각하도록 가르쳐, 통증에 대한 그들의 인식에 변화를 주는 집중적인 마음챙김 훈련이다.

잘 설계된 이 연구에는 20~70세 사이의 성인 342명이 포함되었다. 참가자들은 무작위로 조건 그룹에 배정되었고 면접관도 참가자들이 배정된 그룹을 알지 못했다. 6개월이 된 시점에서 확인해 보니 외부 개입을 비롯해 온갖 치료를 받은 참가자들로 구성된 일반 치료 그룹보다 인지 행동 치료와 명상 그룹 참가자들이 요통의 정도가 더 개선되었다. 1년 뒤에도 인지 행동 치료와 명상 그룹 사이에서 이 결과는 큰 차이점 없이 확고하게 유지되었다. 이 연구 결과는 인지 행동 치료와 명상 그룹 모두 일반적인 만성 요통 치료를 뛰어넘는 이점을 제공할 수 있음을 나타낸다. 따라서 마음챙김 명상은 요통을 겪는 사람들을 위한 한 종류의 치료법으로 고려되어야 한다.

핵심 요점

- 요가와 명상은 요통 치료를 위해 추천된다.
- 요가는 허리의 기능을 개선하고 통증 강도를 줄일 수 있다.
- 명상은 일반 치료보다 요통을 줄이는 데 더 효과적이다.

척추 중립 요가 플로 예시

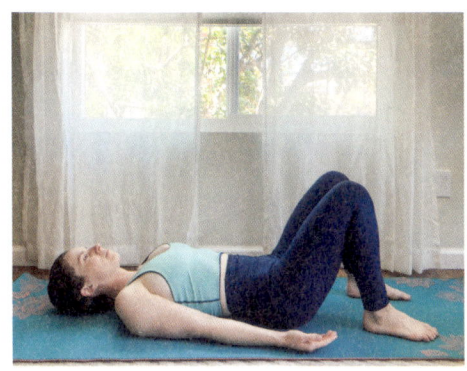

▲ 그림 9.20 다리를 굽혀 허리의 부담을 줄여 주는 송장 자세 변형

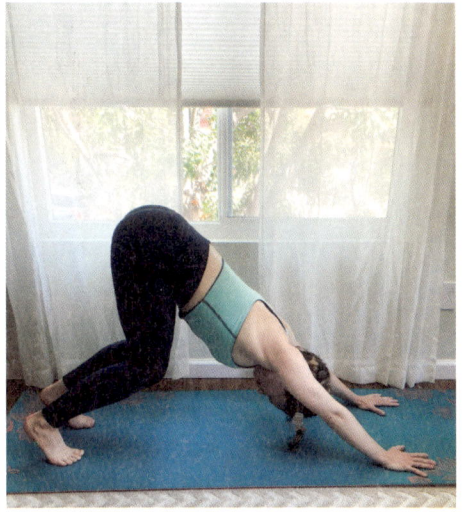

▲ 그림 9.21 무릎을 굽힌 아래를 향한 개 자세 변형

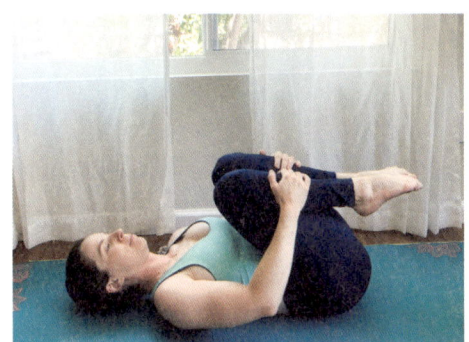

▲ 그림 9.22 가슴 쪽으로 다리 안기

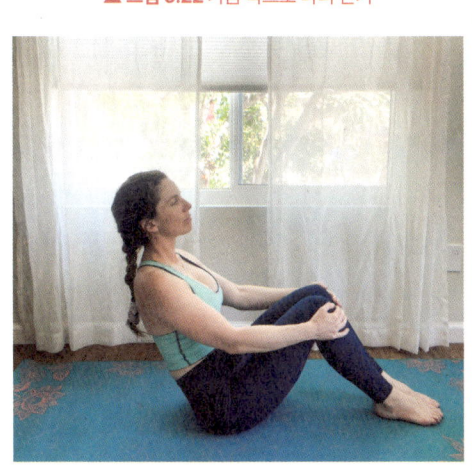

▲ 그림 9.23 지지가 된 배 자세

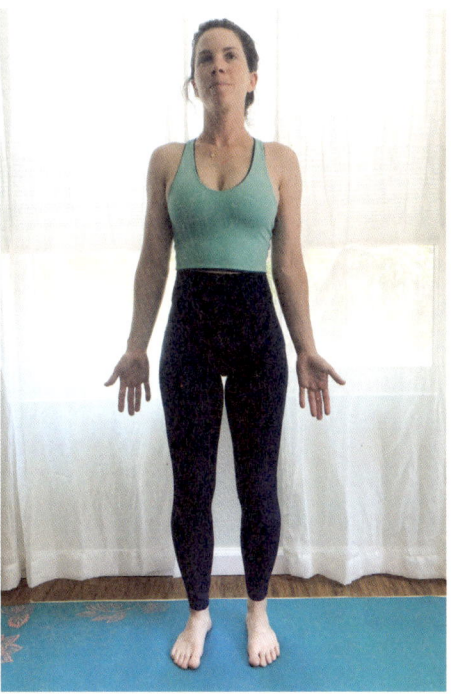

▲ 그림 9.24 무릎을 살짝 굽힌 산 자세

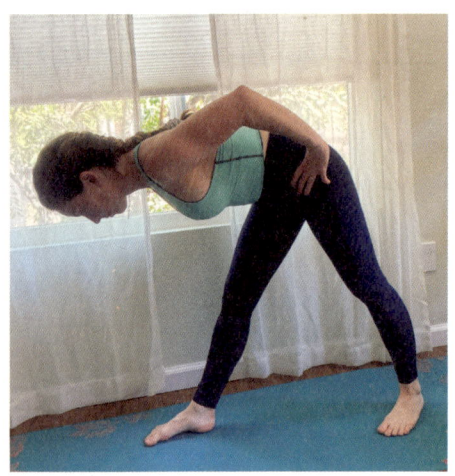
▲ 그림 9.25 삼각 자세 변형

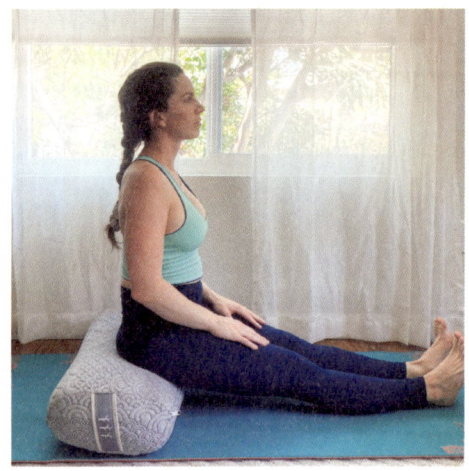
▲ 그림 9.26 볼스터를 척추와 일렬로 맞춰 지지한 앉은 자세

관절염

매년 미국의 수백만 명에 이르는 사람들이 관절염을 앓는다. 질병 통제 예방 센터에 따르면 관절염을 앓는 성인의 약 4분의 1은 극심한 관절통을 앓는 것으로 보고된다. 게다가 관절염을 앓는 성인의 거의 절반은 지속적인 통증을 겪는다. 관절염의 2가지 주요 형태로는 류머티즘성 관절염과 골 관절염이 있으며, 두 형태 모두 만성 통증으로 이어질 수 있다.

류머티즘성 관절염(rheumatoid arthritis)은 관절에 발병하는 만성 염증성 장애다. 몸의 면역계가 자기 조직을 스스로 공격하면서 발생한다. 그 결과 염증이 몸의 다른 부분에도 손상을 줄 수 있어서 삶의 질에 영향을 미친다(Evans et al., 2013).

요가는 류머티즘성 관절염을 앓는 사람들의 건강과 삶의 질을 개선할 수 있다. 캘리포니아 대학교 로스앤젤레스 캠퍼스(University of California, Los Angeles) 연구진은 일주일에 2회씩 진행되는 아헹가 요가 프로그램이 류머티즘성 관절염 환자의 건강에 어떤 영향을 미치는지 살펴보는 연구를 시행했다(Evans et al., 2013). 11명의 참가자와 일반적인 치료를 끝낸 15명의 대조군이 6주간 개입을 받았는데, 대조군 가운데는 류머티즘성 관절염에 대한 정기적인 치료를 받은 참가자들도 포함되었다. 요가 훈련을 완료한 사람들은 삶의 질, 통증, 기분, 피로, 전반적인 건강이 대조군에 비해 매우 크게 개선된 결과를 보였다. 특히 요가 그룹의 거의 절반은 관절염 증상이 임상적으로 유의미하게 개선되었다고 전했다. 이러한 개선은 두 달 뒤에도 여전히 분명하게 나타났다. 따라서 요가는 류머티즘성 관절염을 위한 효과적인 보조 치료법이라고 생각된다.

요가뿐 아니라, 하버드 의학 전문 대학원 연구진이 진행한 리뷰에서 명상에 근거한 개입이 류머티즘성 관절염 증상을 개선하는 데 매우 큰 효과를 보인다는 사실이 드러났다(Koulouris et al., 2018). 9개의 무작위 대조 임상 시험과 4개의 다른 연구에서 명상이 통증, 염증, 피로뿐 아니라 다른 평가 수치도 감소시키는 것을 발견했다.

골 관절염(osteoarthritis)은 뼈 사이의 연골이 손상되어 발생하며 관절에 손상을 준다. 결국 연골은 뼈끼리 마찰을 일으킬 정도로 마모되어 훨씬 더 심각한 손상을 야기할 수 있다. 최근 미국 류머티즘 학회(the American College of Rheumatology)와 관절염 재단(the Arthritis Foundation)에서는 요가를 손, 엉덩이, 무릎 골 관절염을 관리하는 치료법으로 추천한다(Kolasinski et al., 2020). 요가는 관절의 기동성을 개선하여 관절이 덜 뻣뻣하게 느껴지도록 도움을 줄 수 있다.

호주 시드니 공과 대학교(University of Technology Sydney) 과학자들은 요가가 골 관절염에 미치는 영향을 더 잘 이해하기 위해 9개의 무작위 대조 임상 시험을 리뷰했다(Lauche et al., 2019). 그 연구에는 다리(주로 무릎)에 골 관절염을 앓는 640명이 대거 참가했다. 분석 결과 요가가 무릎 골관 절염의 통증, 기능, 경직성을 개선하는 데 효과적인 것으로 나타났다. 하지만 학자들은 많은 연구의 질이 떨어진다고 말한다(Lauche et al., 2019).

골 관절염을 앓는 사람들을 위한 명상의 효과에 관해서는 연구가 많이 이루어지지 않았다. 한 연구에서 웨스트버지니아 대학교(West Virginia University)의 과학자들은 음악 감상을 하는 대조군과 비교해 만트라 암송 명상이 골 관절염을 앓는 노인들의 무릎 통증에 미치는 효과를 조사하는 무작위 임상 시험을 진행했다(Innes et al., 2018). 22명의 참가자는 명상 그룹과 음악 감상 그룹으로 나뉘었고, 15~20분간 매일 두 번씩 8주 동안 명상 또는 음악 감상을 진행하라는 지시를 받았다. 두 그룹 모두 무릎 통증, 기능, 기분, 스트레스, 전반적 건강이 개선되었다. 서로 비교해 볼 때 명상 그룹은 음악 감상 그룹에 비해 기분, 수면, 정신 건강이 더 개선되었다. 따라서 만트라 암송 명상은, 어쩌면 음악 감상도 골 관절염의 보조 치료법이 될 수 있다.

핵심 요점

- 류머티즘성 관절염은 관절에 발병하는 만성 염증성 장애이다. 요가는 삶의 질, 통증, 기분, 피로를 개선할 수 있다.
- 골 관절염은 뼈 사이의 연골이 손상되어 발생하며 관절에 피해를 준다. 요가는 무릎 골 관절염을

앓는 사람들의 관절 기동성, 통증, 기능, 경직성을 개선하는 데 도움을 줄 수 있다. 비록 연구가 확정적이지는 않지만, 만트라 암송 명상 또한 골 관절염을 앓는 사람들에게 유익을 줄 수도 있다.

관절염을 앓는 사람들을 위한 요가 운동

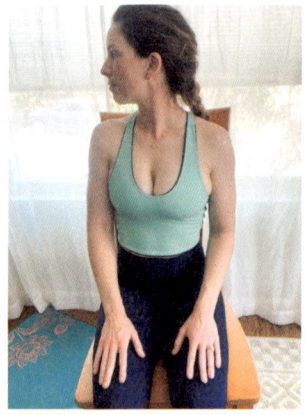
▲ 그림 9.27 목 스트레칭을 위해 좌우 보기

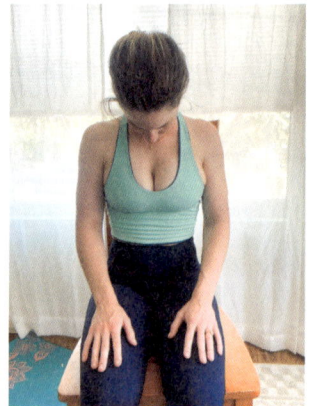
▲ 그림 9.28 각 방향으로 지나치게 많이 뻗지 않도록 신경 쓰면서 위아래 보기

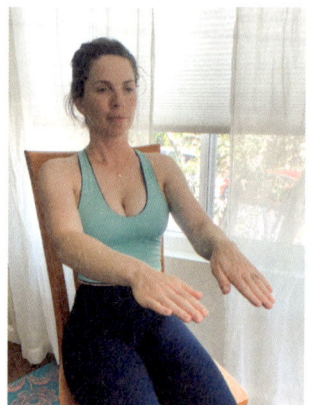
▲ 그림 9.29 앞으로 팔을 들고 손가락 모으기

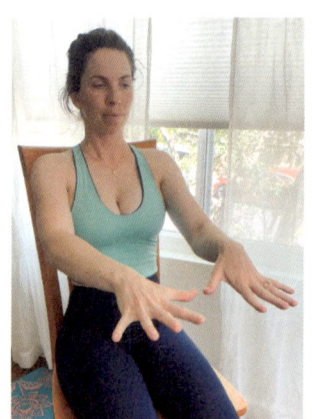
▲ 그림 9.30 손가락 펼치기

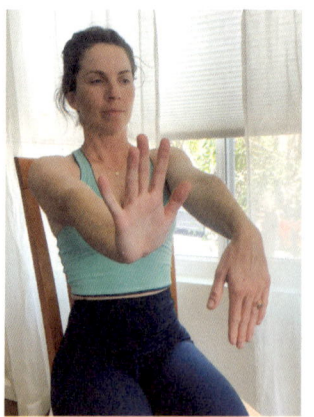
▲ 그림 9.31 손목을 굽혀 손을 들고 내리기

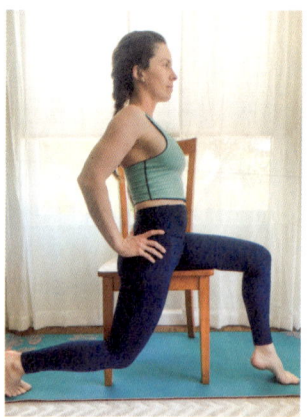
▲ 그림 9.32 의자를 이용한 전굴 런지

중독

치료에 의한 중독

만성 통증 환자는 흔히 마약성 진통제(opioid)와 같이 뇌의 보상 중추를 활성화하는 중독성 강한 약을 처방받는다. 또한 통증과 관련된 불안은 만성 통증 환자들 사이에서 담배 의존성과도 관련된 것으로 보인다(Ditre et al., 2013).

미국 중독 의학 협회(American Society of Addiction Medicine)에 따르면 **중독**은 뇌 회로, 유전적 현상, 환경, 개인의 삶 사이의 복잡한 상호 작용과 관련된 치료 가능한 만성 의학적 질환이다. 중독이 된 사람들은 심지어 약을 쓰면 해롭다거나 다른 문제가 생길 것임을 알면서도 약을 먹는다.

중독은 기분의 변화, 성격, 행동 변화뿐 아니라 구조적, 기능적 뇌 변화와 관련되어 있다(Kosten and George, 2002). 중독과 관련해서 더 잘 알려진 일부 뇌 영역으로는 뇌 보상 네트워크의 핵심 영역인 전전두피질, 편도체, 대뇌핵이 있다.

이전 장들을 복습해 보면 전전두피질은 뇌의 조절 중추다. 뇌 앞부분을 둘러싼 이 큰 영역은 의사 결정, 문제 해결, 자기 통제 행사에 중요하다. 편도체는 뇌의 공포 중추로서 중독성 약물을 끊을 때 발생하는 불안이나 불편함을 경험하는 데 영향을 준다. 편도체는 지속해서 약물을 사용할수록 점점 민감해질 수 있다. 마지막으로 대뇌핵은 뇌의 동기 부여 중추이며, 기쁨을 처리하는 데 도움을 준다. 또한 이 뉴런 그룹은 좋거나 나쁜 습관 및 루틴의 형성에 관여한다.

일부 약물의 영향력은 뇌의 보상 처리 영역에만 국한되지 않는다(Liu et al., 2021). 또한 마약성 진통제와 같은 약물은 호흡처럼 기본적인 기능을 담당하는 뇌간을 겨냥한다. 마약성 진통제는 뇌간에서 호흡 유지를 담당하는 특정 뉴런 그룹의 수용체와 결합하는 것으로 알려졌다. 일단 이 뉴런들이 약물과 결합하면 호흡 장애를 유발하고 결국 호흡 정지를 일으켜 약물 과다 복용에 의한 사망에 이르게 된다.

많은 약물은 뉴런이 정보를 주고받는 방식에 지장을 준다. 예를 들어 담배의 니코틴은 혈액 뇌 장벽을 건너가 뇌의 수용체와 결합하여 뇌를 속이고 활성화해서, 도파민과 아세틸콜린과 같은 신경 전달 물질을 더 방출시킨다. 도파민의 증가는 쾌락의 경험을 강화하는 반면 아세틸콜린의 증가는 담배를 피운 뒤 관찰되는 주의력 및 인지력 향상의 원인이 될 수 있다. 뇌는 많이 사용되고 나면 특정 수준의 자극에 익숙해지는데 이를 내성(tolerance)이라고 한다. 따라서 그 사람은 같은 기분 좋은 효과를 경험하기 위해 점점 더 많은 니코틴을 흡입해야 할 것이다. 내성은 물질을 사용하지 않으면 적절하게 기능할 수 없다는 생리학적 요구 또는 심리학적 느낌 때문에 발생하는 의존증(dependency)과는 다르다.

요가는 술, 마약, 니코틴 중독을 포함한 많은 종류의 중독을 치료하는 데 유익한 것으로 나타났다(Walia et al., 2021). 8개의 무작위 대조 임상 시험에 대한 리뷰에서 영국의 리버풀 존 무어스 대학교와 엑시터 대학교(University of Exeter) 연구진은 요가가 스트레스와 중독 행동을 줄이는 동시에 자존감과 자기 통제를 향상하는 것을 발견했다(Posadzki et al., 2014). 비록 리뷰된 많은 연구의 질이 낮았지만, 그 결과들은 요가가 중독을 치료하는 데 유익한 수단이 될 수 있음을 시사한다.

니코틴 중독

니코틴 중독을 치료하기 위해 명상 수행을 사용하는 것은 비중 있게 연구되었고 그 결과는 명상이, 어쩌면 요가도 흡연을 줄일 수 있다는 것을 보여 준다.

니코틴은 담배의 중독 요소이며, 전 세계적으로 13억 명의 흡연자가 있는 것으로 추산된다(World Health Organization, 2021). 그 인기와 보급률에도 불구하고, 흡연은 미국의 예방 가능한 질병, 장애, 죽음의 주된 원인이자 전 세계적으로 예방할 수 있는 죽음의 주된 원인이다(Brewer et al., 2011). 연구 결과, 많은 흡연자는 담배를 끊고 싶어도 끊을 수 없다고 느끼는 것으로 나타났다.

스트레스는 흡연을 유발하는 주요 요인이다. 뇌가 스트레스를 경험할 때 전전두피질은 완전히 기능을 멈춘다. 마음챙김 명상은 흡연자들과 그들 자신의 경험을 연결해 주는 데 유용할 수 있다. 이를 통해 스트레스 수치가 낮아지고 담배가 필요하다는 느낌을 해소할 수 있다. 또한 자기 경험에 대해 더 마음을 챙기는 방법을 배우게 되면, 흡연자는 자신의 느낌을 잘 인식하게 되고, 자신이 왜 담배에 먼저 손이 가는지 그 이유를 이해하게 된다. 또한 명상은 모든 중독을 극복하는 데 중요한 측면인 자기 통제력을 향상하는 데 도움을 준다.

신경 과학자이자 중독 정신과 의사이면서 《크레이빙 마인드(어크로스, 2017)》의 저자인 저드슨 브루어(Judson Brewer)는 마음챙김 명상이 중독, 특히 니코틴에 어떤 영향을 줄 수 있는지 조사한 선구자다. 브루어는 니코틴 중독(또는 모든 해로운 습관)을 3가지 주요 단계로 나눈다. 첫 번째는 계기(trigger), 두 번째는 행동(behavior), 3번째는 보상(reward)이다. 예를 들어 슬픈 마음이 들어

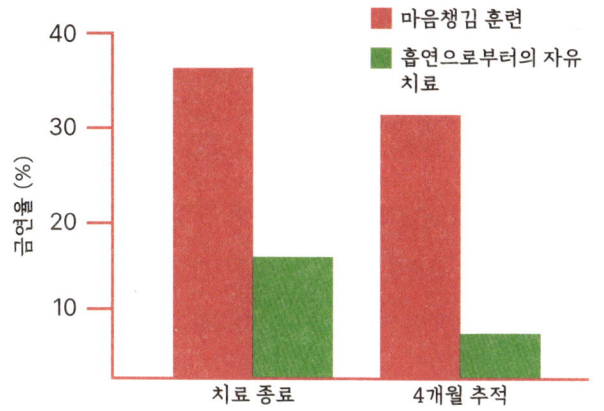

▲ 그림 9.33 마음챙김 훈련을 완료한 사람들이 흡연으로부터의 자유 치료 대조군보다 더 많이 담배를 끊을 수 있었다

서(계기) 냉동실에서 아이스크림을 꺼내 먹고(행동) 그 후 기분이 한결 나아질 수 있다(보상). 이 과정은 니코틴에도 동일하게 적용된다. 스트레스를 받아서(계기) 담배에 손을 대고(행동) 그 후 약간 기분이 나아지는 것이다(보상). 이 과정이 반복될 때마다 뇌는 훈련되고 뇌 회로는 재편성되어, 결과적으로 습관의 형성으로 이어지게 된다.

브루어의 연구 그룹은 많은 연구를 통해 마음챙김이 사람들의 금연을 도울 수 있는지 조사했다. 그 연구에서는 참가자들의 호기심을 유발했다. 연구진은 참가자들이 담배를 피우는 게 실제로 무슨 느낌인지 스스로 집중할 때까지 담배를 계속 피우게 내버려 두었다. 브루어는 참가자들이 담배의 냄새와 맛에 관심을 가질 때 흡연을 훨씬 덜 선호하게 된다는 사실을 발견했다 (Brewer, 2016).

브루어의 연구 그룹은 한 독창적인 연구에서 마음챙김 훈련이 최적의 금연 표준 치료보다 2배 더 효과가 뛰어나다는 사실을 발견했다. 엄격하게 진행된 무작위 임상 대조 시험에는 니코틴 의존성을 보이는 88명의 참가자가 포함되었다(Brewer et al., 2011). 과학자들은 마음챙김이 미국 폐 협회(American Lung Association)의 흡연으로부터의 자유(Freedom from Smoking) 치료만큼이나 유익할 수 있는지 알아보기를 원했다. 참가자들은 각 그룹에 무작위로 배정되었고, 치료는 일주일에 2번씩 한 달 동안 이루어졌다.

연구를 시작할 때 참가자들은 하루에 평균 담배 20개비를 피웠다. 마음챙김 훈련을 마친 참가자들은 치료 중일 때와 4개월 추적 방문 때 흡연으로부터의 자유 치료 그룹보다 흡연량이 훨씬 더 줄어든 모습을 보였다. 이 연구는 엄격하게 잘 설계된 연구이며, 그 결과는 마음챙김 훈련이 흡연으로부터의 자유와 같은 현재의 표준 치료보다 금연에 훨씬 더 효과적일 수 있음을 나타낸다(Brewer et al., 2011).

니코틴 중독에 대하여 요가 또한 연구되었지만 결정적인 결과는 적은 편이다. 227명이 참가한 대규모 임상 시험에서 브라운 대학교(Brown University) 연구진은 요가가 금연에 효과적인 도움을 줄 수 있는지 조사했다(Bock et al., 2018). 하루에 평균 담배 17개비를 피우는 연구 참가자들은 8주간의 아헹가 요가 프로그램(매주 2번) 또는 대조군인 일반 건강 수업에 무작위로 배정되었다. 모든 참가자는 인지 행동 금연 프로그램도 이수했다. 추적 검사는 8주, 3개월, 6개월에 진행되었다.

그 결과 요가 그룹은 일반 건강 수업 그룹보다 금연할 가능성이 37% 더 높은 것으로 나타났다. 또한 과학자들은 요가 그룹에서 횟수가 주는 효과를 관찰했는데, 추가적인 요가 수업에 참여할 때마다 참가자의 금연 가능성이 약 12% 증가하는 것으로 나타났다(Bock et al., 2018).

핵심 요점

- **중독**은 치료할 수 있는 만성 의학적 질병으로 뇌 회로, 유전적 현상, 환경, 개인의 삶의 경험과 관련되어 있다.
- 요가는 스트레스와 중독 행동을 줄이며 또한 자존감과 자기 통제를 향상할 수 있다.
- 요가와 명상은 니코틴 중독을 치료하는 효과적인 대체 치료법이다.
- 마음챙김 명상 수행은 뇌를 재편하여 스트레스와 갈망을 줄이는 데 도움을 줄 수 있다.

참조

American Society of Anesthesiologists, 2021. Chronic pain. Available at: https://www.asahq.org/madeforthismoment/pain-management/types-of-pain/chronic/#:~:text=Chronic%20pain%20is%20pain%20that,lasting%20three%20months%20or%20longer.

Acabchuk, R.L., Brisson, J.M., Park, C.L., Babbott-Bryan, N., Parmelee, O.A., & Johnson, B.T., 2020. Therapeutic effects of meditation, yoga, and mindfulness-based interventions for chronic symptoms of mild traumatic brain injury: a systematic review and meta-analysis. *Applied Psychology: Health and Well-Being,* 13(1), pp.34-62.

Ates, G., Goldberg, J., Currais, A., & Maher, P., 2020. CMS121, a fatty acid synthase inhibitor, protects against excess lipid peroxidation and inflammation and alleviates cognitive loss in a transgenic mouse model of Alzheimer's disease. Redox Biology, 36, p.101648.

Bhattacharyya, K. K., Andel, R., & Small, B.J. (2021). Effects of yoga-related mind-body therapies on cognitive function in older adults: a systematic review with meta-analysis. *Archives of Gerontology and Geriatrics*, 93, 104319.

Blumenrath, S., 2020. The neuro*science* of touch and pain. Available at: https://www.brainfacts.org/thinking-sensing-and-behaving/touch/2020/the-neuro*science*-of-touch-and-pain-013020

Bock, B.C., Dunsiger, S.I., Rosen, R.K., Thind, H., et al., 2018. Yoga as a complementary therapy for smoking cessation: results from BreathEasy, a randomized clinical trial. *Nicotine & Tobacco Research,* 21(11), pp.1517-1523.

Brenes, G.A., Sohl S., Wells, R.E., Befus, D., Campos, C.L., & Danhauer, S.C., 2019. The effects of yoga on patients with mild cognitive impairment and dementia: a scoping review. The American Journal of Geriatric Psychiatry, 27(2), pp.188-

197.

Brewer, J.A., Mallik, S., Babuscio, T.A., Nich, C., et al., 2011. Mindfulness training for smoking cessation: results from a randomized controlled trial. *Drug and Alcohol Dependence,* 119(1-2), pp.72-80.

Brewer, J., 2016. *A simple way to break a bad habit,* TED Talks. Available at: https://www.youtube.com/watch?v=-moW9jvvMr4

Bushnell, M.C., Čeko, M. & Low, L.A., 2013. Cognitive and emotional control of pain and its disruption in chronic pain. *Nature Reviews Neuroscience,* 14(7), pp.502-511.

Cavalera, C., Rovaris, M., Mendozzi, L., Pugnetti, L., et al., 2018. Online meditation training for people with multiple sclerosis: a randomized controlled trial. *Multiple Sclerosis Journal,* 25(4), pp.610-617.

Cherkin, D.C., Sherman, K.J., & Balderson, B.H., 2016. Effect of mindfulness-based stress reduction vs cognitive behavioral therapy or usual care on back pain and functional limitations in adults with chronic low back pain. *JAMA,* 315(12), p.1240.

Dahlhamer, J., Lucas, J., Zelaya, C., Nahin, R., et al., 2018. Prevalence of chronic pain and high-impact chronic pain among adults   United States, 2016. *Morbidity and Mortality Weekly Report,* 67(36), pp.1001-1006.

Ditre, J.W., Zale, E.L., Kosiba, J.D., Zvolensky, M.J., 2013. A pilot study of pain-related anxiety and smoking dependence motives among persons with chronic pain. *Experimental Clinical Psychopharcololgy.* 21(6):443-449.

Donnelly, K.Z., Baker, K., Pierce, R., St. Ivany, A.R., Barr, P.J., & Bruce, M.L., 2019. A retrospective study on the acceptability, feasibility, and effectiveness of LoveYour-Brain Yoga for people with traumatic brain injury and caregivers. *Disability and Rehabilitation,* 43(12), pp.1764-1775.

Donnelly, K.Z., Goldberg, S. & Fournier, D., 2019. A qualitative study of LoveYourBrain Yoga: a group-based yoga with psychoeducation intervention to facilitate community integration for people with traumatic brain injury and their caregivers. *Disability and Rehabilitation,* 42(17), pp.2482-2491.

Evans, S., Moieni, M., Lung, K., Tsao, J., et al., 2013. Impact of Iyengar yoga on quality of life in young women with rheumatoid arthritis. *The Clinical Journal of Pain,* 29(11), pp.988-997.

Friedman, A., Kaufer, D., Shemer, J., Hendler, I., Soreq, H., & Tur-Kaspa, I. 1996. Pyridostigmine brain penetration under stress enhances neuronal excitability and induces early immediate transcriptional response. *Nature Medicine*, 2(12), pp.1382-1385.

Garrett, R., Immink, M.A. & Hillier, S., 2011. Becoming connected: the lived experience of yoga participation after stroke. *Disability and Rehabilitation,* 33(25-26), pp.2404-2415.

Groessl, E.J., Liu, L., Chang, D.G., Wetherell, J.L., et al., 2017. Yoga for military veterans with chronic low back pain: a randomized clinical trial. American Journal of Preventive Medicine, 53(5), pp.599-608.

Hilton, L., Hempel, S., Ewing, B.A., Apaydin, E., et al., 2016. Mindfulness meditation for chronic pain: systematic review and meta-analysis. *Annals of Behavioral Medicine,* 51(2), pp.199-213.

Innes, K.E., Selfe, T.K., Kandati, S., Wen, S. & Huysmans, Z., 2018. Effects of mantra meditation versus music listening on knee pain, function, and related outcomes in older adults with knee osteoarthritis: an exploratory randomized clinical trial (RCT). *Evidence-Based Complementary and Alternative Medicine,* 2018, pp.1-19.

Johns Hopkins Medicine, 2022. Traumatic brain injury. Available at: https://www.hopkinsmedicine.org/health/conditions-and-diseases/traumatic-brain-injury.

Kolasinski, S.L., Neogi, T., Hochberg, M.C., Oatis, C., et al., 2020. 2019 American College of Rheumatology/ Arthritis Foundation guideline for the management of osteoarthritis of the hand, hip, and knee. *Arthritis & Rheumatology,* 72(2), pp.220-233.

Kosten, T. & George, T., 2002. The neurobiology of opioid dependence: implications for treatment. *Science & Practice Perspectives,* 1(1), pp.13-20.

Koulouris, A., Dorado, K., McDonnell, C., Edwards, R.R., & Lazaridou, A., 2018. A review of the efficacy of yoga and meditation-based interventions for rheumatoid arthritis. *OBM Integrative and Complementary Medicine,* 3(3).

Kross, E., Berman, M.G., Mischel, W., Smith, E.E., & Wager, T.D., 2011. Social rejection shares somatosensory representations with physical pain. *Proceedings of the National Academy of Sciences,* 108(15), pp.6270-6275.

Kunkle, B.W., Grenier-Boley, B., Sims, R., Bis, J.C., et al., 2019. Genetic meta-analysis of diagnosed Alzheimer's disease identifies new risk loci and implicates Aβ, Tau, immunity and lipid processing. *Nature Genetics,* 51(3), pp.414-430.

Larkin, M., 2000. Meditation may reduce heart attack and stroke risk. *The Lancet,* 355(9206), p.812.

Lauche, R., Hunter, D.J., Adams, J., & Cramer, H., 2019. Yoga for osteoarthritis: a systematic review and meta-analysis.

Current Rheumatology Reports, 21(9), p.47.

Lawrence, M., Celestino Jr, F.T., Matozinho, H.H.S., Govan, L., Booth, J., & Beecher, J., 2017. Yoga for stroke rehabilitation. *Cochrane Database of Systematic Reviews,* 2017(12): CD011483.

Levin, A.B., Hadgkiss, E.J., Weiland, T.J., Jelinek, G.A., et al., 2014. Meditation as an adjunct to the management of multiple sclerosis. *Neurology Research International,* 2014, pp.1-10.

Liu, S., Kim, D.-I., Oh, T.G., Pao, G.M, 2021. Neural basis of opioid-induced respiratory depression and its rescue. *Proceedings of the National Academy of Sciences,* 118(23): e2022134118.

Minvaleev, R.S., Bogdanov, R.R., Bahner, D.P., & Levitov, A.B., 2019. Headstand (Sirshasana) does not increase the blood flow to the brain. *The Journal of Alternative and Complementary Medicine,* 25(8), pp.827-832.

Mischkowski, D., Crocker, J. & Way, B.M., 2019. A social analgesic? Acetaminophen (paracetamol) reduces positive empathy. *Frontiers in Psychology,* 10, p.538.

National Multiple Sclerosis Society, 2022. Types of MS. Available at: https://www.nationalmssociety.org/What-is-MS/Types-of-MS.

Posadzki, P., Choi, J., Lee, M.S., & Ernst, E., 2014. Yoga for addictions: a systematic review of randomised clinical trials. *Focus on Alternative and Complementary Therapies,* 19(1), pp.1-8.

Qaseem, A., Wilt, T.J., McLean, R.M., & Forciea, M.A., 2017. Noninvasive treatments for acute, subacute, and chronic low back pain: a clinical practice guideline from the American College of Physicians. *Annals of Internal Medicine,* 166(7), p.514.

Senatorov, V.V., Friedman, A.R., Milikovsky, D.Z., Ofer, J., et al., 2019. Blood-brain barrier dysfunction in aging induces hyperactivation of TGFB signaling and chronic yet reversible neural dysfunction. *Science Translational Medicine,* 11(521): eaaw8283.

Sharma, A., Agarwal, S., Broatch, J., & Raja, S.N., 2009. A web-based cross-sectional epidemiological survey of complex regional pain syndrome. *Regional Anesthesia and Pain Medicine,* 34(2), pp.110-115.

Strauss, C., Cavanagh, K., Oliver, A., & Pettman, D., 2014. Mindfulness-based interventions for people diagnosed with a current episode of an anxiety or depressive disorder: a meta-analysis of randomised controlled trials. *PLoS ONE,* 9(4): e96110.

Stump, E., 2009. How Natasha Richardson's death put brain injury in the spotlight. Available at: https://www.brainandlife.org/articles/the-tragic-death-of-natasha-richardson.

Thayabaranathan, T., Andrew, N.E., Immink, M.A., Hillier, S., et al., 2017. Determining the potential benefits of yoga in chronic stroke care: a systematic review and meta-analysis. *Topics in Stroke Rehabilitation,* 24(4), pp.279-287.

Tilbrook, H.E., Cox, H., Hewitt, C.E., Kang'ombe, A.R., et al., 2011. Yoga for chronic low back pain. *Annals of Internal Medicine,* 155(9), p.569.

Walia, N., Matas, J., Turner, A., Gonzalez, S., & Zoorob, R., 2021. Yoga for substance use: a systematic review. *The Journal of the American Board of Family Medicine,* 34(5), pp.964-973.

Wathugala, M., Saldana, D., Juliano, J.M., Chan, J., & Liew, S.-L., 2019. Mindfulness meditation effects on poststroke spasticity: a feasibility study. *Journal of Evidence-Based Integrative Medicine,* 24: 2515690X19855941.

Wells, R.E., Yeh, G.Y., Kerr, C.E., Wolkin, J., et al., 2013. Meditation's impact on default mode network and hippocampus in mild cognitive impairment: a pilot study. *Neuroscience Letters,* 556, pp.15-19.

Wieland, L.S., Skoetz, N., Pilkington, K., Vempati, R., D'Adamo, C.R., & Berman, B.M., 2017. Yoga treatment for chronic non-specific low back pain. *Cochrane Database of Systematic Reviews,* 2017(1): CD010671.

World Health Organization, 2021. *Tobacco.* Available at: https://www.who.int/news-room/fact-sheets/detail/*tobacco*.

CHAPTER 10
건강한 노화, 요가 그리고 뇌

뇌는 평생에 걸쳐 변화한다. 내적, 외적 경험이 나를 나답게 빚어 간다. 요가 및 명상 수행은 유아기, 유년기, 청소년기, 성인기 그리고 노년기에 이르기까지 전 연령에 유익을 줄 수 있다. 이번 장에서는 이 수행들이 어떻게 뇌 건강을 개선하고 행복을 증진하며 노화 과정을 늦춰서 삶의 질을 개선하고 다년간의 건강한 생활을 더해 줄 수 있는지 그 이면의 과학을 탐구할 것이다.

초년기에 해당하는 영유아기

인간의 뇌는 임신 기간, 영아기, 유아기에 걸쳐 놀라운 변화를 경험한다. 태어날 때 아기의 뇌는 성인 뇌의 4분의 1 크기다(Ikeda and Teasdale, 2018). 비록 백질관은 태어나기 전에 만들어지지만, 이 축삭돌기들은 태어난 뒤 처음 2년 동안 수초화(myelination)된다. 수초화는 뉴런 간의 소통을 더 빠르게 만든다. 또한 회백질은 이 기간에 급속하게 팽창하여 1~2년 사이에 피질 두께는 절정에 이른다(Gilmore, Knickmeyer and Gao, 2018). 2세가 될 때까지 어린 뇌는 성인 뇌 크기의 4분의 3까지 자란다(Ikeda and Teasdale, 2018).

태어나 처음 몇 년 동안은 뉴런 사이에서 매초 100만 개가 넘는 새로운 연결이 이루어진다(Harvard University, 2007). 영아의 뇌는 유연하고 형태가 잘 바뀌기 때문에 뇌 구조 개발에 영향을 주기 쉽다. 첫 번째로 개발되는 뇌 경로는 시각과 청각 등의 감각과 관련된 경로이다. 다음으로는 언어 회로가 개발되기 시작하고, 뒤이어 더 복잡하고 더 고등한 인지 기능이 개발된다. 사용되지 않는 연결은 줄어들거나 축소되어서 뇌 회로는 더 효율적으로 바뀌게 된다.

유전자와 경험 모두 뇌 개발에 영향을 준다. 유전자가 청사진을 제시하는 동안 경험은 유전자가 표현하는 것들에 영향을 미친다. 예를 들어 어린아이들은 보호자에게 긍정, 친절, 애정을 구한다. 양육은 뇌를 잘 자라게 하는 데 필수적이다. 만약 아기나 어린아이가 그러한 반응이나 경험을 얻지 못하면 뇌 구조가 변하여 학습과 행동 차이에 더 민감해진다. 초년기에는 미래의 뇌 건강을 위한 기초가 다져진다.

어린 마음을 위한 요가

어린 뇌는 학습을 위해 만들어졌고 쉽게 외부의 영향을 받는다. 영아기와 유아기는 뇌 개발을 자극하고 감정적, 육체적 학습을 향상하기 위해 명상 수행을 시작하기 좋은 때이다. 유아 요가 또는 아기 요가는 일반적으로 생후 3개월 이후의 아기들을 위해 부드러운 스트레칭과 음악에 맞춘 움직임으로 구성된다. 이 조절된 느린 움직임은 근육과 신경 발달을 돕는다. 자전거 자세와 같은 특정 움직임은 축적된 가스를 배출시켜 아기의 소화 기관에 도움을 줄 수 있는 반면, 배를 위로 하는 자세는 등과 목 근육을 만드는 데 도움을 준다(MacDonald, 2013). 아직 연구를 통해 확정되지는 않았지만 유아 요가는 수면 패턴을 개선하며, 코르티솔과 같은 스트레스 호르몬의 수치를 줄여 줄 수도 있다. 또한 마사지는 일반적으로 이러한 수업의 일부분을 차지하는데, 보호자와 아이 사이의 결속을 강화할 뿐 아니라 아이의 스트레스를 줄여 주는 것으로 나타났다(Lee, 2006).

영유아에게 요가를 가르치는 팁

- 수업은 약 20~30분 정도로 짧게 한다.
- 수업의 규모를 작게 유지한다.
- 담요, 블록, 쿠션과 같은 소품들을 충분히 제공하여 편안한 수업이 되게 한다.
- 수업 전에 매트와 소품을 준비한다.
- 모든 자세에서 보호자가 아이와 신체 접촉을 유지하게 한다.
- 보호자가 수업 중에 우유를 먹이거나 기저귀를 갈 수 있게 한다.

아기 요가 시퀀스 예시

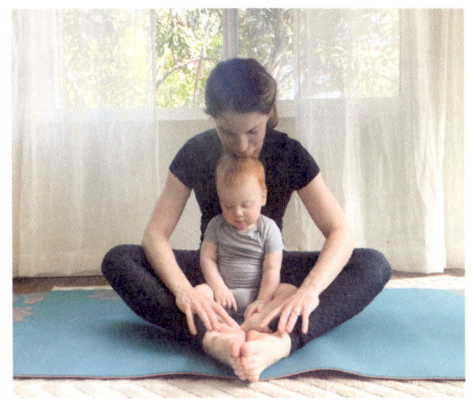

▲ 그림 10.1 이중 나비 자세

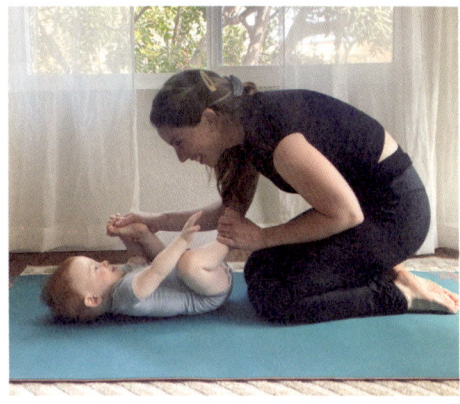

▲ 그림 10.2 아기와 함께 자전거 타기

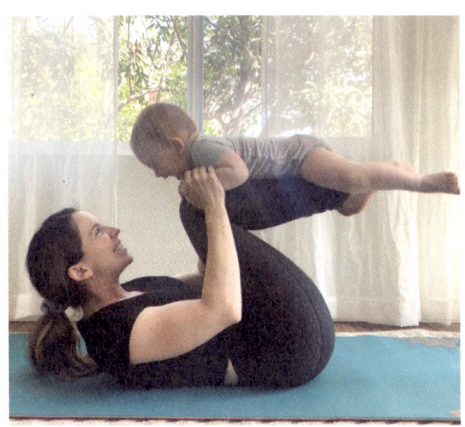

▲ 그림 10.3 아기와 함께 다리 들어 올리기

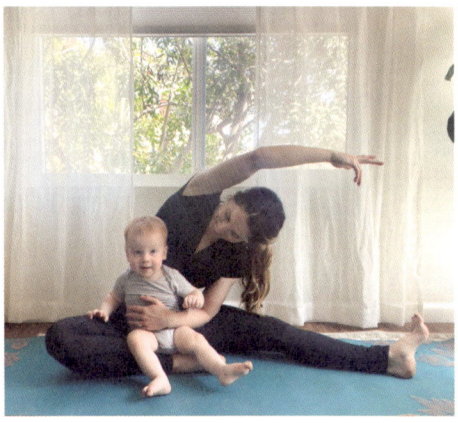

▲ 그림 10.4 앉아 옆구리 늘리기 변형

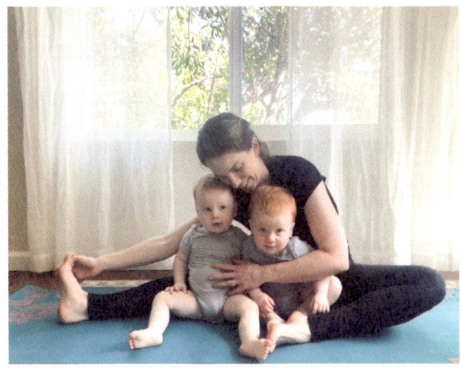

▲ 그림 10.5 다리 늘리기 변형

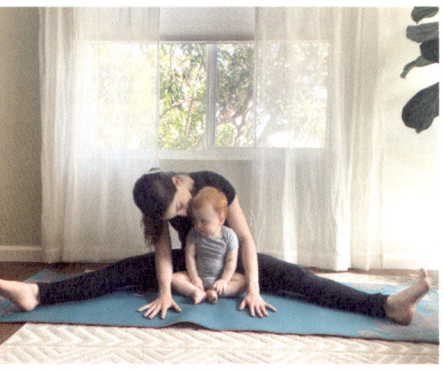

▲ 그림 10.6 앉은 전굴 자세

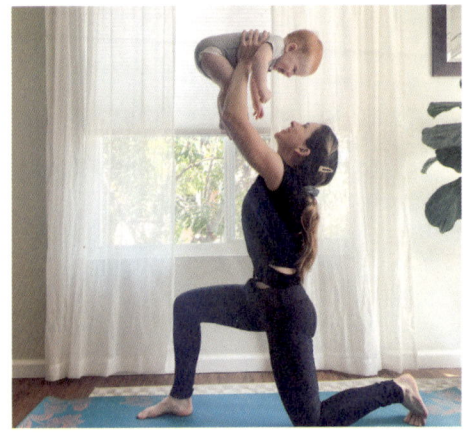
▲ 그림 10.7 아기와 함께 낮은 런지

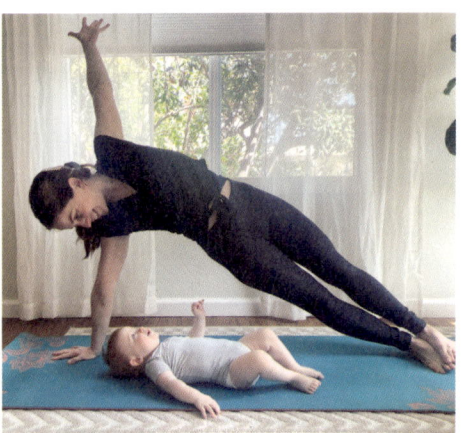
▲ 그림 10.8 아기를 보는 측면 널빤지 자세

> **핵심 요점**
> - 인간의 뇌는 태어나 처음 몇 년 동안 놀라운 성장을 거친다. 초년기에는 미래의 뇌 건강을 위한 기초를 다진다.
> - 뇌 개발에는 유전자와 경험 모두 영향을 준다.
> - 요가는 근육과 신경 발달을 도울 수 있다. 또한 수면 패턴을 개선하고 코르티솔과 같은 스트레스 호르몬 수치를 낮춰 줄 수 있다.

아이와 청소년의 성숙해져 가는 뇌

유년기(5~12세)와 청소년기(12~18세)에는 뇌가 성숙해지면서 더욱 특화되기 시작하여 더 특수한 기능들을 담당한다. 뇌는 사용되지 않거나 불필요한 연결을 계속 잘라 내지만, 뉴런 사이의 새로운 연결을 만들어 내는 능력도 줄어들기 시작한다(Cressman et al., 2010; Mallya et al., 2018). 외국어 같은 새로운 기술을 배우는 일은 늘 가능하지만 뇌가 성숙해질수록 더 어려워진다.

이 시기에 뇌는 구조와 기능을 포함해서 많은 변화가 일어난다. 더 높은 보상 추구를 유발하는 사회 정서 체계(social-emotional system)는 사춘기 때 더 활성화되었다가 성인이 되면 인지 조절 체계가 더 발달하면서 약화한다(Steinberg, 2008). 추론과 행동 조절을 담당하는 인지 조절 체계의 한 부분인 전전두피질은 마지막으로 성숙해지는 뇌 영역 중 하나이다(Arain et al., 2013). 과학자들은 이렇게 전전두피질의 성숙이 늦기 때문에 청소년들이 충동적인 행동을 하는 것이라고 여긴다. 또한 청소년기는 자신의 정몸과 자의식을 형성하기 시작하는 시기이다. 이때는 영향력 있는 시기이며, 사람의 뇌는 이 시기를 가장 강력하게 기억하도록 설계되었다(Munawar, Kuhn and Haque, 2018).

아이와 청소년을 위한 요가와 명상의 유익

어릴 때 규칙적인 운동과 명상에 참여하는 것은 뇌 발달에 영향을 미친다. 요가는 균형 및 유연성과 관련된 뉴런들 사이의 연결이 발달하도록 돕는다(Donahoe-Fillmore and Grant, 2019). 마음챙김 명상은 학업 성과와 집중력을 향상하고, 불안증과 우울증을 줄이며, 사회적 기술을 개선할 수 있다(Beauchemin, Hutchins and Patterson, 2008; Ching et al., 2015).

요가와 명상의 장기적인 이익을 활용하기 위해 어린 나이에 수행을 시작하는 것도 합리적이다. 독일 하이델베르크 대학교와 튀니지 스팍스 대학교(University of Sfax)의 연구진은 3개월간의 요가 개입이 유치원생의 인지 수행, 조정력, 행동에 어떤 영향을 미치는지 조사했다(Jarraya et al., 2019). 그 연구에서 유치원생들은 일주일에 2번씩 30분간 하타 요가를 수행한 반면, 다른 그룹의 아이들은 체육 수업을 했고, 3번째 그룹은 신체 활동을 전혀 하지 않았다.

요가 수행 그룹은 체육 수업 그룹에 비해 주의력과 조정력이 증가했고 과잉 활동이 줄었다. 또한 어린 요가 수행자들은 체육 수업에 참여했거나 아무런 활동도 하지 않은 참가자들보다 과제를 더 빠르게 수행할 수 있었다. 이 결과는 요가가 아이들의 집중 및 자기 조절 학습에 도움을 주는 유용한 교구가 될 수 있음을 입증한다(Jarraya et al., 2019).

2016년에 하버드 의학 전문 대학원과 크리팔루 요가 건강 센터(Kripalu Center for Yoga & Health) 연구진은 학교 기반 요가 프로그램이 청소년의 정신적, 감정적, 신체적 건강과 행동 건강에 어떤 영향을 미치는지에 대하여 리뷰를 진행했다(Khalsa and Butzer, 2016). 그 주제에 관한 47개 논문을 살펴본 결과 과학자들은 요가가 학교 환경에서 아이들과 청소년들 건강의 모든 측면을 개선한다는 것을 발견했다. 과학자들은 이 분야의 연구가 제한적이기 때문에 예비 연구로 고려되어야 한다고 말한다.

정신 건강

다른 생물학적 체계와 뇌는 어린 시절에 가장 적응력이 높다. 어린 나이에 개발된 회복 탄력성은 나머지 인생에서 회복력 있는 많은 상태의 기반이 된다. 명상 수행은 아이들이 더 회복 탄력성을 갖추고 스트레스에 긍정적인 방식으로 대처하도록 도울 수 있다. 요가와 명상은 기분, 자신감, 감정 조절, 회복 탄력성을 개선할 수 있다(Hagen and Nayar, 2014). 따라서 이 수행들은 정신과 육체의 건강을 모두 개선하는 유용한 도구다.

럿거즈 대학교(Rutgers University) 연구진은 불안증과 우울증이 있는 아이들과 청소년들을 위한 개입으로서 요가가 보여 준 효과를 살펴본 27개의 연구를 리뷰했다(James-Palmer et al., 2020). 비록 요가 개입의 형태는 연구마다 다양했지만, 58%의 연구에서 요가가 불안증과 우울증 증상을 완화하는 데 도움을 준 것으로 나타났다. 불안증과 우울증에 대한 요가의 유익만을 검사한 연구들 가운데 70%의 연구는 불안증 증상을 개선한 반면, 40%는 우울증 증상을 줄이는 것으로 나타났다. 보기에는 확실한 결과처럼 보이지만 학자들은 많은 연구가 질이 낮거나 중간 정도였다고 말한다(James-Palmer et al., 2020). 하지만 요가가 아이들과 청소년들을 위해 불안증과 우울증의 종합적 증상을 일정 수준 완화할 수 있는 것으로 보인다.

또 다른 조직적인 리뷰에서는 다른 운동 형태를 분석하여 주의력 결핍 과다 행동 장애(attention deficit hyperactivity disorder, ADHD)를 가진 학생들에게 어떤 영향을 주는지 알아보았다(Cerrillo-Urbina et al., 2015). 스페인의 카스티야 라만차 대학(University of Castilla-La Mancha) 연구진은 총 249명이 참가한 8개의 무작위 대조 임상 시험을 분석했다. 분석 결과, 과학자들은 요가가 주의력, 과다 활동, 충동성을 포함한 ADHD 증상을 개선하는 것을 발견했다(Cerrillo-Urbina et al., 2015).

듀크 대학교(Duke University) 과학자들이 진행한 또 다른 연구에서는 요가, 명상, 놀이로 구성된 1년간의 개입 프로그램이 ADHD가 있는 6~11세 학생들의 학업 성취를 향상하는 데 도움을 준다는 사실을 발견했다(Mehta et al., 2012). 또한 이 프로그램은 ADHD 증상을 줄여 주는 데에도 도움을 주었다. 이와 같은 프로그램은 학교 환경에서 쉽게 시행될 수 있으므로, ADHD가 있는 학생들을 도와주는 가성비 좋은 선택으로 고려되어야 한다.

아이들과 청소년들에게 요가를 가르치는 팁

- 어린아이들을 위해 요가 이야기를 만든다. 그 이야기에 어울리는 주제와 5~8개의 요가 자세를 고른다. 자세와 이야기, 상상력을 연결하여 재미있는 수업을 만들어 보자!
- 어린아이들은 일반적으로 주의력이 겨우 몇 분 정도로 짧다. 따라서 짧은 명상은 아이들의 뇌를 사로잡고 집중력을 높이는 데 도움을 줄 수 있다.
- 청소년들은 성인과 비슷한 방식의 수업을 따라갈 수 있지만, 청소년의 뇌는 아직 발달 중이므로 집중하는 시간이 더 짧다는 사실을 기억하는 것이 중요하다.
- 만약 한 수업에서 많은 청소년을 가르치고 있다면 약간의 게임이나 협동 활동을 포함시키는 것을 고려할 수 있다. 예를 들어 이중 나무 자세를 활용해서 다른 사람과 균형 잡기를 수행할 수 있다. 이러한 활동은 대인 관계의 기술과 협력을 개발하는 데 도움을 줄 수 있다.
- 요가 루틴에 음악을 포함해서 뇌를 더 활성화해 보자!

어린아이들을 위한 요가 이야기의 예

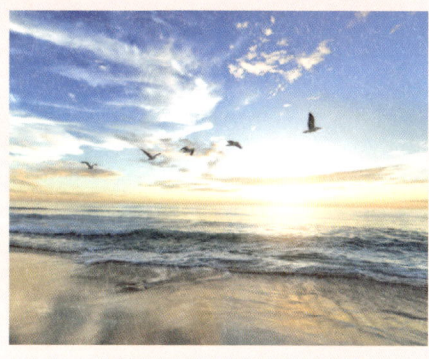

▲ 그림 10.9 바닷가를 나는 새들
Frank McKenna on Unsplash.

모래 해변을 따라 걸어가는 모습을 상상해 봐. 자외선 차단제를 팔에 바르고 팔을 뻗어서 등에도 발라 봐. 왼편에 갈매기 한 마리가 보이네. 어떤 자세를 하면 갈매기처럼 보이는지 보여 줄래? 좋아, 이제 계속 해변을 따라 걸어가. 물에서 놀고 있는 바다표범 한 마리도 보여. 어떤 자세가 바다표범처럼 보일까? 해변을 따라 계속 걸어가다가 햇빛이 너무 강해서 약간 나른해지기 시작했어. 수건 위에 누워서 쉬어 보자.

마음챙김 명상은 또 다른 묵상 수행으로, 아이들이 자기 감각을 더 잘 인식하는 법을 가르치고, 감정 조절 능력을 향상시키며, 자비심과 관계 형성을 발달시키고, 사회 정서 학습을 촉진하는 데 도움을 준다(Moreno-Gomez and Cejudo, 2018).

마음챙김 프로그램은 수업 태도를 개선한다. 409명의 초등학생이 참가한 대규모 연구에서 캘리포니아 대학교 로스앤젤레스 캠퍼스 과학자들은 5주간의 마음챙김 명상 프로그램이 주의력, 자기 통제, 활동 참여, 다른 사람에 대한 존중을 포함한 다양한 행동 지표에 미치는 영향을 연구했다(Black and Fernando, 2013). 과학자들은 학생들의 행동이 개입으로 크게 나아졌으며, 그 효과가 개입 후에도 거의 7주간 유지되는 것을 발견했다.

아이들을 위한 마음챙김 명상 예시

편안하게 앉거나 누워 봐.

눈을 감아 보자.

바로 주위에서 들려오는 소리에 귀를 기울여 봐.

무엇이 들리니?

이제 조금 멀리 떨어진 소리에 귀를 기울여 봐.

새소리나 차 소리가 들리니?

주위의 모든 소리에 귀를 기울여 봐.

아이들과 청소년을 위한 호흡 운동 예시

모두 다 같이 앉아 보자.

숨을 깊이 들이쉬어.

이제 넷을 셀 동안 숨을 참아.

그리고 숨을 내쉬며 '훅' 소리를 만들어.

다시 한번 반복해 보자.

이 과정을 4번 반복해.

> **핵심 요점**
> - 유년기와 청소년기에 뇌는 성숙해지면서 특화되기 시작하여 더 복잡한 기능을 수행하게 된다.
> - 전전두피질은 마지막으로 성숙해지는 뇌 영역 중 하나이기 때문에 청소년들은 충동적 행동을 하기 쉽다.
> - 요가는 균형 및 유연성과 관련된 뉴런 간의 연결이 발달하도록 돕는다.
> - 요가는 또한 아이들과 청소년들이 집중과 자기 통제를 배우도록 돕는 유용한 교구가 될 수 있다.
> - 요가 수행은 ADHD 증상을 개선할 뿐 아니라 불안증과 우울증 증상을 줄이는 데 도움을 줄 수도 있다.
> - 명상은 학업 성취, 집중력을 향상하고 불안증과 우울증을 줄이며 사회적 기술을 높일 수 있다.

당신처럼 성인의 뇌가 되는 것

20살은 청년기로 이행하는 해다. 비록 뇌는 10살 때 성인 부피에 이르지만, 뇌의 많은 영역은 아직 완전히 성숙하지 못한다. 뇌는 뒤에서부터 앞으로 성숙한다. 후두엽은 20살 전후로 성숙해진다고 여겨지지만, 전전두피질은 30살 가까이 될 때까지 성숙에 이르지 못한다. 뇌 구조가 계속 변함에 따라 뇌 기능도 변한다. 자기 평가, 장기적인 계획, 감정 조절과 같은 일은 훨씬 더 쉬워진다. 또한 의사 결정과 판단도 전전두피질이 완전히 작동하면서 뚜렷해지기 시작한다.

성인을 위한 요가와 명상

일반적으로 요가와 명상은 삶의 질과 대처 기술을 향상하고, 스트레스를 감소시키며, 자기 연민을 길러 주고, 혈압을 개선하여 심신의 건강을 증진하고 유지하는 데 도움을 준다(Ditto, Eclache and Goldman, 2006; Nidich et al., 2009; Gard et al., 2012).

하지만 포용성(또는 포용성의 부족)은 많은 강습소에서 문제가 될 수 있다. 예를 들어 요가는 신체상(body image)에 긍정적인 영향을 줄 수 있지만 수업 환경에 따라 달라진다. 미네소타 대학교(University of Minnesota) 연구진이 시행한 연구의 참가자들은 요가가 신체 변화, 자기 몸에 대한 감사함, 자신감, 성취감에 긍정적인 영향을 준다고 말했다(Neumark-Sztainer, Watts and Rydell, 2018). 또한 요가 수행자들은 강습실을 둘러보고 비슷한 몸매와 체형을 가진 요가 수강생들을 보면서 때때로 경쟁심을 느꼈다고 말했다. 추가로, 남자들이 강습소에서 자신을 표현하는 모습은 자주 볼 수 없다. 요가 강습소와 강사는 모든 몸매, 체형, 성별, 성향, 능력을 가진 요가 수행자들을 위한 포용적인 환경을 제공하도록 노력해야 한다.

더 포용적인 요가 수업을 만드는 팁

- 다양한 체형과 능력에 맞춰 변형된 자세를 제공하고 표준화한다.
- 판단하거나 경쟁을 부추기는 언어를 사용하지 않는다.
- 학생에게 자세나 움직임을 취하도록 권할 때 '초대합니다' 또는 '찾아봅시다' 와 같은 말을 사용해서 지시한다.
- 수행 중에 학생들이 어떤 식으로 느껴야 한다고 말하는 대신 각자의 느낌에 대해 알아보라고 요구한다.
- 폭넓은 경험을 허용하기 위해 성 중립적인 언어를 유지한다. 수업을 시작할 때 '여성 회원분들, 환영합니다' 대신에 '여러분, 환영합니다' 라고 인사하며, 남녀의 특징적 부위를 언급하지 말고 몸의 주요 부위를 가리킬 방법을 찾아본다.

Making Yoga More Inclusive: Language Do's and Don'ts by Amber Karnes.
From: https://yogainternational.com/article/view/inclusive-yoga

또한 현대 사회가 되면서 여러 새로운 도전이 생겨났다. 기술과 다중 작업을 요구받게 되면서, 사람들은 지속해서 주의를 기울이고 작업 기억력을 발휘하느라 애쓴다. 캘리포니아 대학교 샌프란시스코 캠퍼스의 과학자들은 명상 프로그램을 만들어 청년들의 주의력과 기억력을 개선하는 데 도움을 주길 원했다(Ziegler et al., 2019). 과학자들은 태블릿에 근거한 6주간의 주의 집중 명상 프로그램인 메디트레인(MediTrain)을 개발했다. 참가자들은 프로그램을 계속 이용하면서 지속적인 주의력과 작업 기억력을 모두 얻게 되었다. 또한 연구진은 참가자들의 주의력 조절과 관련된 뇌파 변화를 관찰했는데, 이는 기술 기반 명상 프로그램이 주의력 강화를 이룰 수 있는 수단이 될 수 있음을 나타낸다.

> **핵심 요점**
>
> - 뇌는 뒤에서부터 앞으로 성숙한다. 후두엽은 20살 전후로 성숙해진다고 여겨지지만 전전두피질은 30살 가까이 될 때까지 성숙에 이르지 못한다.
> - 요가는 심신 건강에 모두 유익할 수 있지만 포용적인 수업을 만드는 것이 중요하다.
> - 태블릿에 기반을 둔 명상 프로그램은 다중 작업에 의해 저하될 수 있는 주의력과 작업 기억력 향상에 도움을 줄 수 있다.

건강한 노화와 뇌

의식적으로 계속 바쁘게 살고 평생 운동을 하면, 신경이 활성화되고 혈류와 자극이 많아져서 신경의 건강이 유지된다. 뇌가 나이를 먹게 되면 뇌세포가 죽어 가면서 수축하기 시작한다. 요가와 같은 신체 활동, 명상과 같은 뇌 활동, 건강한 식단은 이러한 쇠약으로부터 뇌를 크게 보호해 줄 수 있다.

규칙적인 운동은 뇌가 쇠약해지지 않게 지켜 줄 수 있다. 미국 질병 통제 예방 센터는 일반 성인에게 최소 30분씩 주 5일 유산소 운동을 하고, 최소 주 2일 근력 운동을 할 것을 추천한다. 유산소 운동은 호흡수를 늘리고 심장 박동을 더 빠르게 만든다. 근력 운동은 근육을 강화하는 데 초점을 맞춘 신체 활동이다. 파워 요가나 빈야사 요가와 같은 일부 요가 수업에는 체중을 이용한 근력 운동과 유산소 운동이 모두 포함되기 때문에 뇌에 다양한 유익을 제공한다.

운동이 매우 좋은 이유가 무엇일까? 운동은 심박수를 높여 줘서 뇌를 포함한 전신에 혈류를 개선한다. 혈류 개선은 더 많은 영양소가 뇌를 순환한다는 의미이다. 운동은 다발성 경화증이나 알츠하이머병과 같은 수많은 신경 질환과 관련이 있는 염증을 줄이는 데 도움을 준다. 또한 운동은 감정 스트레스를 줄이는 경향이 있어서 몸에서 순환하는 스트레스 호르몬 수치를 줄여 준다.

운동을 통해 가능해지는 것들은 다음과 같다.

- 불안증과 우울증 증상의 개선
- 수면과 인지 개선
- 체중 관리
- 뼈와 근육 강화 유도
- 심장병, 뇌졸중, 당뇨병, 암과 같은 수많은 질환의 위험성 감소
- 수명 연장과 건강한 삶(건강 수명)의 햇수 추가

운동과 뇌

운동은 분자나 세포 단위로 뇌에 영향을 준다. 예를 들어 운동은 신경 가소성(neuroplasticity)이라 불리는 뇌의 재조직을 돕는 과정을 촉진한다(Huang et al., 2021). 운동은 인지 저하와 치매 발생 위험을 줄이는 동시에 알츠하이머병과 같은 질환에서 신경 퇴행을 늦출 수 있다(Lin, Tsai, and Kuo, 2018).

또한 운동은 해마와 같은 영역에서 뇌 용적을 늘리는 데 도움을 준다(Erickson, Leckie and Weinstein, 2014). 비록 여전히 예비 연구 수준이지만, 운동은 중년에 이르기까지 뇌 용적에 영향을 줄 수 있는 것으로 보인다(Erickson, Leckie and Weinstein, 2014). 요가와 명상은 또한 신경을 보호해 주는 것으로 알려졌으며 노화의 징후를 지연시킬 수 있다.

뇌의 새로운 뉴런을 만드는 신경 발생

뇌는 **신경 발생**이라 불리는 과정을 통해 늦은 나이에 새로운 뉴런을 생산할 수도 있다. 수십 년 동안 신경 과학자들은 성인의 뇌가 새로운 뉴런을 만들 수 있다고 생각하지 않았다. 출생 후에는 인간의 뇌가 새로운 뉴런을 만들 수 없다는 게 기존의 정설이었다(Gage, 2019).

1998년에 신경 과학자 러스티 게이지(Rusty Gage)는 인간의 특정 뇌 영역에서 새로운 뉴런을 일평생 만들 수 있다는 것을 발견했다. 특히 게이지 연구 팀은 성인 해마에 존재하며 여러 뉴런으로 분

화하는 신경 줄기세포를 발견했다.

게이지의 연구는 더 나아가 신체 운동을 통해 뉴런을 만드는 능력이 향상될 수 있다는 것을 보여 주었다. 그의 연구 팀은 쳇바퀴에 접근하지 않는 쥐와 비교해서 자발적으로 쳇바퀴를 돌리는 쥐의 뇌를 검사했다. 쳇바퀴를 돌리는 나이 든 쥐는 몸을 많이 움직이지 않는 쥐보다 더 나은 인지력과 문제 해결 능력을 보였다. 또한 활동적인 쥐는 비활동적인 쥐에 비해 더 많은 신경 발생을 보였다. 그 연구는 운동(이 경우에는 달리기)이 뇌의 노화 효과를 줄이는 데 도움을 줄 수 있다는 것을 언급한 최초의 연구 중 하나이다.

하지만 모든 사람이 게이지의 발견에 동의하는 것은 아니다. 역시 신경 발생을 연구한 신경 과학자인 아르투로 앨버레즈부일라(Arturo Alvarez-Buylla)는 신경 발생이 성인의 뇌에서는 일어나지 않는다고 주장한다(Sorrells et al., 2018). 앨버레즈부일라는 아이와 성인의 해마에서 광범위하게 신경 생산을 검사했는데, 신경 발생이 초년기 동안 급격하게 감소한다는 것을 발견했다. 그의 연구는 사람이 18세가 될 때까지 신경 발생 흔적이 전혀 없음을 보여 주었다. 게다가 앨버레즈부일라는 짧은꼬리원숭이에게서 이 결과를 재현해 내면서 그의 주장을 더욱 뒷받침했다.

예일 대학교의 독자적인 연구 그룹은 쥐, 돼지, 원숭이(특히 짧은꼬리원숭이)의 뇌 해마에서 사람에게서는 보이지 않는 신경 발생의 증거가 보인다는 것을 입증하는 연구를 발표했다(Franjic et al., 2022).

그럼 신경 과학자들의 의견은 왜 일치하지 않을까? 인간의 뇌는 그 사람이 아직 살아 있는 동안에는 연구가 매우 힘들기 때문이다. 많은 신경 발생 연구는 의학계에 자기 몸을 기증한 사람들의 죽은 뇌에 의존하는데, 혈류가 멈추면 뇌는 활동을 멈춘다. 따라서 사람이 살아 있는 동안 일어났던 과정은 과학자들이 뇌를 얻게 될 때쯤에는 더 이상 일어나지 않을 수 있는 것이다.

뇌 연구에서 사용할 수 있는 최근의 방법론들은 또 다른 한계를 가진다. 신경 발생을 알아보는 데 사용되는 일부 화학 물질이 올바른 단백질을 표적으로 삼지 않을 수도 있다. 성인 뇌의 신경 발생을 엄밀히 이해하고 평가하기 위해 새로운 방법들이 개발되어야 할 것으로 보인다.

요가는 뇌를 보호할 수도 있다

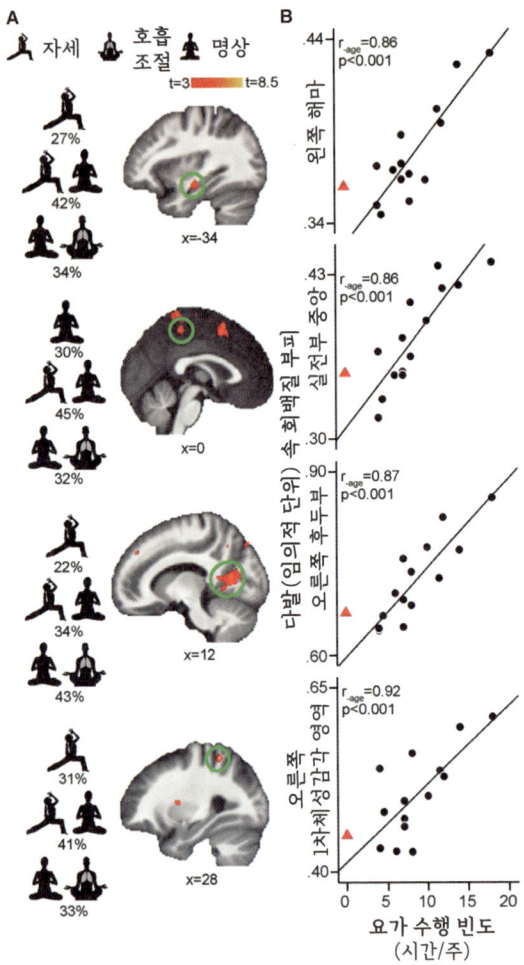

▲ 그림 10.10 특정 뇌 영역은 요가 관련 수행 빈도와 관련되어 있다. 예를 들어 회백질 용적은 왼쪽 해마에서 요가 수행 빈도와 연관이 있다. 따라서 가장 많이 수행한 사람들은 흔히 가장 큰 해마 용적을 보였는데, 이는 요가가 노화에 대응하여 일정 수준 신경을 보호할 수 있다는 사실을 나타낸다.

Villemure et al., 2015, originally published by Frontiers, CC BY 4.0. From: https://www.frontiersin.org/articles/10.3389/fnhum.2015.00281/full

요가는 노화와 관련된 세포 죽음으로부터 뇌를 보호할 수 있다. 미국 국립 보건원과 캐나다의 맥길 대학교(McGill University) 과학자들은 요가 경험을 가진 수행자를 대상으로 건강한 대조군과 비교해서 요가가 가진 노화 관련 유익을 조사했다(Villemure et al., 2015). 그 연구에서 과학자들은 구조적 자기 공명 영상 장치를 사용하여 두 그룹 간의 회백질 차이를 더 확대해서 살폈다.

신체 활동이 많은 14명의 참가자로 이루어진 대조군에서 과학자들이 발견한 점은 예상한 대로 더 젊은 참가자보다 더 나이 든 참가자의 회백질이 더 작았다는 것이다. 놀랍게도, 역시 14명이 참가한 요가 그룹은 회백질과 나이 사이에 아무런 관계를 보이지 않았다. 대신 특정 뇌 영역의 회백질은 요가 수행의 햇수뿐 아니라 주간 수행의 양과도 관련되었다. 따라서 규칙적으로 더 길고 더 많이 요가를 수행한 사람일수록 더 큰 뇌 영역을 보였다(Villemure et al., 2015). 이 결과는 요가가 뇌에 신경 보호 효과를 제공할 수 있음을 나타낸다.

기억과 인지를 위한 요가와 명상

노화는 인지 저하로 특징되는 생리학적 과정으로, 보통 뇌의 기억과 집행 기능 중추에 영향을 미친다. 명상 수행은 이러한 쇠약을 늦추거나 예방하는 것으로 알려졌다. 미국 국민 건강 설문 조사에서는 성인을 대상으로 그들이 요가를 하는 이유를 물었고 30%가 넘는 사람들은 요가 수행이 기억 또는 집중을 개선한다고 대답했다. 요가와 명상은 노인들의 인지력과 기억력을 개선하는 것과 관련되어 있다(Pandya, 2018; Prakash et al., 2012; Brandmeyer, Delorme and Wahbeh, 2019).

웨인 주립 대학교와 일리노이 대학교의 과학자들은 노인 118명을 대상으로 두 달간의 하타 요가가 집행 기능, 주의력, 처리 속도에 미치는 영향을 조사했다(Gothe, Kramer, and McAuley, 2014 and 2017). 또한 과학자들은 비교를 위해 스트레칭 대조군을 포함했다. 그 결과 개입 이후에 요가 그룹의 반응 시간, 작업 기억, 집행 기능이 대조군에 비해 매우 빨라진 것을 발견했다. 또한 요가 그룹은 인지 처리와 패턴 비교가 개선되었는데, 이는 규칙적인 하타 요가 수행이 노화 과정 중에 인지적 유익을 이끌 수 있다는 것을 나타낸다. 그리고 이러한 유익은 단지 스트레칭만 하는 것보다 더 뛰어났다(Gothe, Kramer, and McAuley, 2014 and 2017).

산스크리트 효과

많은 형태의 명상 수행에는 산스크리트어로 된 구전 텍스트 등 특정 만트라를 암기하고 반복하는 과정이 포함된다. 이탈리아 트렌토 대학교(University of Trento)의 신경 과학자들은 이 수행이 사고와 기억을 강화할 수 있는지 알아보고자 했다(Hartzell et al., 2016).

뇌에 미치는 '산스크리트 효과(Sanskrit effect)'를 연구하기 위해 과학자들은 델리, 인도 주변 학교에서 베다 현자들(Vedic pandits, 구전 텍스트를 암기하기 위해 훈련된 힌두교 학자)을 뽑고, 그들을 나이, 성별, 잘 쓰는 손, 주시(eye-dominance), 사용 언어 등이 같은 대조군과 짝을 맞췄다. 그 후 과학자들은 뇌 영상법을 사용하여 두 그룹 사이에서 다양한 뇌 영역 크기의 차이를 탐색했다.

과학자들은 해마를 포함한 현자들의 많은 뇌 영역이 대조군의 사람들보다 훨씬 더 큰 것을 발견했다. 또한 현자들은 대체로 뇌의 두 반구에서 뉴런 세포체가 포함된 회백질이 대조군보다 10% 더 많았다. 연구진은 더 많은 회백질이 인지 기능 강화와 연관되어 있을 수 있다고 여긴다(Hartzell et al., 2016). 다음으로 연구진은 현자들의 해마 용적 증가가 알츠하이머병의 영향을 멎게 하는 데 도움을 줄 수 있는지 검사할 계획이다.

캘리포니아 대학교 로스앤젤레스 캠퍼스 연구진이 시행한 또 다른 연구에서는 요가가 인지 저하에 미치는 영향을 탐구하는 동시에 뉴런 사이의 연계성에도 영향을 주는지 살폈다(Eyre et al., 2016). 연구 참가자들은 최소 55세였고 경도 인지 장애가 있었다. 경도 인지 장애는 노화 과정에서 일반적으로 발생하는 장애보다는 더 심각한 인지 저하이지만, 치매에서 관찰되는 장애보다는 덜 심각하다. 기억, 언어, 인지 문제가 있는 것이 특징이다. 연구에서 14명의 참가자가 요가 개입 그룹으로 배정되었고, 11명은 기억 강화 훈련 그룹에 배정되었다. 두 개입은 세 달 동안 계속되었다. 그 후 뇌 영상법을 사용하여 뇌신경망과 기억 수행 사이의 관계를 지도화했다.

과학자들은 요가 그룹이 기억 과제 대조군과 비교해 시각 기억과 공간 기억, 우울증 수치가 크게 개선된 것을 발견했다. 개선된 언어 기억 수행력은 많은 뇌신경망, 대상피질, 전두피질, 후두피질 사이의 연계성 증가, 또한 언어 처리 신경망과 전두피질의 작은 부분인 하전두회 사이의 연계성을 높이는 것과도 관련되었다. 인지 개선과 관련된 근원적인 메커니즘은 알려지지 않았지만, 운동 수행 중에 일어나는 혈류의 증가(그리고 그로 인한 영양분과 산소) 덕분일 수 있다.

뇌신경망

명상은 건강한 노화를 가능하게 하는 또 다른 가능성을 제공할 수 있다. 노화에 영향을 받는 뇌신경망 중 하나는 기본 모드 신경망으로, 방황하는 마음, 자기 반성, 내수용성 감각(몸 내부 상태를 감지하는 능력)과 관련되어 있다. 기본 모드 신경망은 한 개인이 업무나 활동에 종사하지 않을 때 활성화되며, 명상처럼 뇌가 목표 지향적인 일에 관여할 때 덜 활성화된다.

기본 모드 신경망이 활성화되고 뇌가 어떤 특정한 일을 수행하지 않아도 거의 80~90%의 뇌 에너지가 사용된다(Chen and Zhang, 2021). 따라서 겉보기에 뇌가 일에 관여하지 않는 것처럼 보일 때조차 뇌는 방대한 양의 정보를 처리하고 있으며, 많은 에너지가 필요하다. 기본 모드 신경망은 전전두피질의 일부분, 후방대상피질, 설전부, 두정엽의 여러 부분, 측두엽을 포함한 다양한 뇌 영역에서 동시 다발적으로 일어나는 활동과 관련되어 있다(Ramirez-Barrantes et al., 2019). 기본 모드 신경망의 활동이 둔해지면 **배측 주의 신경망**(dorsal attention network)이라 불리는 또 다른 신경망이 더 활성화된다. 배측 주의 신경망은 주의 집중과 관련되어 있다(Devaney et al., 2021).

하버드 의학 전문 대학원과 보스턴 대학교 연구진은 뇌 영상법을 사용하여 숙련된 비파사나 명상가들(주의 집중 명상)과 짝을 이룬 대조군 사이의 신경망 활성화 차이를 조사했다(Devaney et al., 2021). 참가자들은 정밀 검사 중에 2가지 집중력 과제를 수행했고, 그동안 과학자들은 뇌의 어느 영역이 사용되고 있는지 살폈다. 그 결과 연구진은 숙련된 명상가들이 대조군에 비해 기본 모드 신경망과 배측 주의 신경망을 훨씬 더 잘 조절할 수 있다는 사실을 발견했다(Devaney et al., 2021).

또한 과학자들은 서로 다른 뇌 영역 사이의 연계성을 살펴보기 위해 쉬는 시간 동안 참가자들의 뇌를 정밀하게 검사했다. 또다시, 명상가들이 대조군에 비해 기본 모드 신경망과 배측 주의 신경망 사이의 전환을 더 쉽게 하는 것으로 나타났다(Devaney et al., 2021). 몸의 균형을 잡기 위해 교감 신경계와 부교감 신경계가 서로 협력하는 방식과 유사하게, 기본 모드 신경망과 배측 주의 신경망은 항상성과 뇌 건강을 유지하는 데 도움을 준다. 기본 모드 신경망과 배측 주의 신경망 사이를 전환하는 유연성은 명상 수행의 장기적인 건강 유익으로 보인다(Devaney et al., 2021).

또한 기본 모드 신경망 조절을 통해 노화에 대응하여 신경을 보호하는 효과를 얻을 수 있다(Ramirez-Barrantes et al., 2019). 명상은 기본 모드 신경망과 관련된 인지 능력인 메타 인식(meta-awareness)을 향상시킨다. 비록 많은 종류의 명상이 있지만, 대부분의 명상은 현재의 순간에 대한 지속적이고 편안한 집중을 수반한다.

또한 매사추세츠 대학교(University of Massachusetts)와 예일 대학교 연구진이 시행한 한 연구에서는 명상이 과제 수행 후 시간이 꽤 지난 뒤에도 기본 모드 신경망의 활성화를 감소시키는 것을 발견했다(Garrison et al., 2015). 이 발견을 통해 명상이 끝난 후에도 뇌가 집중된 상태를 유지한다는 것을 알게 되었고, 명상이 방황하는 마음과 자기 관련 생각을 억제하는 데 도움을 주는 이유도 알게 되었다(Garrison et al., 2015).

기본 모드 신경망 활성화의 감소는 개선된 인지 수행과 관련되어 있는 반면, 기본 모드 신경망 활성화의 증가는 불안증, 우울증, 중독을 포함한 수많은 정신 건강 상태와 관련되어 있다(Coutinho et al., 2015; Zhang and Volkow, 2019). 방황하는 마음은 이러한 여러 질환, 특히 불안증의 주요 특징이다(Seli et al., 2019). 따라서 명상은 정신 건강을 증진하고 인지 기능을 개선하는 데 도움을 줄 수 있다.

노인 요가 수행자를 위한 고려 사항

노화가 진행되면 고유 수용성 감각과 전정계에 변화가 생겨서 현기증과 균형 문제가 발생할 수 있다. 이러한 변화로 인해 노인들은 더 잘 넘어지거나 다칠 위험에 빠지게 된다. 60세가 넘는 사람들 가운데 약 30%가 이러한 증상을 경험한다(Brosel and Strupp, 2019).

노인을 위한 요가 수업을 설계할 때에는 안전을 먼저 고려해야 한다. 젠틀 요가(gentle yoga), 회복 요가, 의자 요가처럼 건강 상태에 더 주안점을 두고 더 느리게 진행되는 수업을 고려해 보라. 의자 요가는 미국에서 일반 노인들, 건강 질환이 있는 노인들, 부상에서 회복 중인 노인들에게 인기를 끌고 있다. 많은 강습소와 온라인 스트리밍 서비스에서 의자 요가 수업을 제공한다.

노인들을 위한 의자 요가 시퀀스 예시

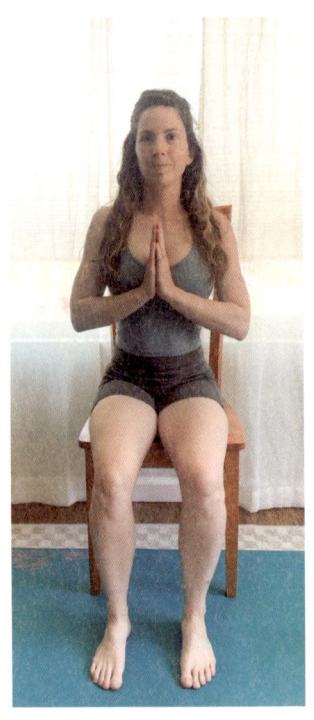
▲ 그림 10.11 앉은 기도 자세

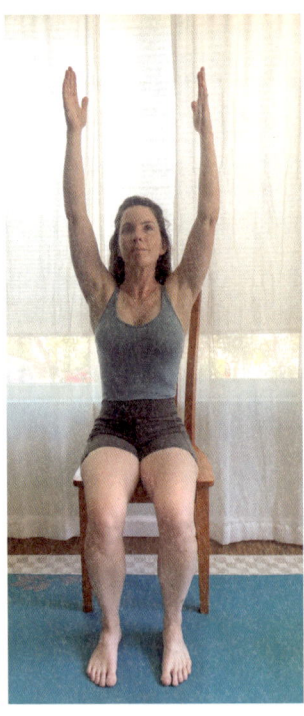
▲ 그림 10.12 머리 위로 팔 뻗기

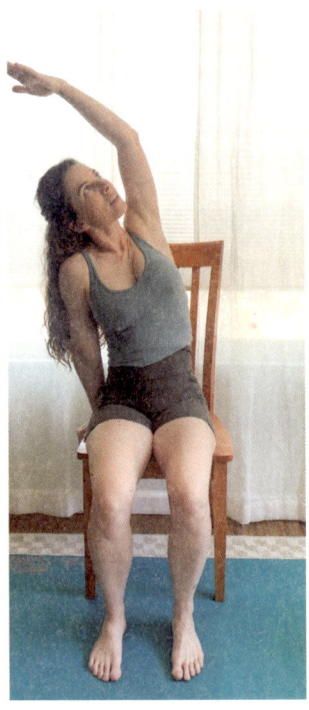
▲ 그림 10.13 앉은 채 옆구리 늘리기

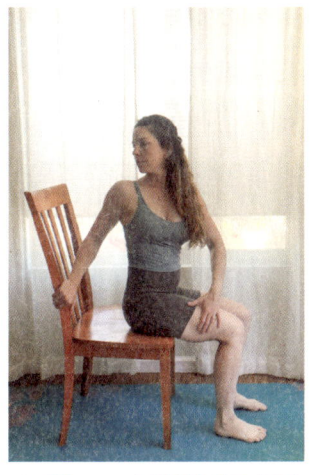
▲ 그림 10.14 지지한 척추 팔로 비틀기

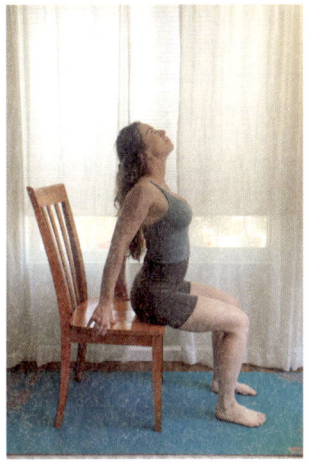
▲ 그림 10.15 팔로 지지한 소 자세 변형

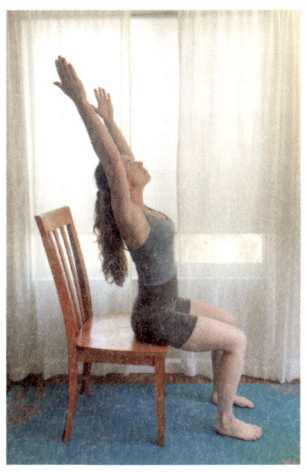
▲ 그림 10.16 흉부 확장 변형

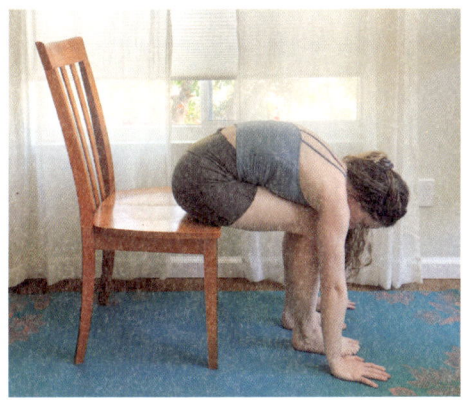
▲ 그림 10.17 앉은 전굴 자세

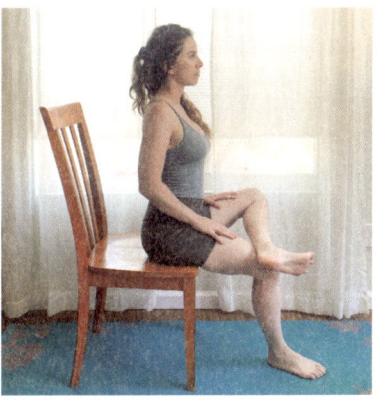
▲ 그림 10.18 비둘기 자세 변형

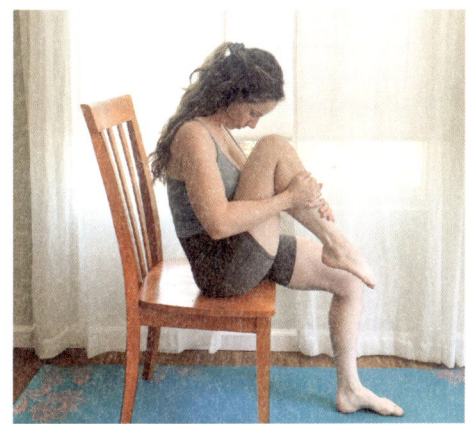
▲ 그림 10.19 코를 무릎에 대는 자세

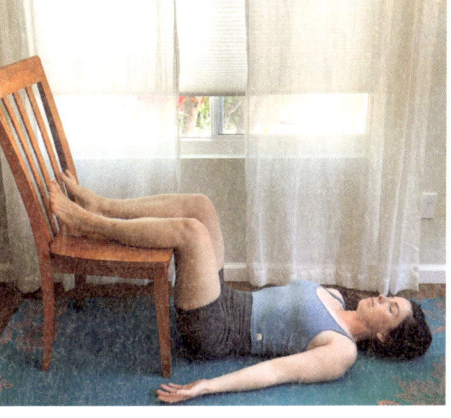
▲ 그림 10.20 의자를 사용해 다리를 들어 지지한 송장 자세 변형

건강한 노화, 요가 그리고 뇌

연구진은 최근 각 자세가 노인들에게 어떤 영향을 미치는지 조사하고 있다. 최근 연구에서 남부 캘리포니아 대학교(University of Southern California) 과학자들은 생체 역학적 방법을 사용하여 평균 70세의 노인 20명을 대상으로 21개의 하타 요가 자세 시 관절의 각도, 힘, 근육 활동을 검사했다(Salem et al., 2013). 과학자들은 특정 자세가 동일한 관절과 근육에 반복적인 부담을 가하는 것을 발견했다. 일부 자세는 더 어려웠지만 수정이 항상 직관적으로 이뤄지지는 않았다. 그 결과는 수업 중에 다양한 자세가 포함된 균형 잡힌 요가 루틴도 중요하지만, 분명하고 쉽게 받아들일 수 있는 수정을 제공하는 것도 중요하다는 점을 강조한다. 이와 같은 연구들은 미래에 더 효과적인 요가 프로그램을 이끄는 데 도움을 줄 수 있다.

핵심 요점

- 요가, 명상, 건강한 식단은 노화와 관련된 인지 저하를 크게 보호해 줄 수 있다.
- 운동은 뇌를 포함한 전신에 혈류를 개선하여 심박수를 늘린다. 더 나아진 혈류는 영양분의 순환을 늘리고 염증을 줄인다.
- 뇌는 **신경 발생**이라 불리는 과정을 통해 늦은 나이에도 새로운 뉴런을 만들 수도 있다. 하지만 신경 발생이 이루어진다고 하더라도 해마에서만 발생하는 것으로 보인다.
- 요가와 명상은 노인의 인지, 기억 개선과 관련되어 있다.
- 명상 수행은 집중하거나 휴식을 취하는 상태에서의 뇌신경망을 조절하는 데 도움을 주며, 노화에 대응해 신경을 보호할 수도 있다.
- 나이가 들며 고유 수용성 감각과 전정계가 변하여 현기증과 균형 문제를 야기할 수 있으므로, 노인들을 위한 요가 수업을 설계할 때 안전은 우선 사항이다.

요가 식단과 뇌 건강

명상 수행은 더 건강한 생활 방식과 관련되어 있다. 요가와 명상을 수행하는 사람들은 건강에 중점을 두기 때문에 이것들을 수행하게 된 것인지도 모른다. 게다가 '해를 끼치지 말라(do no harm)'는 요가의 개념 덕분에 많은 사람은 동물과 환경에 해를 끼치지 않기 위해 동물성 식품을 더 적게 섭취하게 된다. 가공되지 않은 음식을 통째로 먹는 것은 콜레스테롤, 몸무게, 혈압, 혈당을 낮추고, 암과 당뇨의 위험성을 줄이며, 죽상동맥경화증(atherosclerosis)을 개선하고, 몸의 염증을 줄이며, 더 건강한 선택을 함으로써 정신 건강을 개선하는 등 건강상의 많은 유익이 있다(Barnard et al., 2019).

뇌를 위한 음식들로 구성된 마인드 식단

뇌 건강을 위한 최고의 식단에 관해 수많은 연구가 이루어졌고 그중 가장 인기 있고 성공적인 영양 계획은 마인드 식단(MIND diet)이다. 하버드 대학교와 러시 대학교(Rush University) 연구진이 개발한 마인드 식단은 최소한으로, 또는 전혀 가공되지 않은 음식에 초점을 맞춘 채식 위주의 식단이다. 마인드 식단은 통곡물(퀴노아 또는 귀리), 과일, 채소, 콩류, 견과류, 베리류를 중심으로 구성된다. 가금류와 물고기는 일주일에 한 번 먹을 수 있고, 버터를 대신해 올리브유를 사용할 수 있다.

연구진은 마인드 식단을 따르면 치매, 알츠하이머병, 다른 노화 관련한 형태의 인지 저하 발병 위험률이 줄어드는 것을 입증했다(Morris et al., 2015a,b; Berendsen et al., 2017). 케일, 시금치, 콜라드그린과 같은 음식은 뇌 노화를 줄여 주는 것으로 여겨지는 엽산, 비타민 E, 플라보노이드와 같은 영양소로 가득 차 있다. 또한 블루베리나 딸기와 같은 베리류는 인지 저하율을 줄이는 것으로 나타났다(Devore et al., 2012). 견과류는 영양분이 풍부한 또 다른 음식으로, 뇌를 보호하는 특징을 보이는 비타민 E가 가득하다. 콩, 렌즈콩, 대두와 같이 단백질과 섬유질이 풍부한 음식은 뇌 건강에 도움을 주는 비타민 B 함량이 높다.

시작을 위한 팁

- 월요일마다 고기를 안 먹는 것으로 시작해 본다. 매주 월요일은 채식 위주의 식사를 준비해 본다.
- 영감을 얻기 위해 건강한 음식들로 구성된 요리책을 구매한다.
- 건강한 식사를 진행하는지 확인해 줄 조력자를 찾는다.
- 바쁠 때는 냉동 과일과 냉동 야채를 사용해서 요리한다. 흔히 급속 냉동되어서 영양분이 유지되

어 있다.
- 어떤 채식 위주의 음식을 언제 만들 것인지 포함해 식사에 대한 행동 계획을 세운다.

건강과 불살생을 위한 식사

테니스 스타인 세레나 윌리엄스와 비너스 윌리엄스(Serena and Venus Williams), 울트라 마라톤 선수인 스콧 주렉(Scott Jurek), 보디빌더인 패트릭 바부미안(Patrik Baboumian)과 같은 많은 엘리트 운동선수들은 식단을 채식 위주로 바꿔 경기력을 높였다. 채식 위주의 식단은 체중과 체질량 지수를 줄일 뿐 아니라 지구력을 강화시킬 수 있다(Barnard et al., 2005, 2019). 하루에 여러 수업을 받거나 가르치는 요가 수행자나 더 오랫동안 수업에 참여하는 요가 수행자들은 채식 위주의 식사를 통해 이득을 볼 수 있다. 채식 위주의 식단은 전신에 혈액, 영양분, 산소를 보내는 데 중요한 심혈관 건강의 개선을 돕는다(Kim et al., 2019).

채식 위주의 식단은 또한 전신 염증을 줄여 줌으로써 회복을 돕는다(Barnard et al., 2019; Naclerio et al., 2020). 운동, 특히 힘든 운동은 자유 라디칼(free radical)이라 불리는 부산물을 만들어 염증을 야기한다. 산화 스트레스(oxidative stress)라 불리는 자유 라디칼의 증가로 인해 세포와 조직은 시간이 흐를수록 손상을 입을 수 있다. 균형 잡힌 채식 위주의 식단은 항산화 물질로 채워져 있어서 이러한 염증을 줄이고 더 빨리 회복하는 데 도움을 줄 수 있다.

또한 더 적은 동물성 식품 섭취와 요가 수행 사이에는 철학적 공통점이 있다. 예를 들어 《파탄잘리 요가 수트라》에서 파탄잘리는 요가의 8가지 단계를 열거했는데 이는 삶의 윤리적 지침에 해당한다. 8가지 단계에는 야마(yama, 피해야 할 것)와 니야마(niyama, 해야 할 것)가 포함된다. 8가지 단계를 따르면 요가 수행자는 깨우침을 얻고 세상과의 관계가 더 가까워진다고 알려져 있다.

야마 중 하나는 아힘사(ahimsa) 또는 '비폭력'이라 불린다. 아힘사의 개념은 다른 사람에게 신체적으로나 말로 해를 끼치지 말라는 것으로 해석되며 많은 사람은 여기에 동물도 포함된다고 여긴다. 동물을 향한 비폭력을 행하는 한 가지 방법은 동물성 식품을 적게 먹거나 아예 안 먹는 것이다.

> **핵심 요점**
> - 가공되지 않은 음식을 통째로 먹는 것은 콜레스테롤, 몸무게, 혈압, 혈당을 낮추는 등 건강상의 많은 유익이 있다.
> - 마인드 식단은 치매, 알츠하이머병, 다른 노화 관련 형태의 인지 저하 발병 위험을 낮추는 데 도움을 줄 수 있다.
> - 채식 위주의 식단은 전신 염증을 줄임으로써 회복을 도울 수 있다.

수면과 요가 니드라의 신경 과학

나이가 들면서 수면 패턴은 변하기 시작한다. 수면은 뇌에 영향을 줄 뿐 아니라 몸이 노화되는 방식에도 영향을 미친다. 연구를 통해 밤에 짧게 자는 것이 노화 관련한 뇌세포의 죽음 및 노인의 인지 저하와 관련되어 있다는 사실이 드러났다(Gorgoni and De Gennaro, 2021). 수면 부족은 뇌 유연성과 인지 기능의 변화를 야기할 수 있다.

또한 서캐디언 리듬도 나이가 들수록 조정이 힘들어지면서 낮잠이 더 흔해진다(Gorgoni and De Gennaro, 2021). 노화는 수면의 질과 양을 줄어들게 만들지만, 아래에서 다루어질 요가 수면인 이른바 요가 니드라는 수면 문제를 겪는 사람들에게 유익할 수 있다.

수면이란 무엇인가?

평균적으로 사람은 대략 인생의 3분의 1을 자는 데 쓰는데, 100살까지 산다고 가정하면 33년을 자는 것과 같다(Kraftl and Horton, 2008). 과학자들은 사람이 왜 잠을 자야 하는지에 대해 부분적으로만 알고 있으며, 최근에는 잠을 자는 동안 일어나는 일을 분자 수준에서 탐구하고 있다. 이러한 과학적 지식의 공백에도 불구하고 수면 부족은 죽음까지 이어질 수 있기 때문에 수면은 생명 기능을 위해 분명히 필요하다.

서캐디언 리듬은 수면 각성 주기를 조절하고 매일 24시간 작동한다. 이 과정은 시상하부와 솔방울샘을 포함한 소수의 뇌 영역과 관련되어 있다. 빛이 눈에 닿으면 신호가 시교차상핵이라

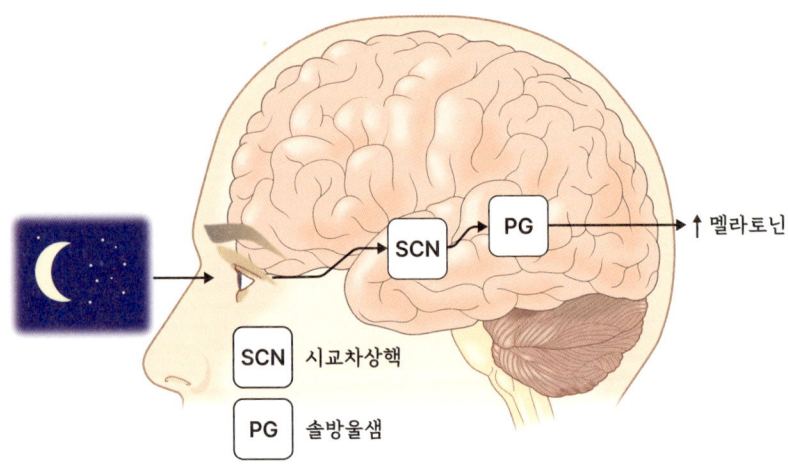

▲그림 10.21 눈이 어둠을 감지하면 시상하부의 시교차상핵 뉴런은 솔방울샘으로 신호를 보낸다. 솔방울샘은 그 후 멜라토닌을 생산하여 잠들게 만든다.

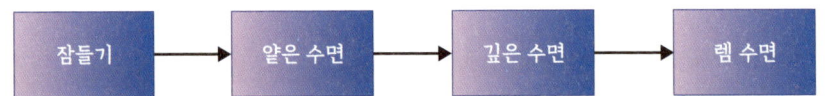

▲그림 10.22 잠들기, 얕은 수면, 깊은 수면, 렘 수면을 포함한 4가지 주요 수면 단계

불리는 시상하부의 뉴런 그룹으로 보내진다(그림 10.21). 만약 눈이 어둠을 감지하면 시교차상핵 뉴런들은 솔방울샘에 멜라토닌을 생산하라고 알려 잠이 오게 만든다. 잠을 자는 동안 뉴런들은 파형으로 서로 신호를 보낸다. 서로 다른 신호 파형은 다른 4가지 수면 단계를 나타내며(그림 10.22) 뇌전도를 통해 측정할 수 있다.

처음 두 단계는 얕은 수면과 관련되어 있다. 3번째 수면 단계는 깊은 수면으로, 휴식과 회복을 위해 중요하게 여겨진다. 마지막 단계는 급속한 안구 운동(rapid eye movement, REM), 렘 수면이라 불린다. 렘 수면 동안 눈은 빠르게 움직이는데 근육이 이완된 채 꿈을 꾸기 때문이다. 또한 렘 수면 중에는 일어나기가 매우 어렵다.

뇌는 밤 동안 4단계의 수면을 여러 번 거친다. 과학자들은 수면이 왜 건강에 중요한지 정확히 이해하지 못하지만, 최근 연구는 뇌가 손상을 회복하고 독소를 몰아내는 시간이 될 수도 있음을 시사한다(Cao et al., 2020). 또한 수면은 뇌가 기억을 가다듬기 위해 경로를 강화하는 시간이 될 수도 있다(Stickgold, 2005).

수면을 위한 명상

명상은 수면을 개선하는 데 유익한 수단이다(Ong et al., 2014). **요가 니드라**(yoga nidra)라고 불리는 명상의 한 형태는 특히 수면과 이완을 촉진하는 동시에 스트레스와 불안을 줄이는 효과를 가져온다(Sharpe et al., 2020; Moszeik, von Oertzen and Renner, 2020; Dol, 2019). 요가 수면(yogic sleep)이라고도 알려진 요가 니드라는 일반적으로 사바사나(savasana, 송장 자세)로 누워서 행해지며, 그동안 강사는 목소리를 통해 학생들을 이완 상태와 수면으로 안내한다(Parker, Bharati and Fernandez, 2013).

명상 수행을 많이 하지 않아도 효과를 볼 수 있다. 연구를 통해 일주일에 2회, 1시간씩만 요가 니드라를 해도 스트레스 증상을 크게 줄이고 자존감을 향상시킬 수 있다는 사실이 드러났다(Dol, 2019). 또한 요가 니드라는 좌식 명상보다 불안증의 증상을 줄이는 데 조금 더 효과적일 수 있다(Ferreira-Vorkapic et al., 2018).

수많은 요가 니드라 연구가 아이레스트(iRest)라 불리는 요가 수면 형태를 사용해서 시행되었다. 연구자이면서 임상 심리학자인 리처드 밀러(Richard Miller)가 개발한 아이레스트는 '고대 전통의 요가 니드라에 근거하고 현대 생활 조건에 맞게 수정된 명상 수행'이다. 아이레스트는 우울증과 불안증의 증상을 완화할 뿐 아니라 수면을 개선할 수 있다(Wahbeh and Nelson, 2019; Livingston and Collette-Merrill, 2018). 또한 최근에 미군으로부터 외상 후 스트레스 장애와 통증 관리를 위한 보완 대체 의학으로 사용하도록 승인받았다(Livingston and Collette-Merrill, 2018).

요가 니드라

편안한 자세로 누워 보세요. 눈을 감고, 가능하면 자연스럽게 입도 다물고, 코를 통해 숨을 들이쉬고 내쉬어 보세요. 주변 세상의 소리에 주의를 기울이세요. 땅 위에서 쉬고 있는 당신의 몸을 그려 보고 육체의 존재감을 자각하세요. 이제 안쪽으로, 몸 안으로 이동하세요. 평안하고 안전하게 느껴지는 내부의 공간을 찾으세요. 이 내면의 안식처가 주는 느낌 속에서 숨을 쉬며 잠깐 머무르세요. 이 수행 중에 어느 시점이든지 이 장소로 돌아올 수 있어요. 이곳이에요. 당신 거예요. 천천히 육체의 몸으로 다시 주의를 기울이세요. 바닥 위의 모든, 연결된 육체의 존재감을 느껴 보세요. 숨이 콧구멍을 통해 몸에 들어가는 것을 느껴 보세요. 숨이 기도를 타고 내려가 폐로 들어가고, 그 후 다시 올라와 콧구멍으로 나오는 과정을 따라가 보세요. 숨을 마시며 충전됨을 느끼고 숨을 내쉬며 이완을 불러들이세요. 아무런 판단 없이 지금 경험하고 있는 모든 감정이나 느낌에 주의를 기울이세요. 모든 긴장이나 스트레스를 받아들이세요. 그 뒤 전에 경험했던 내면의 고요한 느낌을 가져오세요. 그 평화가 스트레스를 대체하도록 하세요. 스트레스가 몸 밖으로 흘러가게 두세요. 이제 기쁨을 누린 기억을 가져오세요. 이 기억을 자세히 주목하고 온기가 당신을 가득 채우게 하세요. 이 온기에 오래 머무세요. 만끽하세요. 다시 한번 호흡으로 돌아오세요. 육체의 몸으로 돌아오세요. 몸이 어떤 느낌인지 주목하세요. 당신을 둘러싼 방과 당신의 몸이 어떻게 이 공간과 어우러지는지 인식해 보세요. 준비되었다면 손가락과 발가락을 꼼지락거리며 현재 순간으로 돌아오세요. 돌아온 것을 환영합니다.

핵심 요점

- 수면은 나이가 들수록 변하며 우리의 기분과 나이에 영향을 미친다.
- 뇌는 밤새 여러 번 4가지 수면 단계를 거친다.
- 과학자들은 수면이 뇌가 손상을 고치고 독소를 몰아내는 시간일 수 있다고 여긴다.
- 요가 니드라는 수면과 이완을 개선하고 스트레스와 불안을 줄일 수 있다.

참조

Arain, M., Haque, M., Johal, L., Mathur, P., et al., 2013. Maturation of the adolescent brain. Neuropsychiatric Disease and Treatment, 9, p.449-461.

Barnard, N. Goldman, D.M., Loomis, J.F., Kahleova, H., et al., 2019. Plant-based diets for cardiovascular safety and performance in endurance sports. Nutrients, 11(1), p.130.

Barnard, N.D., Scialli, A.R., Turner-McGrievy, G., Lanou, A.J., & Glass, J., 2005. The effects of a low-fat, plant-based dietary intervention on body weight, metabolism, and insulin sensitivity. *The American Journal of Medicine,* 118(9), pp.991-997.

Beauchemin, J., Hutchins, T.L. & Patterson, F., 2008. Mindfulness meditation may lessen anxiety, promote social skill, and improve academic performance among adolescents with learning disabilities. *Complementary Health Practice Review*, 13(1), pp.34-45.

Berendsen, A.M., Kang, J.H., Feskens, E.J.M., de Groot, C.P.G.M., Grodstein, F., & van de Rest, O., 2017. Association of long-term adherence to the MIND diet with cognitive function and cognitive decline in American women. *The Journal of Nutrition, Health & Aging,* 22(2), pp.222-229.

Black, D.S. & Fernando, R., 2013. Mindfulness training and classroom behavior among lower-income and ethnic minority elementary school children. *Journal of Child and Family Study,* 23(7), pp.1242-1246.

Brandmeyer, T., Delorme, A. & Wahbeh, H., 2019. The neuro*science* of meditation: classification, phenomenology, correlates, and mechanisms. *Progress in Brain Research,* 244, pp.1-29.

Brosel, S. & Strupp, M., 2019. The vestibular system and ageing. *Subcellular Biochemistry*, 91, pp.195-225.

Cao, J., Herman, A.B., West, G.B., Pao, G., & Savage, V.M., 2020. Unraveling why we *sleep*: quantitative analysis reveals abrupt transition from neural reorganization to repair in early development. *Science Advances,* 6(38): eaba0398.

Cerrillo-Urbina, A.J., Garcia-Hermoso, A., Sanchez-Lopez, M., Pardo-Guijarro, M.J., Santos Gomez, J.L., & Martinez-Vizcaino, V., 2015. The effects of physical exercise in children with attention deficit hyperactivity disorder: a systematic review and meta-analysis of randomized control trials. *Child: Care, Health and Development,* 41(6), pp.779-788.

Chen, Y. & Zhang, J., 2021. How energy supports our brain to yield consciousness: insights from neuroimaging based on the neuroenergetics hypothesis. *Frontiers in Systems Neuroscience*, 15: 648860.

Ching, H.-H., Koo, M., Tsai, T.-H., & Chen, C.-Y., 2015. Effects of a mindfulness meditation course on learning and cognitive performance among university students in Taiwan. *Evidence-Based Complementary and Alternative Medicine*, 2015, pp.1-7.

Coutinho, J.F., Fernandes, S.V., Soares, J.M., Maia, L., Goncalves, O.F., & Sampaio, A., 2015. Default mode network dissociation in depressive and anxiety states. *Brain Imaging and Behavior,* 10(1), pp.147-157.

Cressman, V.L., Balaban, J., Steinfeld, S., Shemyakin, A., et al., 2010. Prefrontal cortical inputs to the basal amygdala undergo pruning during late adolescence in the rat. *The Journal of Comparative Neurology,* 518(14), pp.2693-2709.

Devaney, K., Levin, E.J., Tripathi, V., Higgins, J.P., Lazar, S.W., & Somers, D.C., 2021. Attention and default mode network assessments of meditation experience during active cognition and rest. *Brain Sciences,* 11(5), p.566.

Devore, E.E., Kang J.H., Breteler, M.M.B., & Grodstein, F., et al., 2012. Dietary intakes of berries and flavonoids in relation to cognitive decline. *Annals of Neurology,* 72(1), pp.135-143.

Ditto, B., Eclache, M. & Goldman, N., 2006. Short-term autonomic and cardiovascular effects of mindfulness body scan meditation. *Annals of Behavioral Medicine,* 32(3), pp.227-234.

Dol, K.S., 2019. Effects of a yoga nidra on the life stress and self-esteem in university students. *Complementary Therapies in Clinical Practice,* 35, pp.232-236.

Donahoe-Fillmore, B. & Grant, E., 2019. The effects of yoga practice on balance, strength, coordination and flexibility in healthy children aged 10-12 years. *Journal of Bodywork and Movement Therapies,* 23(4), pp.708-712.

Erickson, K.I., Leckie, R.L. & Weinstein, A.M., 2014. Physical activity, fitness, and gray matter volume. *Neurobiology of Aging,* 35, Suppl 2, S20-8.

Eriksson, P.S., Perfilieva, E., Bjork-Eriksson, T., Albron, A.-M., et al., 1998. Neurogenesis in the adult human hippocampus. *Nature Medicine*, 4(11), pp.1313-1317.

Eyre, H.A., Acevedo, B., Yang, H., Siddarth, P., et al., 2016. Changes in neural connectivity and memory following a yoga intervention for older adults: a pilot study. *Journal of Alzheimer's Disease*, 52(2), pp.673-684.

Ferreira-Vorkapic, C., Borba-Pinheiro, C.J., Marchioro, M., & Santana, D., 2018. The impact of yoga nidra and seated meditation on the mental health of college professors. *International Journal of Yoga*, 11(3), p.215.

Franjic, D., Skarica, M., Ma, S., Arellano, J.I., et al., 2022. Transcriptomic taxonomy and neurogenic trajectories of adult human, macaque, and pig hippocampal and entorhinal cell. Neuron, 110(3), pp.452-469.e14.

Gage, F.H., 2019. Adult neurogenesis in mammals. *Science*, 364(6443), pp.827-828.

Gard, T., Brach N., Holzel, B.K., Noggle, J.J., Conboy, L.A., & Lazar, S.W., 2012. Effects of a yoga-based intervention for young adults on quality of life and perceived stress: the potential mediating roles of mindfulness and self-compassion. *The Journal of Positive Psychology*, 7(3), pp.165-175.

Garrison, K.A., Zeffiro, T.A., Scheinost, D., Constable, R.T., & Brewer, J.A., 2015. Meditation leads to reduced default mode network activity beyond an active task. *Cognitive, Affective, & Behavioral Neuroscience,* 15(3), pp.712-720.

Gilmore, J.H., Knickmeyer, R.C. & Gao, W., 2018. Imaging structural and functional brain development in early childhood. *Nature Reviews Neuroscience,* 19(3), pp.123-137.

Gorgoni, M. & De Gennaro, L., 2021. *Sleep* in the aging brain. *Brain Sciences,* 11(2), p.229.

Gothe, N.P., Kramer, A.F. & McAuley, E., 2014. The effects of an 8-week Hatha yoga intervention on executive function in older adults. *The Journals of Gerontology: Series A*, 69(9), pp.1109-1116.

Gothe, N.P., Kramer, A.F. & McAuley, E., 2017. Hatha yoga practice improves attention and processing speed in older adults: results from an 8-week randomized control trial. *The Journal of Alternative and Complementary Medicine,* 23(1), pp.35-40.

Hagen, I. & Nayar, U.S., 2014. Yoga for children and young people's mental health and well-being: research review and reflections on the mental health potentials of yoga. *Frontiers in Psychiatry*, 5, p.35.

Hartzell, J.F., Davis, B., Melcher, D., Miceli, G. et al., 2016. Brains of verbal memory specialists show anatomical differences in language, memory and visual systems. NeuroImage, 131, pp.181-192.

Harvard University, 2007. The *science* of early childhood development. *Center on the Developing Child at Harvard University*.2007. Available at: https://developingchild.harvard.edu/resources/inbrief-*science*-of-ecd/

Huang, Z., Zhang, Y., Zhou, R., Yang, L., & Pan, H., et al., 2021. Lactate as potential mediators for exercise-induced positive effects on neuroplasticity and cerebrovascular plasticity. *Frontiers in Physiology*, 12: 656455.

Ikeda, K. & Teasdale, H., 2018. Why you can't remember being a baby. *Queensland Brain Institute.* Available at: https://qbi.uq.edu.au/brain/learning-memory/why-you-cant-remember-being-baby

James-Palmer, A., Anderson, E.Z., Zucker, L., Kofman, Y., & Daneault, J.-F., et al., 2020. Yoga as an intervention for the reduction of symptoms of anxiety and depression in children and adolescents: a systematic review. *Frontiers in Pediatrics*, 8, p.78.

Jarraya, S., Wagner, M., Jarraya, M., & Engel, F.A., 2019. 12 weeks of kindergarten-based yoga practice increases visual attention, visual-motor precision and decreases behavior of inattention and hyperactivity in 5-year-old children. *Frontiers in Psychology,* 10, p.796.

Khalsa, S.B. & Butzer, B., 2016. Yoga in school settings: a research review. *Annals of the New York Academy of Sciences,* 1373(1), pp.45-55.

Kim, H., Caulfield, L.E., Garcia-Larsen, V., Steffen, L.M., Coresh, J., & Rebholz, C.M., 2019. Plant-based diets are associated with a lower risk of incident cardiovascular disease, cardiovascular disease mortality, and all-cause mortality in a general population of middle-aged adults. *Journal of the American Heart Association*, 8(16): e012865.

Kraftl, P. & Horton, J., 2008. Spaces of every-night life: for geographies of *sleep*, *sleep*ing and *sleep*iness. *Progress in Human Geography*, 32(4), pp.509-524.

Lee, H.K., 2006. The effects of infant massage on weight, height, and mother-infant interaction. *Journal of Korean Academy of Nursing*, 36(8), p.1331.

Lin, T.-W., Tsai, S.-F. & Kuo, Y.-M., 2018. Physical exercise enhances neuroplasticity and delays Alzheimer's disease. *Brain Plasticity*, 4(1), pp.95-110.

Livingston, E. & Collette-Merrill, K., 2018. Effectiveness of Integrative Restoration (iRest) yoga nidra on mindfulness, *sleep*, and pain in health care workers. *Holistic Nursing Practice*, 32(3), pp.160-166.

MacDonald C.., 2013. Mother and baby yoga is good for you. *The Practicing Midwife*, 16(5), pp.14, 16, 18.

Mallya, A.P., Wang, H.-D., Lee, H.N.R., & Deutch, A.Y., 2018. Microglial pruning of synapses in the prefrontal cortex during adolescence. *Cerebral Cortex*, 29(4), pp.1634-1643.

Mehta, S., Shah, D., Shah, K., Mehta, S.et al., 2012. Peer-mediated multimodal intervention program for the treatment of children with ADHD in India: one-year followup. *ISRN Pediatrics*, 2012, pp.1-7.

Moreno-Gomez, A.-J. & Cejudo, J., 2018. Effectiveness of a mindfulness-based social-emotional learning program on psychosocial adjustment and neuropsychological maturity in kindergarten children. *Mindfulness*, 10(1), pp.111-121.

Morris, M.C., Tangney, C.C., Wang, Y., Sacks, F.M., et al., 2015. MIND diet slows cognitive decline with aging. *Alzheimer's & Dementia*, 11(9), pp.1015-1022.

Morris, M.C., Tangney, C.C., Wang, Y., Sacks, F.M., Bennett, D.A., & Aggarwal, N.T., 2015. MIND diet associated with reduced incidence of Alzheimer's disease. *Alzheimer's & Dementia*, 11(9), pp.1007-1014.

Moszeik, E.N., von Oertzen, T. & Renner, K.-H., 2020. Effectiveness of a short yoga nidra meditation on stress, *sleep*, and well-being in a large and diverse sample. *Current Psychology,* 41, pp.5272-5286.

Munawar, K., Kuhn, S.K. & Haque, S., 2018. Understanding the reminiscence bump: a systematic review. *PLoS ONE*, 13(12): e0208595.

Naclerio, F., Seijo, M., Earnest, C.P., Puente-Fernandez, P., & Larumbe-Zabala, E., 2020. Ingesting a post-workout vegan-protein multi-ingredient expedites recovery after resistance training in trained young males. Journal of Dietary Supplements, 18(6), pp.698-713.

Neumark-Sztainer, D., Watts, A.W. & Rydell, S., 2018. Yoga and body image: how do young adults practicing yoga describe its impact on their body image? Body Image, 27, pp.156-168.

Nidich, S.I., Rainforth, M.V., Haaga, D.A.F., Hagelin, J., et al., 2009. A randomized controlled trial on effects of the transcendental meditation program on blood pressure, psychological distress, and coping in young adults. American Journal of Hypertension, 22(12), pp.1326-1331.

Ong, J.C., Manber, R., Segal, Z., Xia, Y., Shapiro, S., & Wyatt, J.K., 2014. A randomized controlled trial of mindfulness meditation for chronic insomnia. *Sleep*, 37(9), pp.1553-1563.

Pandya, S.P., 2018. Yoga education program for improving memory in older adults: a multicity 5-year follow-up study. *Journal of Applied Gerontology,* 39(6), pp.576-587.

Parker, S., Bharati, S.V. & Fernandez, M., 2013. Defining yoga-nidra: traditional accounts, physiological research, and future directions. *International Journal of Yoga Therapy*, 23(1), pp.11-16.

Piitulainen, H., Seipajarvi, S., Avela, J., Parvianinen, T., & Walker, S., 2018. Cortical proprioceptive processing is altered by aging. *Frontiers in Aging Neuroscience*, 10, p.147.

Prakash, R., Rastogi, P., Dubey, I., Abhishek, P., Chaudhury, S., & Small, B.J., 2012. Long-term concentrative meditation and cognitive performance among older adults. Aging, Neuropsychology, and Cognition, 19(4), pp.479-494.

Ramirez-Barrantes, R., Arancibia, M., Stojanova, J., Aspe-Sanchez, M., Cordova, C., & Henriquez, R.A., 2019. Default mode network, meditation, and age-associated brain changes: what can we learn from the impact of mental training on well-being as a psychotherapeutic approach? Neural Plasticity, 2019, pp.1-15.

Salem, G.J., Yu, S. S.-Y., Wang, M.-Y., Samarawickrame, S., et al., 2013. Physical demand profiles of Hatha yoga postures performed by older adults. *Evidence-Based Complementary and Alternative Medicine*, 2013, pp.1-29.

Seli, P., Beaty, R.E., Marty-Dugas, J., & Smilek, D., 2019. Depression, anxiety, and stress and the distinction between intentional and unintentional mind wandering. Psychology of Consciousness: Theory, Research, and Practice, 6(2), pp.163-170.

Sharpe, E., Lacombe, A., Butler, M.P., Hanes, D., & Bradley, R., 2020. A closer look at yoga nidra: *sleep* lab protocol. *International Journal of Yoga Therapy*, 31(1): Article 20.

Sorrells, S.F., Paredes, M.F., Cebrian-Silla, A., Sandoval, K., et al., 2018. Human hippocampal neurogenesis drops sharply in children to undetectable levels in adults. Nature, 555(7696), pp.377-381.

Steinberg, L., 2008. A social neuro*science* perspective on adolescent risk-taking. Developmental Review, 28(1), pp.78-106.

Stickgold, R., 2005. *Sleep*-dependent memory consolidation. Nature, 437(7063), pp.1272-1278.

van Praag, H., 2005. Exercise enhances learning and hippocampal neurogenesis in aged mice. Journal of Neuro*science*, 25(38), pp.8680-8685.

Villemure, C., Čeko, M., Cotton, V.A., & Bushnell, M.C., 2015. Neuroprotective effects of yoga practice: age-, experience-, and frequency-dependent plasticity. *Frontiers in Human Neuroscience*, 9, p.281.

Wahbeh, H. & Nelson, M., 2019. iRest meditation for older adults with depression symptoms: a pilot study. *International Journal of Yoga Therapy*, 29(1), pp.9-17.

Zhang, R. & Volkow, N.D., 2019. Brain default-mode network dysfunction in addiction. NeuroImage, 200, pp.313-331.

Ziegler, D.A., Simon, A.J., Gallen, C.L., Skinner, S., et al., 2019. Closed-loop digital meditation improves sustained attention in young adults. Nature Human Behaviour, 3(7), pp.746-757.

용어 사전

감각 뉴런(sensory neuron)은 환경을 감지하고 그에 반응하는 신경 세포다.

감각 호문쿨루스(sensory homunculus)는 신체 각 부분에 사용되는 체성감각피질의 비율을 묘사한 것이다.

감마아미노부티르산(gamma-aminobutyric acid, GABA)은 억제성 신경 전달 물질로 뇌의 뉴런들 사이에서 이뤄지는 소통의 양을 줄여 준다.

검토(review)는 다양한 조사 연구에서 나온 증거들을 종합한다.

견해와 사설(perspectives and editorials)은 특정 연구에서 나온 자료 대신 누군가의 주장에 의존한다.

고유 수용성 감각(proprioception)은 몸의 위치와 움직임을 인식한다.

골 관절염(osteoarthritis)은 뼈 사이의 연골이 손상되어 발생하며 관절에 손상을 준다.

골지 힘줄 기관(golgi tendon organ)은 근육 긴장에 관한 정보를 감지한다.

과학적 증거(scientific evidence)는 통계적으로 가설이나 이론을 지지하거나 반박하는 잘 비교된 연구에서 얻게 된다.

관절 수용체(joint receptor)는 관절 위치에 대한 정보를 제공한다.

광수용기(photoreceptor)는 시각 정보를 제공하는 후두엽으로 신호를 전달한다.

교감 신경계(sympathetic nervous system)는 거친 활동을 하거나 스트레스를 받을 때 활성화된다. 위험한 상황에 처했을 때 투쟁이나 도피, 경직 반응을 조절한다.

교호 호흡(alternate nostril breathing)은 손가락으로 콧구멍을 한쪽씩 번갈아 가며 막았다가 열어 주면서 한쪽 콧구멍으로 일시에 호흡하는 방식에 의존하는 기법이다.

근방추(muscle spindle)는 근육 길이의 변화를 감지하는 고유 감각 수용체다.

글루탐산염(glutamate)은 뇌의 주요 흥분성 신경 전달 물질이다.

기계적 감각 수용기(mechanoreceptor)는 몸이 물체를 만질 때 활성화된다.

기본 모드 신경망(default mode network)은 전전두피질, 대상피질, 측두엽, 해마 등의 일부가 포함된다. 뇌가 목표 지향적인 일에 종사하지 않을 때 활성화된다.

내수용성 감각(interoception)은 몸의 내부 상태를 감지하는 능력이다.

내적 타당도(internal validity)란 연구 내 한 집단으로부터 얻은 결과를 연구 내 다른 집단에도 일반화할 수 있는 정도를 말한다.

노르에피네프린(norepinephrine)은 운동 중일 때나 스트레스를 받을 때 또는 위험에 처했을 때 뇌와 몸에서 각성을 준비하기 위해 사용된다.

뇌간(brainstem)은 호흡, 심박수, 혈압, 의식, 수면 각성 주기와 같은 많은 중요한 기능을 조절한다. 중뇌, 뇌교, 연수라 불리는 3가지 주요 구획으로 이뤄져 있다.

뇌교(pons)는 수면, 호흡, 평형 및 더 많은 기능과 관련된 뉴런 그룹을 포함한다.

뇌량(corpus callosum)은 양쪽 뇌 반구 사이의 다리다.

뇌섬엽(insula) 또는 **뇌섬엽피질**(insular cortex)은 내면 상태를 감지하기 때문에 자기 인식이나 자기반성을 담당한다.

뇌실막세포(ependymal cell)는 뇌척수액을 생성한다.

뇌전도(electroencephalogram)는 뇌의 커다란 뉴런 그룹의 전기적 활동을 감지하는 뇌 검사 방법이다.

뇌졸중(stroke)은 뇌의 한 부분에 혈류 공급이 중단될 때 발생한다.

다발성 경화증(multiple sclerosis, MS)은 중추 신경계(뇌와 척수)의 자가 면역 질환으로, 면역계가 중추 신경계의 신경 섬유 주위에서 보호막 역할을 하는 수초를 잘못 공격하여 발생한다.

대뇌핵(basal ganglia)은 뇌 깊숙이 위치한 뉴런 그룹으로 수의 운동 조절에 도움을 준다.

도파민(dopamine)은 뇌의 보상 체계에서 사용되는 주요 신경 전달 물질이다.

두정엽(parietal lobe)은 미각, 촉각, 체온, 통증, 압력과 같은 감각 정보를 다룬다.

루피니 종말(ruffini ending)은 피부가 늘어질 때나 관절의 각도가 변할 때 반응하는 촉각 수용체이다.

류머티즘성 관절염(rheumatoid arthritis)은 관절에 발병하는 만성 염증성 장애이다.

마음챙김 호흡(mindful breathing)은 호흡에 주의를 집중하는 호흡 기법이다.

마이스너 소체(Meissner's corpuscle)는 부드러운 촉각과 진동에 반응하는 촉각 수용체다.

만성 염증(chronic inflammation)은 몸이 공격받지 않을 때조차 염증 세포를 만들면서 발생한다. 만성 질환 및 스트레스 관련 질환의 주요 요소다.

만성 통증(chronic pain)은 3개월 이상 지속되는 통증으로 대인 관계, 삶의 질, 생산성에 영향을 미칠 수 있다.

만트라 암송 명상(antra recitation meditation)은 집중력을 높이고 마음가짐을 고양할 목적으로 소리, 단어, 구절을 소리 내거나 머릿속으로 반복해서 암송하는 것과 관련되어 있다.

말초 신경계(peripheral nervous system)는 전신에 걸쳐 뻗어 있는 신경들로 구성된다.

메르켈 신경 종말(merkel nerve ending)은 지속해서 가해지는 압력을 감지하는 촉각 수용체이다.

몸 신경계(somatic nervous system)는 수의 운동에 관한 정보를 전달한다.

무작위 대조 임상 시험(randomized control trials)에서는 참가자들이 무작위로 실험군(요가나 명상 수행처럼 개입받는 그룹) 또는 대조군에 배정된다.

미세아교세포(microglia)는 뇌 면역 세포로서 박테리아나 바이러스와 같은 침입자에 대비해 뇌 환경을 감시한다.

반고리관(semicircular canal)은 머리가 회전하는 3가지 움직임, 즉 위아래로 끄덕이거나 양쪽으로 흔들거나 좌우로 기울이는 움직임을 감지한다.

반사(reflex)는 뇌를 거치지 않는 빠르고 자동적인 움직임이다.

배측 주의 신경망(dorsal attention network)은 주의 집중과 관련되며 마음이 방황하는 동안 덜 활성화된다.

백질(white matter)은 하얀색을 띠며, 세포체에서 뻗어 나가는 긴 삭상(索狀) 조직인 뉴런 축삭돌기를 주로 포함한다.

변인(variables)은 과학자들이 어떤 면에서 측정하고자 하는 사람, 장소, 사물을 말한다.

별아교세포(astrocyte)는 뉴런에 영양분을 실어 나르고 뉴런 간의 소통을 돕는 별 모양의 세포다.

보조 운동 영역(supplementary motor area, SMA)은 움직임 조절, 자세 조절, 양손을 사용하는 움직임의 조정을 담당한다.

부교감 신경계(parasympathetic nervous system)는 이완 반응을 조절한다. 몸을 진정시키고 근육을 이완시키며 소화를 돕는다.

불안증(anxiety)은 끊임없는 지나친 걱정, 비이성적인 두려움, 공황 발작으로 특징지어진다.

사례 연구(case study)는 한 개인, 집단, 상황에 대한 면밀한 분석이다.

상관관계(correlation)는 두 변인이 얼마나 크게 관련되었는지에 대한 정도를 말하지만, 한 변인이 다른 변인을 야기하지 않을 수도 있다.

상피세포(epithelial cell)는 침입자가 뇌 혈액 시스템에 들어가지 못하게 막아준다.

생체표지자(biomarker)는 생물학적 상태를 나타내는 측정 가능한 지표다.

세로토닌(serotonin)은 기분, 수면, 식욕을 조절하는 데 도움을 준다.

소뇌(cerebellum)는 움직임의 협응, 타이밍, 정확성, 수정뿐 아니라 운동 기억까지 돕는다.

슈반세포(schwann cell)는 말초 신경계에서 신경을 보호하는 것을 돕는다.

슈퍼 테이스터(supertasters)란 일반 사람들보다 더 많은 미뢰를 가지고 태어난 사람들을 말한다.

스트레스(stress)는 부정적이거나 부담이 큰 상황 때문에 야기되는 정신적, 감정적, 육체적 압박 상태다.

시상하부-뇌하수체-부신 축[Hypothalamic-pituitary-adrenal (HPA) axis]은 교감 신경계가 촉발될 때 활성화되는 스트레스 경로이다. HPA 축은 지속해서 방출되면 뇌를 상하게 할 수 있는 코르티솔과 같은 스트레스 호르몬을 생산한다.

신경 발생(neurogenesis)은 새 뉴런을 만드는 과정이다. 오직 해마에서만 일어나는 과정으로 여겨진다.

신경근 접합부(neuromuscular junction)는 운동 뉴런이 움직임에 대한 명령을 근섬유로 전달하는 곳이다.

심호흡(deep breathing)은 전신에 이완을 불러올 때 사용되는 기법이다.

아세틸콜린(acetylcholine)은 근육의 수축, 각성, 주의력, 기억력, 학습, 회상 등 다양한 기능과 관련되어 있다.

알츠하이머병(Alzheimer's disease)은 진행성 신경 퇴행성 장애다.

양적 자료(quantitative data)는 계산하거나 측량할 수 있는 정보를 말한다.

연수(medulla)는 호흡, 심박수, 혈압과 같은 생명 기능을 위한 조절 중추를 포함한다. 이 영역은 또한 연하와 심지어 재채기와 같은 반응과도 관련되어 있다.

열린 관찰 명상(open monitoring meditation)은 특정 대상에 집중하지 않은 채로 현시점에 주의를 기울이는 것이다.

외상 후 스트레스 장애(post-traumatic stress disorder, PTSD)는 외상 또는 스트레스 관련 장애로서 지속적인 정신적, 감정적 스트레스와 수면장애 및 스트레스를 유발했던 경험의 생생한 기억을 동반한다.

외상성 뇌 손상(traumatic brain injury, TBI)은 뇌에 손상을 야기할 수 있는 부상을 머리에 당한 것이다.

외적 타당도(external validity)는 연구에서 얻은 결과를 연구 밖의 더 폭넓은 대상에게 일반화할 수 있는 정도를 말한다.

요가 니드라(yoga nidra)는 명상적 요가 수행의 한 형태로 수면과 이완을 촉진하는 동시에 스트레스와 불안을 줄여 준다.

요가(yoga)는 인도의 정신 수련에서 비롯된 명상 운동 수행이다.

우울증(depression)은 의기소침과 낙담의 느낌으로 특징지어진 기분 장애다.

운동 기억(motor memory)은 근육 기억이라고도 한다.

운동 뉴런(motor neuron)은 뇌 또는 척수에서 각 근육의 근섬유로 뻗어 나가 어떤 근육을 움직이고 어떻게 움직여야 할지에 대한 명령을 내리는 특수 뉴런이다.

운동 학습(motor learning)은 새로운 운동을 배우는 것과 관련되며, 그 후 근육 기억이라고도 알려진 운동 기억으로 저장될 수 있다.

운동 호문쿨루스(motor homunculus)는 움직임과 관련된 신체 부위를 지형적으로 묘사한 것으로, 1차 운동피질의 관련 영역에 지도화되어 있다.

운동피질(motor cortex)은 움직임을 계획하고 조절하고 실행하는 것을 돕는다.

이석 기관(otolith organ)은 앞뒤로 향하는 움직임뿐 아니라 중력을 감지한다.

인과 관계(causation)는 한 가지 변인이 두 번째 변인과 직접적으로 연관되거나 그 변인을 야기할 때 발생한다.

1차 운동피질(primary motor cortex)은 수의 운동의 조절 및 실행과 관련된 주요 뇌 영역이다.

자애 및 자비 명상(loving-kindness and compassion meditation)은 다양한 정신적 기법을 활용해서 타인과 자신을 향한 사랑, 친절, 자비의 마음을 함양하는 데 집중한다.

자율 신경계(autonomic nervous system)는 반사적 또는 불수의적 반응에 관한 정보를 전달한다.

장 신경계(enteric nervous system)는 위장관 움직임과 같은 대부분의 소화 기능을 관리하고, 소화액과 호르몬 분비를 조절하며 면역계를 자극한다.

전대상피질(anterior cingulate cortex)은 정서 학습을 위해 생각과 느낌을 통합할 뿐 아니라 명상과 같은 활동 중에 초점을 조절한다.

전두엽(frontal lobe)은 뇌의 앞부분에 있으며, 정보를 통합하여 의사 결정을 하는 것처럼 중요한 일을 많이 책임진다.

전운동피질(premotor cortex)은 감각 및 운동 정보의 통합을 도와 움직임을 준비한다.

전전두피질(prefrontal cortex)은 인지 조절, 의사 결정, 주의력, 행동과 관련되어 있다.

전정계(Vestibular system)는 머리 움직임을 감지하고 시선 안정화가 유지되도록 돕는다.

좌골 신경(sciatic nerve)은 몸에서 가장 길고 큰 신경이다.

주의 집중 명상(focused-attention meditation)은 방황하는 마음에서 벗어나게 하는 동시에 호흡이나 심상처럼 특정 대상이나 주제에 대한 주의나 집중을 요구한다.

중뇌(midbrain)는 뇌간 상단에 있고 운동 조절, 수면, 체온 조절, 시력, 청력과 관련되어 있다.

중독(addiction)은 뇌 회로, 유전적 현상, 환경, 개인의 삶 사이의 복잡한 상호 작용과 관련된 치료 가능한 만성 의학적 질환이다.

중추 신경계(central nervous system)는 뇌와 척수를 포함한다.

질적 자료(qualitative data)는 실제로 서술적이며 숫자 대신 언어로 표현된다.

척수(spinal cord)는 뇌에서 허리 요추까지 46cm가량 뻗어 있는 신경 다발이다.

몸운동피질(somatomotor cortex)은 접촉이나 통증처럼 촉각 정보를 처리하는 데 관여하는 뇌 영역이다.

측두엽(temporal lobe)은 기억력뿐 아니라 청각, 청취, 언어, 얼굴과 사물의 시각 정보 처리 등 다양한 기능과 관련되어 있다.

코호트 연구(cohort study)는 요가 및 명상 연구에서 흔히 이루어지며, 일반적으로 연구자가 시간이 지남에 따라 개입 전후로 참가자 그룹을 장기간 추적한다.

통각 수용기(nociceptors)는 열과 관련된 통증, 물리적 통증, 화학적 통증을 감지하는 특수 뉴런이다.

통계적 유의성(statistical significance)이란 두 변인이 어떤 점에서 연관되며 그 결과가 우연히 발생한 게 아니라는 확신의 정도를 말한다.

파치니 소체(pacinian corpuscle)는 진동에 반응하는 매우 민감한 수용체다.

편도체(amygdala)는 공포, 불안, 분노의 감정 기억을 처리하는 역할을 한다.

표본 크기(sample size)는 실험을 위해 선택된 대상의 수를 말한다.

푸르키네 세포(purkinje cell)는 복잡하게 얽혀 있는 뉴런으로 학습뿐 아니라 움직임의 조절과도 관련되어 있다.

프라나야마(pranayama)는 호흡 조절 기법의 조합이다.

피질 주름(gyrification)은 뇌의 피질이 접힌 패턴과 정도를 말하거나 뇌 표면의 주름진 정도를 말한다. 뇌에 뉴런이 얼마나 많은지 나타내는 지표일 수 있다.

피질연수로(corticobulbar tract)는 머리, 목, 몸의 움직임에 관여하는 뇌간으로 정보를 보낸다.

피질척수로(corticospinal tract)는 뇌에서 척수로 신호를 날라서 몸의 움직임에 대한 정보를 전달한다.

해마(hippocampus)는 사실이나 사건에 대한 기억력인 서술 기억을 담당한다.

혈액 뇌 장벽(blood-brain barrier)은 뇌혈관과 뇌 조직 사이의 필터로, 뇌 감염 또는 손상을 야기할 수 있는 박테리아, 바이러스, 독소로부터 뇌를 보호하는 반면 중요 영양소들은 들여보낸다.

화학 감지(chemosensation)는 냄새를 맡기 위해 화학 물질을 감지하는 능력이다.

화학 수용체(chemoreceptor)는 경동맥에서 혈액 산소 수준에 관한 신호를 뇌간의 연수로 보낸다.

회백질(gray matter)은 주로 뉴런 세포체와 가지돌기뿐 아니라 신경 교세포와 모세 혈관을 포함한다.

회복 탄력성(resilience)은 스트레스를 경험한 후 회복 또는 '반등'하는 능력이다.

횡격막 호흡(diaphragmatic breathing)은 복식 호흡으로도 알려졌으며, 횡격막을 자극해 폐 속으로 공기를 끌어들이는 기법이다.

후두엽(occipital lobe)에는 주요 시각 정보 처리 중추인 1차 시각피질이 있다.

휴지 상태 네트워크(resting-state network)는 뇌가 특정 활동이나 일에 종사하지 않을 때 작동하는 뇌신경망 영역이다.

희소돌기아교세포(oligodendrocyte)는 긴 거리를 전도하는 뇌 속 뉴런의 축삭돌기를 수초로 싸서 보호하여 절연하는 데 도움을 준다.

요가의 뇌과학
요가와 명상의 놀라운 효과를 증명하는 뇌과학 이야기

초판 발행 | 2024년 12월 2일
펴낸곳 | 동글디자인
발행인 | 현호영
지은이 | 브리타니 페어
옮긴이 | 노태곤
편　집 | 김정우, 황현아
디자인 | 김혜진
주　소 | 서울특별시 마포구 월드컵북로58길 10, 더팬빌딩 9층
팩　스 | 070.8224.4322

ISBN　979-11-91925-24-1

The Neuroscience of Yoga and Meditation
Copyright © 2023 Brittany Fair

Korean Translation Copyright © 2024 by Dongle Design
Korean edition is published by arrangement
with Jessica Kingsley Publishers through Duran Kim Agency

이 책의 한국어판 저작권은 듀란킴 에이전시를 통한
Jessica Kingsley와의 독점 계약으로 동글디자인에 있습니다.
저작권법에 의하여 한국 내에서 보호를 받는 저작물이므로
무단 전재와 무단 복제를 금합니다.

잘못 만든 책은 구입하신 서점에서 바꿔 드립니다.

동글디자인에 투고를 희망하실 경우 아래 메일을 이용해 주십시오.
전문서적부터 실용서적까지 다양한 분야의 도서를 출간하고 있습니다.
dongledesign@gmail.com